安徽省高等学校省级规划教材

医院概论

Introduction to Hospital

U0325881

主编　王　魁　齐玉龙

编委　（按姓氏笔画排序）

王　魁　王　群　齐玉龙　李传辉

李静霞　吴述银　张　敏　陈　玮

陈兴智　陈明华　夏　俊

中国科学技术大学出版社

内 容 简 介

    本书是从医院员工的角度揭示医院服务内容、工作流程、发展状况、管理要点和职工发展路径等,具有职业手册的功能。本书的主要内容包括医疗机构管理,医疗服务,中医、康复、预防保健与社区卫生服务,当今医学发展的重要课题,医疗质量,医疗安全,医患关系,医院人力资源管理,医院经营管理,医疗保险与医疗改革等方面。

    本书可作为医学类专业本科生及研究生教材和医院员工培训手册,也可作为普通读者了解医院的指南。

图书在版编目(CIP)数据

医院概论/王魁,齐玉龙主编. —合肥:中国科学技术大学出版社,2014.6
ISBN 978-7-312-03447-3

Ⅰ. 医… Ⅱ. ①王… ②齐… Ⅲ. 医院—概论 Ⅳ. R197.3

中国版本图书馆 CIP 数据核字(2014)第 107461 号

出版 中国科学技术大学出版社
      安徽省合肥市金寨路 96 号,邮编:230026
      http://press.ustc.edu.cn
印刷 合肥现代印务有限公司
发行 中国科学技术大学出版社
经销 全国新华书店
开本 710 mm×960 mm 1/16
印张 20
字数 392 千
版次 2014 年 6 月第 1 版
印次 2014 年 6 月第 1 次印刷
定价 35.00 元

前　　言

　　这是一本为医学院校学生编写的具有职业手册功能的读本，可以作为医学院校教材和医院职工培训手册，也可作为病人及家属了解医院的指南。

　　现代医院专业性强，分科细，工作流程繁杂。不仅病人和家属感觉医院神秘，就连在医院工作多年的员工，也难以摸清医院内部运作规律。目前医学生在大学只学习与人体和疾病有关的专业知识，除了与医院管理相关的专业外，一般不开设、不学习医院管理和医院工作流程等方面的课程。很多医学生进入工作岗位后仍然对医院知之甚少。现代医学教育重视强化医学生的职业能力和职业素养，重视应用型人才的培养，大多数医学生将会以医院岗位为职业取向，在医学院校开设介绍医院管理、工作流程和职业发展等方面的课程显得十分必要。

　　本书是编者在多年从事医院管理工作和"医院管理学"课程授课经验的基础上总结编写而成的，不同于以医院管理者或医院管理专业学生为对象的《医院管理学》。本书简化了管理学的内容，重点介绍了医院的功能和结构，医疗机构管理与执业许可；用全书近一半的篇幅围绕诊疗、护理、辅助诊疗等业务流程，介绍了医疗等服务的主要内容；把医务人员并不需要全面掌握的医政、院感管理等内容集中放在"医疗服务质量管理"一章中简单介绍；把医院管理者才需要重点掌握的财务、后勤管理等内容放在"医院经营管理"一章中简单介绍；同时又分两章探讨了医患双方都非常需要认识和掌握的医疗安全和医患关系方面的知识；专章介绍了医院人力资源管理；全民医保基本实现，本书也作了较全面的介绍。

　　本书的章节和内容安排力求对医院进行全景展示，揭示医院发展历程、服务内容、工作流程、管理要点和职工发展路径等，内容更加贴近普通医务员工的视角和需求，能较好地为医学生提供职业知识准备。

编　者

2014 年 2 月 8 日

目　　录

第一章 绪 论

 本章提要

▲中国古代医学和西方古代医学的发展简史。

(1) 中医的名医、名著；

(2) 西方医学名人、医学成就；

(3) 现代医学是建立在西方医学上的。

▲医院最初是因为战争和瘟疫集中收治病人的需要而产生的。

(1) 中国古代医院称"疠人坊""病坊""安济坊""安乐堂"等；

(2) 印度于公元前 600 年就有医院的雏形；

(3) 第一家正式医院是 1204 年建于罗马的圣灵医院；

(4) 传教医士派克于 1835 年 11 月在广州成立眼科医局，是中国第一家西医医院。

▲现代医院功能多样化，成为医疗、预防、康复、教学、科研中心。

第一节　医学与医院发展简史

人类伊始,就在与疾病抗争,并催生了医术和药物。

医学是在医术基础上形成的为人类防病、治病的专门知识体系。医学理论与实践在漫长的历史进程中不断积累和发展。

战争和瘟疫有了集中医治病人的需要,医院也就逐步产生了。

随着人类社会的进步,医学已经从经验医学、实证医学,走向现代医学。医学模式也从生物医学模式,走向了生物—心理—社会医学模式。

现代医院是知识以及科技进步的集合点和应用高地。医学以及医务工作的特殊地位和作用,吸引越来越多的优秀人才投身其中。

一、中国古代医学

中国古代医学产生于原始社会,相传伏羲发明了针灸并尝试草药。春秋战国时期中医理论已经基本形成,有神医扁鹊发明了中医独特的辩证论治,并总结为"四诊"方法,即"望、闻、问、切",当时治疗法已经有砭石、针刺、汤药、艾灸、导引、布气、祝由等。战国时有了现存成书最早的一部医学典籍《黄帝内经》,现存的第一部药书是《神农本草经》。西汉时期,开始用阴阳五行解释人体生理,出现了"医工"、金针、铜钥匙等。东汉著名医学家张仲景[1],提出辩证论治的理论和医疗原则,被尊称为医圣。他著有《伤寒杂病论》《疗妇人方》等医书,被后人编纂为《伤寒论》和《金匮要略》。东汉末年,华佗以精通外科手术和麻醉名闻天下。三国时期著名医学家董奉,行医不收诊疗费,只求患者种棵杏树,数年后杏

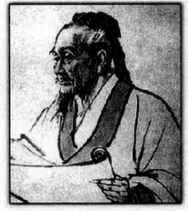

东汉著名医学家张仲景写了医学著作《伤寒杂病论》,奠定了中医治疗学的基础,后人尊称张仲景为"医圣"。

图1-1　医圣张仲景

---

[1]　本书图片除特别注明以外主要来自百度图片和呢图网。

树成林,后人因此常用"杏林"比喻医家医术高超。隋唐时期王叔和写成《脉经》10卷,为最早的脉学专著。皇甫谧著《黄帝三部针灸甲乙经》,为我国最早的系统针灸专书。巢元方所著《诸病源候论》是我国历史上第一部系统论述病因征候理论的专著。唐代孙思邈著《千金要方》,全书共 30 卷,是我国历史上第一部临床医学百科全书,他还著有《大医精诚》,被人尊为"药王"。唐朝以后,中国医学理论和著作大量外传到高丽、日本、中亚、西亚等地。宋代设立翰林医学院,医学分科接近完备,编写了《太平圣惠方》《和剂局方》《圣剂总录》等,完成 10 余部医学书籍的校正和印行,统一了中国针灸由于传抄引起的穴位紊乱,出版《图经》。宋慈的《洗冤集录》是我国最早的法医学专著。明朝李时珍编《本草纲目》共 52 卷,收载药物 1 892 种。清代编辑医学丛书《医宗金鉴》《四库全书医家类》等,并有以叶天士、吴鞠通等为代表的温病学派。

清朝末年,国运衰弱。教会医院由沿海地区进入整个内地,西医广泛传入我国,在中国开办医学校,培养医学生。中国逐步走上了以西医为主体的现代医学发展道路。

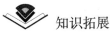 知识拓展

中医四大经典

一般指《黄帝内经》《难经》《伤寒杂病论》《神农本草经》。也有把《黄帝内经》《伤寒论》《金匮要略》《温病条辨》当作四大经典。

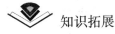 知识拓展

中国古代名医

① 扁鹊(前 407～前 310),其真实姓名是秦越人,又号卢医。精于切脉、望色、听声、问诊,尤擅长推究病源。"扁鹊"是他的绰号,因为他如喜鹊,飞到哪里,就给那里带来喜,带来安康。

② 华佗(约 145～208),一名旉,字元化,沛国谯(今安徽亳州市谯城区)人。他曾著《青囊经》,已失传。他首创用全身麻醉法施行外科手术,被后世尊之为"外科鼻祖"。

③ 张仲景(约 150～219),名机,被人称为医圣,南阳郡涅阳人。所著《伤寒杂病论》是我国第一部临床治疗学方面的巨著,经后人整理成《伤寒论》《金匮要略》两书。分论外感热病和内科杂病。所倡六经分证和治原则成为指导后世医家临闲宝践的基本准绳。

④ 黄甫谧(215～282),幼名静,字士安,自号玄晏先生。安定朝那

（今甘肃灵台县朝那镇）人。编著的《针灸甲乙经》，是针灸学的经典著作。

⑤ 葛洪（283～363），字稚川，自号抱朴子。晋丹阳郡句容（今江苏句容县）人。著有《抱朴子》《肘后备急方》《西京杂记》等。《肘后储急方》包括各科医学，其中有对肺结核、麻风、天花、恙虫病等世界最早的记载。

⑥ 孙思邈（581～682），被人称为"药王"。京兆华原（今陕西耀县）人。对中医学的生理、病理、诊断、治则、药物、方剂等基础理论，以及临床各科的诊疗方法等均有精辟的论述。著《千金要方》《千金翼方》等。

⑦ 钱乙（约 1032～1113），字仲阳。祖籍浙江钱塘，后祖父北迁，遂为东平郓州（今山东郓城县）人。著《小儿药证直诀》，是我国现存的第一部儿科专著，后人视之为"幼科之鼻祖"。

⑧ 朱丹溪（1281～1358），名震亨，字彦修，浙江义与人。在学术上强调养阴和泻火二法，被称为"养阴学派"的鼻祖。著《局方发探》等。

⑨ 李时珍（约 1518～1593），字东璧，号濒湖，湖北蕲（今湖北省蕲春县）人。所著《本草纲目》是我国药学史上的重要里程碑，还著有《濒湖脉学》《奇经八脉考》《脉诀考证》等。

⑩ 叶天士（1666～1745），名桂，号香岩，江苏吴县人。所著《温热论》对温病的理论、诊断、治疗的发展起了重大的作用，是温病学的奠基人。

二、西方古代医学

古埃及和古巴比伦时期就有医学方面的记载。古希腊时期的西方医学之父——希波克拉底（Hippocrates，前 460～前 377）认为有机体的生命决定于四种

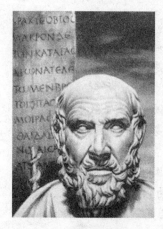

图 1-2　希波克拉底

体液（血、黏液、黄胆汁和黑胆汁）。古罗马时期开始人体解剖学研究。医生盖仑（Galen，130～200）著《论解剖学》，对西方医学发展影响巨大。"中东医圣"阿维森纳（Avicenna，980～1037），著《医典》。希波克拉底、盖仑、阿维森纳是西方医学的三座里程碑。

公元 9 世纪，萨勒诺医学校已经成为欧洲著名的医学校。文艺复兴时期，人体解剖活动的奠基人维萨里（Vesalius A.，1514～1564）于 1543 年出版《人体的构造》，巴累（Pare A.，1517～1592）改革外科，西登哈姆（Sydenham T.，1624～1689）被誉为近代临床医学之父。17 世纪，英国人哈维（Harvey）于

1628年发表《论动物心脏与血液运动的解剖学研究》,证明心脏是血液循环的原动力,奠定了生理学的基础。荷兰人雷文虎克在1665年出版《显微镜学》,他是第一个认出细胞的人。近代临床医学之父——西登哈姆(Sydenham)、生理学之父——哈勒(Haller)、病理解剖学之父——莫干尼(Morgagni)等为医学进步做出了重要贡献。

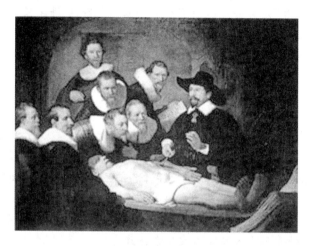

图1-3　伦勃朗:《杜普教授的解剖学课》

18世纪以来,一系列重要的医学技术和手段得以推广应用。医学更加重视物理、化学实验研究和对疾病实体的客观、细致的观察。临床医学教育得到普遍重视。外科学和预防医学有了大的发展。英国人詹纳(Jenner)将牛痘用于预防天花。19世纪,德国生物学家施莱登(Schleiden)及施旺(Schwann)共同发展了现代生物学最重要的概念——"细胞学理论"。德国微尔啸(Virchow,1821～1902)提出了细胞病理学理论,将疾病的原因归结为细胞形式和构造的改变。这一时期,比较解剖学和胚胎学、生理学和实验生理学、生物化学、诊断学、细菌学、麻醉学等取得长足进步。1860年南丁格尔在伦敦圣多马斯医院创建"南丁格尔护士训练学校",护理学兴起。瑞士人杜南1864年在瑞士成立了国际红十字会。1928年,弗莱明发现青霉素,抗生素的发现实现了药物学和治疗学的重大进步。20世纪医学研究从细胞水平向分子水平迈进。医学分科更加专门化。

西方医学在16世纪(文艺复兴时期)解剖学的基础上,经过了17世纪的生理学,18世纪的病理解剖学,19世纪的细胞学、细菌学等的发展,以及19世纪末和20世纪的临床医学的发展,才成为今日的医学科学的。

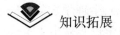 知识拓展

世界最早的医学校

唐"太医署"是第一座由国家举办的正式医学专科学校,建立于高祖武德七年(公元 624 年),由行政、教学、医疗、药工四大部分组成。

西方最早的医学校是 9 世纪成立的意大利萨勒诺医学校。

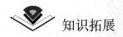 知识拓展

中国医学生誓言

健康所系、性命相托。当我步入神圣医学学府的时刻,谨庄严宣誓:我志愿献身医学,热爱祖国,忠于人民,恪守医德,尊师守纪,刻苦钻研,孜孜不倦,精益求精,全面发展。我决心竭尽全力除人类之病痛,助健康之完美,维护医术的圣洁和荣誉。救死扶伤,不辞艰辛,执着追求,为祖国医药卫生事业的发展和人类身心健康奋斗终生!

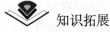 知识拓展

希波克拉底誓言

医神阿波罗,埃斯克雷彼斯及天地诸神作证,我——希波克拉底发誓:

我愿以自身判断力所及,遵守这一誓约。凡教给我医术的人,我应像尊敬自己的父母一样尊敬他。作为终身尊重的对象及朋友,授给我医术的恩师一旦发生危急情况,我一定接济他……

我愿在我的判断力所及的范围内,尽我的能力,遵守为病人谋利益的道德原则,并杜绝一切堕落及害人的行为。我不得将有害的药品给予他人,也不指导他人服用有害药品,更不答应他人使用有害药物的请求。尤其不施行给妇女堕胎的手术。我志愿以纯洁与神圣的精神终身行医……

无论到了什么地方,也无论需诊治的病人是男是女,是自由民是奴婢,对他们我一视同仁,为他们谋幸福是我唯一的目的。我要检点自己的行为举止,不做各种害人的劣行,尤其不做诱奸女病人或病人眷属的缺德事。在治病过程中,凡我所见所闻,不论与行医业务有否直接关系,凡我认为要保密的事项坚决不予泄漏。

我遵守以上誓言，目的在于让医神阿波罗，埃斯克雷彼斯及天地诸神赐给我生命与医术上的无上光荣；一旦我违背了自己的誓言，请求天地诸神给我最严厉的惩罚！

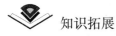 知识拓展

中西医比较

中医注重整体，辨证论治，重视激活人体有利的内因，设法让肌体功能恢复协调平衡状态；西医则倾向定量，辨病论治，重视通过分析实证的方法揭示人体的生理病理规律，治病采用的是对抗疗法，直接消除不利因素，排除病因，保持健康。西医长于诊断、防疫、手术与治疗，中医擅长对付亚健康和慢性病。钱学森"从根本上看，与其说中医落后于现代科学的发展，不如说现代科学落后于中医的实践""中医的长处就是它的整体观、系统观、多层次观"。

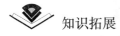 知识拓展

扁鹊论医

扁鹊是春秋时期的神医，而且兄弟三人的医术都挺高明。有一次，魏文王问扁鹊："你们家兄弟三人，医术谁最高明？"扁鹊答道："大哥最好，二哥次之，我最差。"魏文王不解："那为什么你名气最大？"扁鹊解释："我大哥治病，是治于未发之前。一般人不知道他事先能铲除病根，他的名气也就无法传出去。我二哥治病，是治病于初起之时。一般人以为他只能治些小病，所以他的名气只传于乡里。而我治病，是在病人病情严重之时，所以大家认为我的医术高明，名气因此传遍全国。"扁鹊阐述的"良医治未病"的思想是中医理论的重要基石。

三、医院发展简史

"医院（hospital）"一词来自拉丁文，原意为"客人"，因为最初设立时，是供人避难的场所，还备有娱乐节目，使来者舒适，有招待意图，后来才逐渐成为收容和治疗病人的专门机构。医院的形成和发展，经历了一个漫长的历史过程，大致可划分为三个阶段。

（一）古代医院时期

这个时期从公元前 7 世纪奴隶社会晚期到 18 世纪末叶。医院起源于传染病、

麻风病人的隔离需要,军队受伤者的收容,以及社会残疾人员、贫困人员的收容,具有隔离和慈善的性质。这时期,社会的医疗形式主要是个体行医,医院仅是一个补充,规模小,条件差,发展缓慢。

在中国,公元前7世纪时齐国在京都建立了残废院,收容残废人,给予治疗。秦代有收容麻风病人的医院。公元162年汉军将传染病患者安置在临时指定的庵庐中隔离治疗。隋唐有收容病人的"疠人坊""病坊""养病坊""安济坊"等,元代有"军医院""安乐堂"等。

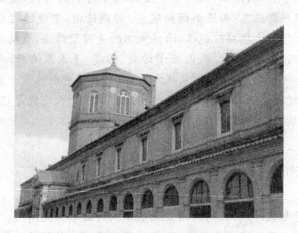

图1-4　罗马圣灵医院

在国外,印度于公元前600年就有医院的雏形。公元4世纪罗马有教会医院。12世纪后,收容病人的机构进一步独立,正式医院开始兴起。第一家正式医院是1204年建于罗马的圣灵医院(Hospital of the Holy Ghost)。14世纪后,欧洲麻风病人减少,许多麻风院便逐渐改作普通医院,医生亦渐由非神职人员从事,医院规模由中世纪初期一般只容十几名病人的小医院,发展到一些城市有最多达200张病床的医院。

文艺复兴以后,医学从宗教与神学中分离出来,医学科学由经验医学转变为实验医学,出现了医学的大发展,并促进了医院的发展。医院逐步将病人按疾病分类住院治疗,提供质量较高的医疗服务。

(二) 近代医院时期

近代医院时期,是从19世纪中叶至20世纪中叶。这一时期,西方资本主义国家社会经济飞速发展,医学科学和技术有了很大的进步,社会化大生产对医疗卫生也有了更高的要求。1889年临床实验室在医院首先设立,1896年第一次在医院使用X光片诊断疾病,1901年血型的发现为病人输血提供了安全保障,1903年心电图第一次在医院用于诊断心血管疾病,1929年脑电图用于脑神经疾病的诊断,以及对外科麻剂的不断改进等;在生物医学的病因学、病理学上有了大量的发现;在基本完善了消毒法之后,青霉素的发现与其临床应用,以及随后发展的抗生素等,为临床治疗提供了有效的手段。护理学的创立和发展使医疗服务与生活服务结合起来成为一个护理体系。与此同时,医学教育体系不断完善。1919年美国进行大规模的医学教育改革,从而形成本世纪以来被各国广泛采用和延续的医学教育基本模式。医院不仅是医疗的场所,也是教育的场所,拓展了医院的功能。

　　近代医院已成为社会医疗的主要形式,个体医疗退居辅助的地位;医院形成了专业分工、医护分工、医技分工和集体协作的格局,相应建立了管理制度和技术性规章制度;以机体、器官、细胞为主的生物医学水平作为诊疗的理论基础,以物理诊断、实验诊断、化学治疗及一般手术治疗作为基本的诊断手段,围绕以疾病为中心展开治病防病工作。

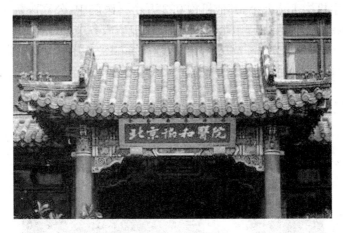

图1-5　北京协和医院

　　中国近代医院是在鸦片战争之后出现的。1834年基督教美国公理会派遣的第一个来华的传教医士派克于1835年11月在广州成立眼科医局。此后西方列强在我国各通商口岸等设立了众多的教会诊所和医院。1835~1949年的100多年间,教会医疗事业在中国共设有25 000张病床,投资约5 000万美元,平均每年约有400名医护人员在这些医院工作。1932年,国民政府筹设县立医院。据1947年统计,全国约有大小医院2 000多所、病床约90 000张,其中省立医院110所、市立医院56所、县立卫生院1 440所,此外还有一些传染病院、结核病防治院、精神病防治院、麻风病医院、戒烟医院。另外还有一批军队医院。

（三）现代医院时期

　　两次世界大战以后，尤其是20世纪70年代以来，医学科学和医疗诊断技术日新月异，推动医院进入现代医院发展时期。主要表现为：医院功能多样化，成为医疗、预防、康复、教学、科研中心；医学模式转变，医学从原来的生物医学模式向生物—心理—社会医学模式转变；大型医院内高度专业分工与多科协作化，新兴学科及边缘学科纷纷成立；医院设备走向自动化，医院建筑不断改进；医保的作用逐渐加强，医疗服务与收费逐步分离，政府主导的公共医疗保险和社会医疗保险正在成为医疗机构的主要经费来源；现代管理理论向医院管理的广泛渗透，使医院管理学应运而生并得到迅速发展。

　　自20世纪80年代以来，我国医院建设飞速发展。截至2013年11月底，全国医疗卫生机构数达96.2万个，其中：医院2.4万个，基层医疗卫生机构92.3万个，专业公共卫生机构1.2万个，其他机构0.2万个。医院中：公立医院13 441个，民营医院11 029个。基层医疗卫生机构中：社区卫生服务中心(站)3.4万个，乡镇卫生院3.7万个，村卫生室65.4万个，诊所(医务室)18.5万个。专业公共卫生机构中：疾病预防控制中心3 523个，卫生监督所(中心)3 227个。

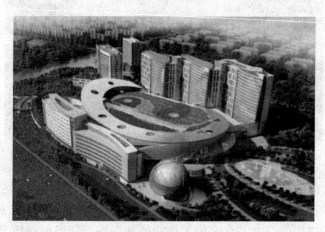

图1-6　上海长征医院浦东新院效果图

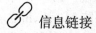 信息链接

现代化医院《武汉同济医院现代化外科大楼介绍》
http://v.youku.com/v_show/id_XNDU2NTk3NzA4.html

第二节　医院的功能与结构

一、医院的定义和类型

（一）医院的定义

医院是运用医学理论和技术，通过医务人员的集体协作，对病人或特定人群进行防病、治病，提供康复、保健服务的场所，是有一定数量病床，能够提供住院诊疗服务的医疗机构。

所谓医疗机构，是指依法定程序设立的从事疾病诊断、治疗活动的机构总称。一定数量病床怎么掌握呢？卫生部规定设置医院的最低床位数为 20 张。据此我们可以认为：医院是具有 20 张以上住院床位的医疗机构。这是从法规角度对医院的定义。但民众的理解可能没有那么明确，人们有时会把医院与诊所、卫生所（室）、卫生院、疗养院等混同。

卫生部颁布的医院标志，体现医务人员要以病人为中心，全方位为病人提供优质服务的理念。白十字代表以病人为中心，四颗红心代表对病人的爱心、耐心、细心和责任心。

图 1-7　医院标志

构成医院的基本条件：

（1）有正式的病房并配备一定数量的病床，能实施住院诊疗，一般设有门诊（急诊）部、住院部等；

（2）有基本的医疗设备、设施，具备适宜的医疗、休养环境，有能力为病人提供相应的医疗和基本生活服务；

（3）有能实现基本医疗功能的人员配备、技术规范和管理制度；

（4）履行相关批准设置手续，获得医疗机构执业许可。

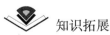　知识拓展

《〈医疗机构管理条例〉实施细则》第三条　医疗机构的类别

① 综合医院、中医医院、中西医结合医院、民族医医院、专科医院、康复医院；

　② 妇幼保健院；

　③ 社区卫生服务中心、社区卫生服务站；

　④ 中心卫生院、乡(镇)卫生院、街道卫生院；

　⑤ 疗养院；

　⑥ 综合门诊部、专科门诊部、中医门诊部、中西医结合门诊部、民族医门诊部；

　⑦ 诊所、中医诊所、民族医诊所、卫生所、医务室、卫生保健所、卫生站；

　⑧ 村卫生室(所)；

　⑨ 急救中心、急救站；

　⑩ 临床检验中心；

　⑪ 专科疾病防治院、专科疾病防治所、专科疾病防治站；

　⑫ 护理院、护理站；

　⑬ 其他诊疗机构。

(二) 医院的类型

1. 按医疗技术水平及服务层次划分

医院可分为一级、二级和三级医院。《医院分级管理办法》规定对医院实行分级管理,每级医院设甲、乙、丙三等,三级医院增设特等,共三级十等。"级"反映的主要是医院的规模层次,"等"反映的主要是技术水平。

一级医院(床位 20~99 张)是为社区提供预防、医疗、保健、康复服务的初级卫生保健机构;

二级医院(床位 100~500 张)是跨社区的综合医疗卫生服务和承担一定教学、科研任务的地区性医院,一般为市、县医院以及省、直辖市的区级医院;

三级医院(床位 500 张以上)是跨地区、省、市以及向全国范围提供医疗卫生服务的医院,是具有全面医疗、教学、科研能力的医疗预防技术中心,主要包括中央、省、市直属的城市大医院及医学院校的附属医院。

2. 按收治范围划分

医院可分为综合医院和专科医院。我国大多数医院是综合性医院;专科医院有妇产科医院、儿童医院、肿瘤医院、眼科医院、老年医院等。

3. 按运行目标划分

医院可分为营利性和非营利性医院。营利性医院以追求利润为目的,其税后利润可以给予投资者一定的回报。一般包括私立医院、股份制医院、中外合资医院等。私立医院有时也称民营医院。非营利性医院不以获取利润为目的,而是追求特定的社会目标,其盈利只能用于自身的扩大再生产,不能以分红的形式给出资者回报。一般包括政府医院、企业医院和社区医院等。我国医院的主体是公益性非营利的。

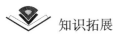 知识拓展

非营利性医疗机构和营利性医疗机构的界定

非营利性和营利性医疗机构按机构整体划分。

① 非营利性医疗机构是指为社会公众利益服务而设立和运营的医疗机构,不以营利为目的,其收入用于弥补医疗服务成本,实际运营中的收支结余只能用于自身的发展,如改善医疗条件、引进技术、开展新的医疗服务项目等。营利性医疗机构是指医疗服务所得收益可用于投资者经济回报的医疗机构。政府不举办营利性医疗机构。

② 政府举办的非营利性医疗机构主要提供基本医疗服务并完成政府交办的其他任务,其他非营利性医疗机构主要提供基本医疗服务,这两类非营利性医疗机构也可以提供少量的非基本医疗服务;营利性医疗机构根据市场需求自主确定医疗服务项目。当发生重大灾害、事故、疫情等特殊情况时,各类医疗机构均有义务执行政府指令性任务。

③ 政府举办的非营利性医疗机构享受同级政府给予的财政补助,其他非营利性医疗机构不享受政府财政补助。非营利性医疗机构执行政府规定的医疗服务指导价格,享受相应的税收优惠政策。营利性医疗机构医疗服务价格放开,依法自主经营,照章纳税。

④ 非营利性医疗机构执行财政部、卫生部颁布的《医院财务制度》和《医院会计制度》等有关法规、政策。营利性医疗机构参照执行企业的财务、会计制度和有关政策。

 信息链接

民营医院的简介

http://baike.baidu.com/link? url＝taZIh4iAyonSgT4Yp7QivrgX0
2eXE21vcQmN1es4LDhbfZuVYUF_ozCwIUx1ecyjiYRJmZmFhLQQVK
huz4eM3a

信息链接

莆田系医院的 3.0 时代?

　　"超过八成的中国民营医院由福建莆田人创建"。莆田系发家"三部曲":租赁、托管和自建。第一阶段以低成本租赁医院房子和设备,并临时聘用医生;第二阶段对经营状况很差的医院进行托管,重点发展利润比较高的科室;第三个阶段是 2000 年前后自建医院阶段。莆田系民营医院还将触角伸向了上游的医疗器械、医药物流等产业。"80 年代是 1.0 版本,90 年代是 2.0 版本,2000 年后出来是 3.0 版本。他们想做自己的品牌,希望规范化、连锁化,达到国际标准……"

　　揭秘莆田医疗四大家族　看民营医院的前世今生与未来

　　http://health.zjol.com.cn/05zjhealth/system/2009/02/13/015257870.shtml

二、医院的功能和特点

(一) 医院的功能

　　医院以救死扶伤,防病治病,为公民的健康服务为宗旨。医院的功能包括医疗,医学教育和科研,预防保健和和社区卫生服务。国外有的研究机构将医院功能分为照料病员、培养医师及其他人员、增进大众健康和推进医学研究这四点。

1. 医疗是医院的主要功能

　　医疗工作是以诊治和护理两大业务为主体,并与医院医技部门密切配合形成医疗整体为病人服务。医疗分为门诊医疗、住院医疗、急诊医疗和康复医疗。门诊、急诊医疗是第一线;住院医疗主要是针对疑难、复杂、危重的病人进行;康复医疗是运用物理、心理等方法,纠正因疾病引起的功能障碍或心理失衡,达到预期效果。

2. 医学教育

　　医学教育的特点是:每个不同专业不同层次的卫生技术人员,经过学校教育后,必须进行临

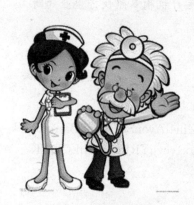

图 1-8　诊疗与护理

床实践教育和实习阶段。即使毕业后在职人员也需不断进行继续教育,更新知识和技术训练,才能熟练掌握各种医疗技能和提高医疗质量,以适应医学科技发展的需要。医学教育任务的比重,由根据医院等级所决定。

3. 医学研究

医院是医疗实践的场所,许多临床上的问题是科学研究的课题,通过研究解决了医疗中的难点,又能推动医疗教学的发展,因此,医学科学的发展需要医院的参与。

4. 预防和社区卫生服务

医院不仅诊治病人,更要进行预防保健工作,成为人民群众健康保健的服务中心。医院要开展社区医疗和家庭服务;进行健康教育和普及卫生知识;指导基层做好计划生育工作、健康咨询和疾病普查工作;提倡健康的生活行为和加强自我保健意识;延长寿命和提高生活质量等。

国家对公立医院的功能定位:公立医院要坚持维护公益性和社会效益的原则,充分发挥在基本医疗服务提供、危重急症和疑难病症诊疗等方面的骨干作用,承担区域内基层医疗卫生机构人才培养、医学科研、医疗教学等任务,承担政府指定的突发公共事件紧急救治、救灾、援外、支农、支边和支援社区等任务。

(二) 医院的工作特点

1. 医疗服务的精细分工与工作高度协作的统一

现代医院分工精细,任何一项医疗活动都可能涉及医疗、护理、医技、后勤等多个环节,需要不同人员参与合作完成,分工与协作是医院开展工作的前提。

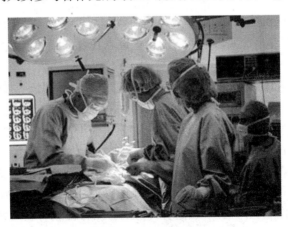

图 1-9 医院手术场景

2. 病人病情变化的随机性与医疗活动的规范性的统一

无论是门诊还是住院,医务人员总是会面临随时的病人和千变万化的病情,必须具有随机应变的处置能力;同时任何医疗行为都关系到人的生命安全,务必严格规范,严肃认真执行技术操作规程与要求。

3. 医务人员繁重的脑力劳动与体力劳动的统一

很少有职业像医务人员那样要不断学习新知识和新技能,即使做到院士也要接诊病人,在治疗与抢救病人过程中要分秒必争,病情观察与治疗要求连续不间断,繁杂一些的手术动辄数个小时。

4. 大量新技术应用与最根本的人文关怀的统一

现代医院新设备新技术大量运用,一方面是医学进步,另一方面也有费用增加。医生对设备和技术的依赖性增强,与病人的交流和沟通却在减弱。医疗的公益性和对病人的人文关怀在现代医学中的地位越来越引起重视。

三、医院组织机构

医院组织结构,或者说科室设置,应与医院的规模相适应。规模较小的医院,管理层次简单,一般是院长直接领导医疗科室,如内、外科等;中等规模的医院,一般在院长和医疗科室外设立医务科、护理部等职能部门;大型医院,承担医疗、教学、科研等任务,诊疗技术高,组织情况复杂,一般采用复合组织结构。

(一)诊疗部门

诊疗部门是医院主要业务部门,承担门诊、急诊、住院和预防保健等工作。我国医院种类较多,专科医院诊疗部门的设置重点各有不同,但与综合性医院的框架基本相似。

在综合性医院中,诊疗部门通常包括门、急诊诊疗部和住院诊疗部。在较小规模的医院,门诊、急诊诊疗通常是一个部门,而在较大规模的医院中,门诊、急诊是两个相对独立的部门,有的成立急诊中心,承担所辖区域的医疗急救任务。门诊诊疗部通常还包括预防保健、计划生育门诊、各种专科或专家门诊。

临床科室是医院诊疗组织的主要组成单位,它的划分大致有以下类型:

(1)按治疗手段分科:如内科、外科等。内科主要用药物治疗,外科主要以手术治疗。但随着医学技术的发展,这种传统的分科方法也有新的变化,如风湿性心脏病本来是内科病,由于心外科的发展,又成为外科治疗的对象。

(2)按治疗对象分科:如妇产科、儿科、老年病科等。

(3)按病种分科:如肿瘤科、结核病科、传染病科、精神病科、遗传病科、糖尿病科、计划生育科等。

（4）按人体系统及器官分科：如眼科、口腔科、神经科、皮肤科、内分泌科等。

（二）辅助诊疗部门

辅助诊疗部门包括药剂科、放射科、检验科、病理科、麻醉科、手术室、康复理疗科、供应室、功能检查科、内镜室、营养科等。辅助诊疗科室以专门的技术和设备辅助诊疗工作的进行，为诊疗工作服务，是现代医院组成的一个重要环节。我国医技诊疗科室发展较快，相应部门的设置呈中心化发展趋势。医院精密度高的医疗设备集中设置，集中使用，集中管理。如中心实验室、中心功能检查室、中心影像室、中心放疗室、超声诊断室、内镜检查室等。

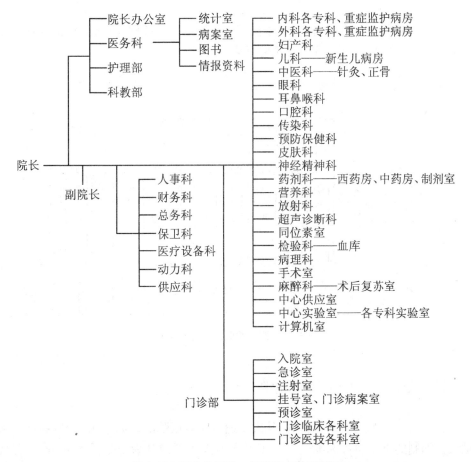

图 1-10 综合性医院一般组织机构设置图

（三）护理部门

护理部门包括住院护理、门诊护理、保健护理和医技护理等。

（四）职能管理和后勤部门

这些部门是协助院领导有效管理人、财、物、时间、信息等要素的部门，可分为党群、行政两个系统，党群系统包括党办、工会、共青团、纪委、宣传科等；行政系统包括院办、医务处（科）、科教处（科）、护理部、医疗保险办公室、组织人事科、财务科、审计科、器械设备科、总务科、基建科、信息科、预防保健科等。

（五）其他部门

常见的有科研教学部门、临床实验室或研究室以及各种委员会（包括医疗事故鉴定会、药事管理委员会、院内感染管理委员会等）。

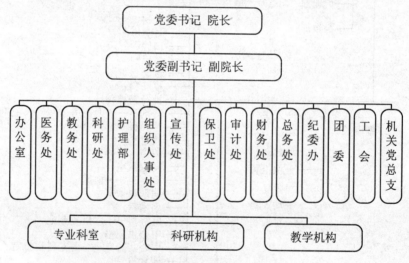

图 1-11　综合性医院管理结构图

四、医院的规模与资源配置

医院规模受医院编制的管理，其大小通常是以医院的病床数来衡量，病床数又是人员编制的重要参考标准。医院工作人员大致可以分为卫生技术人员、工程技术人员、工勤人员、党政管理人员四类。

所谓医院编制，是指由国家主管部门确定的医院组织形式，病床数，内部机构设置,工作人员的数量、结构配额等。狭义的概念等同于医院人员编制。

表 1-1 一般综合性医院各科病床编设比例表

适应范围(床)	计算基数	床位与工作人员之比	核编总数(人)
80～150	100	1∶1.3～1∶1.4	130～140
151～250	200	1∶1.3～1∶1.4	260～280
251～350	300	1∶1.4～1∶1.5	420～450
351～450	400	1∶1.4～1∶1.5	560～600
＞450	500	1∶1.6～1∶1.7	800～850

表 1-2 一般综合性医院人员编制表

类别	比例
行政、工勤人员	28%～30%
行政	8%～10%
工勤	8%～22%
卫技人员	70%～72%
中、西医师	18%
护理	36%
药剂	5.7%
放射	3.1%
检验	3.2%
其他	5.7%

表 1-3 一般综合性医院人员的分类及其编制比例表

科别	百分比	科别	百分比
内科	30%	传染、结核科	6%
外科	25%	眼科	3%
妇产科	15%	儿鼻喉科	2.5%
儿科	10%	口腔科	1.5%
中医科	5%	皮肤科	2%

表 1-4　　2013 年 10 月全国医疗卫生机构数

	2012 年 10 月底	2013 年 10 月底	增减数
医疗卫生机构合计	961 356	960 613	−743
一、医院	22 662	24 317	1 655
按经济类型分			
公立医院	13 348	13 440	92
民营医院	9 314	10 877	1 563
按医院等级分			
三级医院	1 471	1 728	257
二级医院	6 550	6 667	117
一级医院	5 882	6 344	462
未定级医院	8 759	9 578	819
二、基层医院卫生机构	924 300	921 475	−2 825
社区卫生服务中心(站)	33 622	33 942	320
♯政府办	19 985	19 720	−265
乡镇卫生院	37 177	37 061	−116
♯政府办	36 692	36 650	−42
诊所(医务室)	178 808	184 711	5 903
村卫生室	664 434	6 540	−10 351
三、专业公共卫生机构	12 104	12 431	327
疾病预防控制中心	3 465	3 522	57
妇幼保健机构	3 035	3 061	26
专科疾病防治院(所、站)	1 283	1 278	−5
卫生监督所(中心)	3 022	3 227	205
四、其他机构	2 290	2 390	79

注:① ♯系其中数;② 本表包括取得《医疗机构执业许可证》的计划生育技术服务中心(站),不包括取得《计划生育技术服务许可证》的计划生育技术服务中心(站)。

五、医院的领导体制

目前我国公立医院领导体制主要是院长负责制。由于我国大学实行的是党委领导下的校长负责制,所以部分医学院校的附属医院还在实行党委领导下的院长负责制。股份制医院和一些民营医院实行董事会领导下的或投资方领导下的院长负责制。

(一)院长负责制

院长是法人代表,对行政、业务工作统一领导,全面负责,行使指挥权与决策权。党委主要职能是保证党和国家的方针、政策的贯彻执行,支持院长的工作,领导并发挥工会、共青团等组织的作用,保证医院各项工作的顺利进行。职工代表大会既是民主管理的基本形式又是监督机构。目前我国大多数医院实行这种领导体制。

(二)党委书记领导下的院长负责制

这曾经是公立医院的主要领导体制,但现在很少有医院实行。党委作为医院的领导核心,对医院的行政、业务工作负有领导责任,决定重大问题。院长对医院的日常行政及业务工作,有直接领导和决定权,对行政干部的任免有建议权。医院职工通过党委领导的职工代表大会对院长的工作进行支持和监督。

(三)董事会领导下的或投资方领导下院长负责制

在股份制医院和一些民营医院实行,院长由董事会或资方任命,对董事会或投资方负责。医院行政、业务上的重大问题,经董事会讨论决定或投资方同意,院长是具体执行者。

第三节 外国医院简介

一、美国医院

美国的医院有公立医院,有私立医院。公立医院有政府办的;私立医院有社团办的,教会办的,股份制办的,也有私人个体办的。美国医院的社区医院占医院总数的80%,病人可以选择专家,在宁静的舒适温馨的环境中进行心理交流和疾病治疗,是现代社会医学观念的体现和实践。同时也大大地降低了病人住院天数,有利于节省卫生资源和医疗费用。社区服务需要全科医师,美国规定就诊必须只有全科医师才可向专科医师转诊。

　　美国医院大多数实行董事会。院长由董事会任命或直接由医院职工民主选举产生。院长、资深副院长、副院长和院长助理组成医院的院务委员会,医院设立管理委员会,下设医疗执行委员会和行政执行委员会。医院人事制度全部实行公开招聘、逐级雇佣办法。

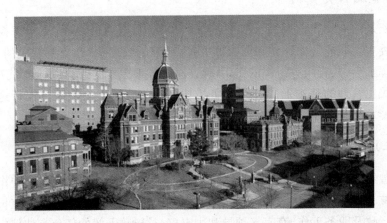

图 1-12　美国约翰·霍普金斯医院

二、英国医院

　　英国是一个社会保障齐全的福利国家。实行国家卫生服务制度为全体国民提供广泛的医疗服务,支付大部分或全部医疗费用,实行初级服务(全科开业医生提供)、地段服务(当地政府提供)和医院服务(专科医疗服务)三级服务体制。规定所有医疗机构国有化,医务人员为国家工作人员。英国居民均可享受国家医院的免费医疗。

　　医院院长负责全面指挥,下设医务、人事、财务(司库)、护理部主任。

三、日本医院

　　医院分为国立医院、地方公立医院、社团或私立医院。医院领导成员由院长、副院长领导下的诊疗部长、事务部长、护理部长组成的。也有的医院在院长领导下,设诊疗部长、助理医疗部长、事务部长、护理部长、研究部长、药剂部长、营养部长七个部长的管理体制。

四、法国医院

法国医院属于福利事业单位,公立医院面向低收入居民,私立医院面向高工资家庭,法国公立医院分为地区大学医院(医学中心)、省级中心医院、地方医院、专科医院、急诊医院五类。政府对医院控制较直接,包括医院登记注册、床位增减、大型设备购置都必须经卫生行政部门核批。

院长负责医院全面工作,一般设副院长 4 人,设有院务委员会以及医疗咨询委员会、急诊医疗委员会、安全保险委员会、技术协调委员会等。

五、德国医院

德国医院划分为社区服务医院、跨社区服务医院、中心医院和特级医院四个层次。医院的性质有公立医院、社团医院(宗教、慈善团体或各类基金会捐资)和私人医院三种。

医院领导体制的最大特点是设行政院长、医疗院长和护理院长"三驾马车式"结构,医院不设职能科室建制,由三院长在配有秘书的情况分别负责各自的职责,其中行政院长是医院领导人和最高决策者。

六、新加坡医院

新加坡将卫生部直属公立医院转变为私人有限公司管理体制,卫生部派人员参加公司董事会,原股权由国家卫生保健局管理,但医院则全部按私人企业管理方式管理。医院的管理体制是,由董事会委派行政总监全权负责,行政总监一般由非医务人员的企业管理专家担任,下设医药委员会、医院筹划委员会。

新加坡医院分为国家津贴医院和私立医院,政府对国家津贴医院补助约占医院总支出的 58％,公立医院收费标准由政府定价,病房分 A、B1、B2、C 级四等,政府分别补贴 0、20％、65％、80％,说明严格控制了医疗需求的导向。新加坡政府规定专科医师不超过医师总数的 40％,也就是 60％医师将受训为全科医师 。

 思考题

 (1) 中医和西医发展比较。

 (2) 简述医院的定义和功能。

 (3) 简述综合医院的一般组织机构设置。

第二章 医疗机构管理

本章提要

▲卫生法是卫生法律规范的总和,由一系列调整卫生社会关系的法律规范所构成的。医疗卫生法坚持人人有获得卫生保护的权利,强调预防为主,患者自主。

▲国家卫生行政机关适用卫生法律法规进行卫生事业管理。

▲我国20世纪80年代后期实施医院分级管理和医院评审工作。

▲医疗机构和医务人员实行执业许可,对技术、药品、器械等实行医疗准入,没有执业资格的机构和人员不得从事医疗活动,没有获得批准的技术、药品、器械等不得用于人体。

第一节 医疗卫生法规

一、医疗卫生法规的概念

医疗卫生法是由国家制定或认可的,并由国家强制力保证实施的医疗卫生方面的行为规范的总和。医疗卫生法通过对人们在医疗卫生和医疗实践中各种权利和义务的规定,调整、确认、保护、发展良好的医疗法律关系和医疗卫生秩序。它反映了医疗卫生领域内人与自然、人与人之间的关系。

目前我国医疗卫生法主要是由《中华人民共和国执业医师法》《医疗机构管理条例》及其实施细则、《护士管理办法》《中华人民共和国母婴保健法》及其实施办法、《中华人民共和国义务献血法》等法律法规构成。

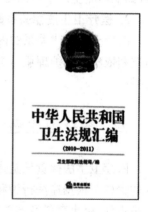

图 2-1 《中华人民共和国卫生法规汇编》

二、医疗卫生法的基本原则

医疗卫生法以保护公民的健康权利为宗旨,综合运用民法、刑法、行政法、环境法等调节手段,重视法规与医疗卫生技术规范的结合,将防治疾病、保护健康的客观规律加以法律化。医疗卫生法的基本原则包括:

1. 卫生保护原则

人人有获得卫生保护的权利,对可能威胁社会整体利益和他人权益的个人行为进行合理限制。

2. 预防为主原则

预防优先、无病防病、有病治疗、防治结合。

3. 公平原则

合理配置卫生资源,基本公共服务均等化。

4. 患者自主原则

患者自主处理个人权利,如医治权、知情权、同意权、隐私权、申诉权等。

三、医疗卫生法律关系的构成

1. 医疗卫生法律关系的主体

医疗卫生法律关系的主体是指医疗卫生法律关系的参与者,具体指享有权利、承担义务的单位及个人。包括卫生行政部门、医疗卫生保健机构,与医疗卫生单位发生直接或间接关系的企事业单位,我国的公民及境内的外国人。

2. 医疗卫生法律关系中的客体

医疗卫生法律关系中的客体是指法律关系主体之间的权利和义务所指向的对象。医疗卫生法律最高层次的客体是生命和健康,因具体法律不同而有各自的客体,如在药品生产中药品是客体,在护理活动中各护理活动是客体。

3. 医疗卫生法律关系的内容

医疗卫生法律关系的内容是指法律关系主体之间的法律权利与义务,如护士的权利依法实施护理服务并获得报酬,义务是为服务对象提供及时、准确的护理服务。

四、医疗卫生违法行为及法律责任

医疗卫生法律责任是指违反医疗卫生法的个人或单位所应承担的、带有强制性的责任。根据违法行为和法律责任的性质及法律责任承担的方式不同,可分为行政责任、民事责任及刑事责任。

1. 行政责任

行政责任是指个人、组织实施违反医疗卫生法律法规的一般违法行为而承担的法律后果,分为医疗违法行政处罚和医疗卫生行政处分。行政处罚指医疗卫生行政机关对违反卫生法律、法规、规章,对应处制裁的违法行为,做出的罚款、没收违法所得、责令停产停业、吊销许可证以及卫生法律行政法规规定的其他行政处罚。行政处分是医疗卫生行政机关对违反法律法规的下属工作人员实施纪律惩罚,包括警告记过及记大过、降级开除等。

2. 民事责任

民事责任是指根据民法及医疗卫生专门法律规范的规定,个人或组织对实施侵害他人人身财产权的民事不法行为应承担的法律后果。民事责任主要是弥补受害方当事人的损失,以财产责任为主。

3. 刑事责任

刑事责任是指行为人实施了犯罪行为,严重侵犯医疗卫生管理秩序及公民的人身健康权而依刑法应承担的法律后果。医疗卫生法上的犯罪主体多为特定主体,这种主体既包括不法行为造成严重后果的个人,也包括由不法行为造成严重后果的单位或单位的直接责任人员。

第二节　医疗机构管理

一、卫生行政机关

国家卫生行政机关适用卫生法律、法规进行卫生事业管理。卫生行政机关包括:国务院卫生行政主管部门,即卫生部;省、自治区、直辖市卫生厅(局);地(市)卫生局;县(县级市、区、旗)卫生局等。卫生行政机关进行卫生事业管理,主要通过卫生行政许可、卫生行政处罚、卫生监督检查、卫生行政强制措施、卫生行政执法监督等卫生行政执法的途径实现。

2013 年 3 月 17 日,国家卫生部摘牌,国家卫生和计划生育委员会正式挂牌。国家卫生和计划生育委员会是根据党的十八大会议精神要求,按照新一轮"大部制"改革方案及《国务院机构改革和职能转变方案(草案)》组建合并的一个新机构。将国家人口和计划生育委员会的研究、拟定人

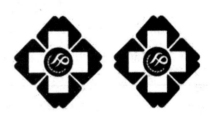

图 2-2　国家卫生和计划生育委员会标志

口发展战略、规划及人口政策职责划入国家发展和改革委员会;国家中医药管理局由国家卫生和计划生育委员会管理;不再保留卫生部、国家人口和计划生育委员会。省、市、县级机构改革也逐步推开。

二、区域卫生规划

区域卫生规划是区域内卫生发展和资源配置的综合性规划。它是区域内国民经济和社会发展规划的组成部分,也是当今国际社会先进的卫生发展管理思想和模式。它的基本要求是:在一个特定的卫生区域内,根据经济社会发展水平和广大群众卫生需求,确定区域内卫生发展的目标、模式、规模和速度,统筹规划,合理配置卫生资源,改善和提高区域内的卫生综合服务能力,向全体人民提供公平、有效的卫生服务。

　　医疗机构设置规划是区域卫生规划的重要组成部分；是以区域内人群的医疗、保健需求为依据，以合理配置利用医疗卫生资源及公正地向民众提供及时、安全、适宜的医疗保健服务为目的，对区域内各级各类医疗卫生机构和医疗资源进行统一配置和布局的宏观规划。强调区域内卫生资源合理投入、合理利用；强调卫生资源的整体效能，均衡整体与局部、部门与部门之间的利益，科学地安排卫生资源布局。

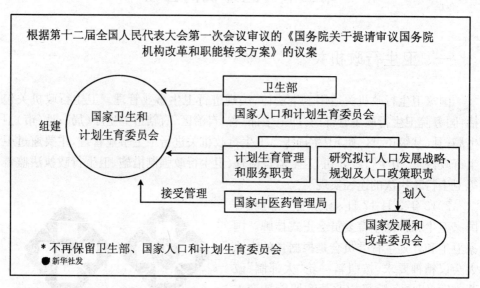

图 2-3　国家卫生和计划生育委员会组建方案

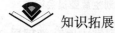　知识拓展

北京市每千人口设 5.5 张床位

　　在北京市新的区域规划中，五环内地区将不再新建公立医院，全市每千人口设床位 5.5 张，其中公立医院床位 4.5 张，至少有一个床位来自非公立医院。此标准远高于全国平均每千人口有床位数 3.81 的比例。

　　目前全市医疗机构总床位数约 9.4 万张，常住人口 2 000 万左右，按上述床位标准的话，床位总数应达到 11 万张，尚缺口 1.6 万张，对于各个区县，目前每千人口床位数达到的实际水平，设置规划中也会给出具体指标。"这样，大家就能看清楚各区域处在哪个水平，引导社会资本更多地关注医疗资源相对薄弱的区域。"

（京华时报,2013-01-26）

三、医院分级管理和医院评审

20 世纪 80 年代后期我国实施医院分级管理和医院评审工作。主要依据是《医疗机构管理条例及实施细则》和《医院评审暂行办法》,目前执行《三级综合医院评审标准(2011 年版)》《二级综合医院评审标准(2012 年版)》及相关实施细则。

(一)医院分级

对医院分级管理的依据是医院的功能、任务、设施条件、技术建设、医疗服务质量和科学管理的综合水平。医院的设置与分级,应在保证城乡医疗卫生网的合理结构和整体功能的原则下,由卫生行政部门按地方政府的区域卫生规划来统一规划确定。

一级医院,是直接向一定人口的社区提供预防,医疗、保健、康复服务的基层医院、卫生院。

二级医院,是向多个社区提供综合医疗卫生服务和承担一定教学、科研任务的地区性医院。

三级医院,是向几个地区提供的高水平专科性医疗卫生服务和执行高等教育、科研任务的区域性以上的医院。

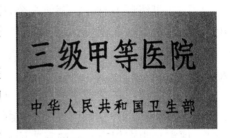

图 2-4　等级医院标牌

各级医院经过评审,按照《医院分级管理标准》确定为甲、乙、丙三等,其中,三级医院增设特等,因此医院共分三级十等(新的评审办法规定评审结论为甲、乙等和不合格)。

医疗收费应与医院级别挂钩。级别不同,门诊挂号、住院床位收费等都应有所不同,以适当拉开档次。

(二)医院评审

医院评审是指医院按照《医院评审暂行办法》要求,根据医疗机构基本标准和医院评审标准,开展自我评价,持续改进医院工作,并接受卫生行政部门对其规划级别的功能任务完成情况进行评价,以确定医院等级的过程。

医院评审包括周期性评审和不定期重点检查。医院周期性评审包括对医院的书面评价、医疗信息统计评价、现场评价和社会评价等方面的综合评审。

1. 评审组织与评审标准

评审组织是指在卫生行政部门领导下,具体负责医院评审的技术性工作的专门机构。评审组织可以由卫生行政部门组建或是受卫生行政部门委托的适宜第三方机构。

卫生部和卫生部医院评审委员会负责全国医院评审的领导、组织、抽验、质量控制及监督管理。各省级卫生行政部门成立医院评审领导小组,负责本辖区的医院评审工作。

评审专家库由卫生行政部门、行业学(协)会、医疗保险机构、社会评估机构、医疗机构等方面的专家和群众代表组成,由卫生行政部门选聘。评审专家经培训,考核合格方可参加评审工作。

医院评审周期为4年,评审标准由卫生部统一制订。省级卫生行政部门可结合本地特点,遵循"内容只增不减,标准只升不降"的原则,适当调整标准并报卫生部备案。

2. 评审申请受理

医院在等级证书有效期满前3个月可以向有评审权的卫生行政部门提出评审申请。新建医院在取得《医疗机构执业许可证》,执业满3年后方可申请首次评审。医院设置级别发生变更的,应当在变更后执业满3年方可按照变更后级别申请首次评审。

卫生行政部门在受理评审申请后,向医院发出受理评审通知,明确评审时间和日程安排,同时通知评审组织。评审组织从医院评审专家库中抽取专家组建评审小组。评审小组在规定时间内完成评审工作,形成评审报告。

评审工作报告经评审组织审核同意后,报卫生行政部门。卫生行政部门在收到评审工作报告后,应当在30个工作日内做出评审结论。评审结论应以适当方式对社会公示,同时报送上级卫生行政部门备案。

评审周期内,卫生行政部门应当组织对医院的管理、专科技术水平等进行不定期重点评价。

3. 评审结论

各级医院评审结论分为甲等、乙等、不合格。

甲等、乙等医院,由省级卫生行政部门发给卫生部统一格式的等级证书及标识。等级证书的有效期与评审周期相同。

对评审结论为"不合格"的医院,给予3～6个月的整改期。医院应当于整改期满后5个工作日内向卫生行政部门申请再次评审,再次评审结论分为乙等或者不合格。医院整改期满后未在规定时间内提出再次评审申请的,或再次评审不合格的医院,适当调低或撤销医院级别;有违法违规行为的,依法进行相应处理,同时给予医院法定代表人或者主要负责人行政处分或者纪律处分。

（三）国外医院评审制度

国际上最早开展医疗机构评审的国家是美国。世界范围内许多国家与地区均选择开展医疗机构评审与医疗质量认证。比较有代表性的有美国 JCI 医院评审、英国星级医院评审、ISO9000 族标准评审等。

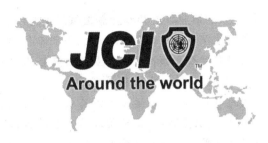

图 2-5　美国 JCI 医院评审

美国 JCI 医院评价标准受到了国际社会的广泛关注，影响较大。JCI 是国际医疗卫生机构认证联合委员会（Joint Commission on Accreditation of Healthcare Organizations，简称 JCAHO）用于对美国以外的医疗机构进行认证的附属机构。JCI 由医疗、护理、行政管理和公共政策等方面的国际专家组成，目前已经给世界 40 多个国家的公立、私立医疗卫生机构和政府部门进行了指导和评审，中国也有一些医疗机构通过了国际 JCI 认证。

国外医疗机构评价多由第三方组织具体承担，有健全的法律保障。医疗机构第三方评价组织，有完善的运行机制来保证其评价质量的科学性、专业性和公正性；吸收社会力量参与医院评价；评价标准不断更新，引导医院发展方向。

四、政府和社会对医院的非医疗管控

医院作为一个社会组织并不只是受到卫生行政机关的管理，同时接受政府各相关部门，如人力资源与社会保障部门、财政、审计、工商、税务、卫生监督等业务职能管理，接受公检法的管理和制约，接受所在地各级政府的管理等。

公立医院的院级领导一般由地方政府或相应的党委组织部门考核任命；人员编制由政府编制委员会核定；公立医院还有全额拨款的事业单位和非全额拨款的事业单位之分，享受一部分人员工资的财政补贴和基本建设、设备购置等行政事业拨款，这归经济计划和财政部门管；医院的安全、消防等归公安部门管；政府的工商、税务等部门也经常会对医院进行执法检查；街道和居委会在社会活动和环境卫生等方面也对医院有管理权；医院还会因医疗纠纷经常与法院打交道。

国家改革的方向是：进一步落实公立医院法人自主权，建立健全法人治理结构，管办分离，逐步取消行政级别。科学制定机构编制标准，控制总量，优化结构，强化监督管理。

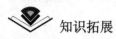 知识拓展

全额拨款的事业单位和非全额拨款的事业单位

我们国家现在的管理体制中，划分出行政、事业单位、企业等几大块，国家机关的经费由国家财政全额拨款。事业单位又根据事业单位的性质分为全额拨款、差额拨款、自收自支三种类型。

全额预算管理的事业单位一般适用于没有收入或收入不稳定的事业单位，如学校、科研单位、卫生防疫、工商管理等事业单位，即人员费用、公用费用都要由国家财政提供。一部分非营利性机构（如医疗卫生机构）属于差额拨款类型，人员费用由财政拨款，其他费用自筹。这些单位的人员工资构成中固定部分为 60%，非固定部分为 40%。差额拨款单位要根据经费自主程度，实行工资总额包干或其他符合自身特点的管理办法，逐步向经费自收自支过渡。

国家"关于分类推进事业单位改革的指导意见"（2011 年 3 月 23 日），把事业单位按照社会功能划为三类：一是承担行政职能的，逐步将其行政职能划归行政机构或转为行政机构；二是从事生产经营活动的，逐步将其转为企业；三是从事公益服务的，继续将其保留在事业单位序列、强化其公益属性。

从事公益服务事业单位细分为两类：承担义务教育、基础性科研、公共文化、公共卫生及基层的基本医疗服务等基本公益服务，不能或不宜由市场配置资源的，划入公益一类；承担高等教育、非营利医疗等公益服务，可部分由市场配置资源的，划入公益二类。

第三节　执业许可与医疗准入

一、医疗机构执业许可

《医疗机构管理条例》规定：从事疾病诊断、治疗活动的医院、卫生院、疗养院、门诊部、诊所、卫生所（室）以及急救站等医疗机构，必须经过政府主管机关的审批

并取得《医疗机构执业许可证》方可从事医疗活动。

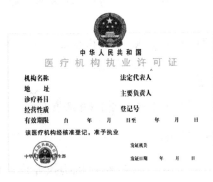

图 2-6　医疗机构执业许可证

（一）医疗机构的审批权限

单位或者个人设置医疗机构，必须经县级以上地方人民政府卫生行政部门审查批准，并取得设置医疗机构批准书，方可向有关部门办理其他手续。不设床位或者床位不满 100 张的医疗机构，向所在地的县级人民政府卫生行政部门申请；床位在 100 张以上的医疗机构和专科医院按照省级人民政府卫生行政部门的规定申请。

（二）申请设置医疗机构的条件

1. 申请人

地方各级人民政府设置的医疗机构，由政府指定或任命的拟设医疗机构的筹建负责人申请；法人或者其他组织设置的医疗机构，由其他代表人申请；个人设置的医疗机构，由设置人申请；两人以上合伙设置的医疗机构，由合伙人共同申请。

2. 不能申请设置医疗机构的情况

有下列情形之一的，不得申请设置医疗机构：

（1）不能独立承担民事责任的单位；

（2）不具有完全民事行为能力的个人；

（3）医疗机构在职、因病退职或者停薪留职的医务人员；发生责任性医疗事故和二级以上的技术性医疗事故未满五年的医务人员；受吊销医师和护士执业证书行政处罚不满两年及刑事处罚执行完毕后不满两年的医务人员；

（4）被吊销《医疗机构执业许可证》的医疗机构法定代表人或者主要负责人；

（5）患传染病未愈或者其他健康原因不宜从事医疗执业活动的人员。

3. 设置诊所的个人

（1）在县以上城镇设置诊所的个人，应取得《医师执业证书》后，从事五年以上同一专业临床工作。

（2）在乡镇和村设置诊所的个人，应取得执业医师或执业助理医师《医师执业证书》后，从事五年以上同一专业的临床工作。

4. 设置护理站的个人

设置护理站的个人应取得《护士执业证书》并从事五年以上护理专业的临床工作。

（三）医疗机构执业登记

医疗机构执业必须进行登记，领取《医疗机构执业许可证》。医疗机构的执业登记，由批准其设置的人民政府卫生行政部门办理。任何单位或者个人，未取得《医疗机构执业许可证》，不得开展诊疗活动。医疗机构必须按照核准登记的诊疗科目开展诊疗活动。

医疗机构的名称必须符合有关规定，做到命名准确、规范、合理。

（四）诊疗科目

1994 年卫生部颁布《医疗机构诊疗科目名录》，是卫生行政部门核定医疗机构诊疗科目，填写《医疗机构执业许可证》和《医疗机构申请执业登记注册书》相应栏目的标准。医疗机构实际设置的临床专业科室名称不受本《名录》限制，可使用习惯名称和跨学科科室名称。

诊疗科目分为"一级科目"和"二级科目"。一级科目一般相当临床一级学科，如"内科""外科"等；二级科目一般相当临床二级学科，如"呼吸内科""消化内科"等。为便于专科医疗机构使用，部分临床二级学科列入一级科目。

表 2-1　一般综合性医院各科病床编设比例表

代码	诊疗科目	代码	诊疗科目	代码	诊疗科目
01.	预防保健科	03.5	血液内科专业	04.	外科
02.	全科医疗科	03.6	肾病学专业	04.01	普通外科专业
03.	内科	03.7	内分泌专业	04.02	神经外科专业
03.01	呼吸内科专业	03.8	免疫学专业	04.03	骨科专业
03.02	消化内科专业	03.9	变态反应专业	04.04	泌尿外科专业
03.03	神经内科专业	03.10	老年病专业	04.05	胸外科专业
03.4	心血管内科专业	03.11	其他	04.06	心脏大血管外科专业

续表

代码	诊疗科目	代码	诊疗科目	代码	诊疗科目
04.07	烧伤科专业	07.10	小儿遗传病专业	12.04	口腔修复专业
04.08	整形外科专业	07.11	小儿免疫专业	12.05	口腔预防保健专业
04.09	其他	07.12	其他	12.06	其他
05.	妇产科	08.	小儿外科	13.	皮肤科
05.01	妇科专业	08.01	小儿普通外科专业	13.01	皮肤病专业
05.02	产科专业	08.02	小儿骨科专业	13.02	性传播疾病专业
05.03	计划生育专业	08.03	小儿泌尿外科专业	13.03	其他
05.04	优生学专业	08.04	小儿胸心外科专业	14.	医疗美容科
05.05	生殖健康与不孕症专业	08.05	小儿神经外科专业	15.	精神科
05.06	其他	08.06	其他	15.01	精神病专业
06.	妇女保健科	09.	儿童保健科	15.02	精神卫生专业
06.01	青春期保健专业	09.01	儿童生长发育专业	15.03	药物依赖专业
06.02	围产期保健专业	09.02	儿童营养专业	15.04	精神康复专业
06.03	更年期保健专业	09.03	儿童心理卫生专业	15.05	社区防治专业
06.04	妇女心理卫生专业	09.04	儿童五官保健专业	15.06	临床心理专业
06.05	妇女营养专业	09.05	儿童康复专业	15.07	司法精神专业
06.06	其他	09.06	其他	15.08	其他
07.	儿科	10.	眼科	16.	传染科
07.01	新生儿专业	11.	耳鼻咽喉科	16.01	肠道传染病专业
07.02	小儿传染病专业	11.01	耳科专业	16.02	呼吸道传染病专业
07.03	小儿消化专业	11.02	鼻科专业	16.03	肝炎专业
07.04	小儿呼吸专业	11.03	咽喉科专业	16.04	虫媒传染病专业
07.05	小儿心脏病专业	11.04	其他	16.05	动物源性传染病专业
07.06	小儿肾病专业	12.	口腔科	16.06	蠕虫病专业
07.07	小儿血液病专业	12.01	口腔内科专业	16.07	其他
07.08	小儿神经病学专业	12.02	口腔颌面外科专业	17.	结核病科
07.09	小儿内分泌专业	12.03	正畸专业	18.	地方病科

代码	诊疗科目	代码	诊疗科目	代码	诊疗科目
19.	肿瘤科	31.	病理科	50.08	口腔科专业
20.	急诊医学科	32.	医学影像科	50.09	肿瘤科专业
21.	康复医学科	32.01	X线诊断专业	50.10	骨伤科专业
22.	运动医学科	32.02	CT诊断专业	50.11	肛肠科专业
23.	职业病科	32.03	磁共振成像诊断专业	50.12	老年病科专业
23.01	职业中毒专业	32.04	核医学专业	50.13	针灸科专业
23.02	尘肺专业	32.05	超声诊断专业	50.14	推拿科专业
23.03	放射病专业	32.06	心电诊断专业	50.15	康复医学专业
23.04	物理因素损伤专业	32.07	脑电及脑血流图诊断专业	50.16	急诊科专业
23.05	职业健康监护专业	32.08	神经肌肉电图专业	50.17	预防保健科专业
23.06	其他	32.09	介入放射学专业	50.18	其他
24.	临终关怀科	32.10	放射治疗专业	51.	民族医学科
25.	特种医学与军事医学科	32.11	其他	51.01	维吾尔医学
26.	麻醉科	50.	中医科	51.02	藏医学
28.	重症医学科	50.01	内科专业	51.03	蒙医学
30.	医学检验科	50.02	外科专业	51.04	彝医学
30.01	临床体液、血液专业	50.03	妇产科专业	51.05	傣医学
30.02	临床微生物学专业	50.04	儿科专业	51.06	其他
30.03	临床生化检验专业	50.05	皮肤科专业	52.	中西医结合科
30.04	临床免疫、血清学专业	50.06	眼科专业		
30.05	其他	50.07	耳鼻咽喉科专业		

二、医务人员执业许可

国家对医务人员从业资格有严格的要求,颁布了《中华人民共和国执业医师法》等法律法规。很多医疗技术岗位对从业人员不仅有专业、学历的要求,而且必须通过国家相应的执业资格考试,经注册后才能开展相关的医疗活动。

（一）医师执业

国家实行医师资格考试和注册制度。

1. 医师资格考试①

医师资格考试分为执业医师资格考试和执业助理医师资格考试。医师资格考试成绩合格,取得执业医师资格或者执业助理医师资格。具有下列条件之一的,可以参加执业医师资格考试:

（1）具有高等学校医学专业本科以上学历,在执业医师指导下,在医疗、预防、保健机构中试用期满一年的;

（2）取得执业助理医师执业证书后,具有高等学校医学专科学历,在医疗、预防、保健机构中工作满两年的;具有中等专业学校医学专业学历,在医疗、预防、保健机构中工作满五年的;

（3）具有高等学校医学专科学历或者中等专业学校医学专业学历,在执业医师指导下,在医疗、预防、保健机构中试用期满一年的,可以参加执业助理医师资格考试;

（4）以师承方式学习传统医学满三年或者经多年实践医术确有专长的,经县级以上人民政府卫生行政部门确定的传统医学专业组织或者医疗、预防、保健机构考核合格并推荐,可以参加执业医师资格或者执业助理医师资格考试。

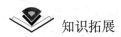　知识拓展

执业考试分为两级四类

即执业医师和执业助理医师两级;每级分为临床、中医、口腔、公共卫生四类。中医类包括中医、民族医和中西医结合,其中民族医又含蒙医、藏医和维医三类。

七年制临床医学、口腔医学、中医学的临床硕士生和八年制毕业生（临床医学、口腔医学、中医学和公共卫生预防医学硕士或博士研究生）毕业当年可以报执业医师。

2. 医师执业注册

取得医师资格的,可以向所在地县级以上人民政府卫生行政部门申请注册。医师经注册后,可以在医疗、预防、保健机构中按照注册的执业地点、执业类别、执

---

① 医师资格考试报名资格规定（2014版）对报名资格进行了新的详细规定,具体见附录三。

业范围执业,从事相应的医疗、预防、保健业务。经注册的执业医师在执业地点取得相应的处方权。未经医师注册取得执业证书,不得从事医师执业活动。

获得执业医师资格或执业助理医师资格后两年内未注册者,申请注册时,还应提交在省级以上卫生行政部门指定的机构接受3~6个月的培训,并经考核合格的证明。

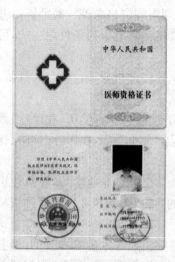

图2-7　医师资格证书

医疗、预防、保健机构可以为本机构中的医师集体办理注册手续。

医师变更执业地点、执业类别、执业范围等注册事项的,应当到准予注册的卫生行政部门办理变更注册手续。中止医师执业活动两年以上或注册失效的,在影响注册失效的条件消失后可以按规定重新申请注册。在国家医改措施中提出:促进不同医疗机构之间人才的纵向和横向交流,研究探索注册医师多点执业。

申请个体行医的执业医师,须经注册后在医疗、预防、保健机构中执业满五年,并按照国家有关规定办理审批手续;未经批准,不得行医。

医师在注册的执业范围内,进行医学诊查、疾病调查、医学处置、出具相应的医学证明文件,选择合理的医疗、预防、保健方案等权利。医师在执业活动中遵守法律、法规,遵守技术操作规范;尊重患者,保护患者的隐私,尽心为患者提供医疗服务。医师实施医疗、预防、保健措施,签署有关医学证明文件,必须亲自诊查、调查,并按照规定及时填写医学文书,不得隐匿、伪造或者销毁医学文书及有关资料。不得出具与自己执业范围无关或者与执业类别不相符的医学证明文件。

执业助理医师应当在执业医师的指导下,在医疗、预防、保健机构中按照其执业类别执业。在乡、民族乡、镇的医疗、预防、保健机构中工作的执业助理医师,可以根据医疗诊治的情况和需要,独立从事一般的执业活动。

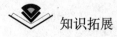　知识拓展

医师注册执业范围

① 临床类别医师执业范围:1、内科专业,2、外科专业,3、妇产科专业,4、儿科专业,5、眼耳鼻咽喉科专业,6、皮肤病与性病专业,7、精神卫生专业,8、职业病专业,9、医学影像和放射治疗专业,10、医学检验、病理专业,11、全科医学专业,12、急救医学专业,13、康复医学专业,14、预防保健

专业,15、特种医学与军事医学专业,16、计划生育技术服务专业,17、省级以上卫生行政部门规定的其他专业。

②口腔类别医师执业范围:1、口腔专业,2、省级以上卫生行政部门规定的其他专业。

③公共卫生医师执业范围:1、公共卫生类别专业,2、省级以上卫生行政部门规定的其他专业。

④中医类别(包括中医、民族医、中西医结合)医师执业范围:1、中医专业,2、中西医结合专业,3、蒙医专业,4、藏医专业,5、维医专业,6、傣医专业,7、省级以上卫生行政部门规定的其他专业。

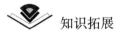 知识拓展

医师申请变更执业注册

医师申请变更执业注册事项,注册事项属于原注册主管部门管辖的,申请人应到原注册主管部门申请变更手续;申请变更执业注册事项不属于原注册主管部门管辖的,申请人应当先到原注册主管部门申请办理变更注册事项和医师执业证书编码,然后到拟执业地点注册主管部门申请办理变更执业注册手续。跨省、自治区、直辖市变更执业注册事项的,除依照前款规定办理有关手续外,新的执业地点注册主管部门在办理执业注册手续时,应收回原《医师执业证书》,并发给新的《医师执业证书》。

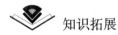 知识拓展

经注册的执业医师在执业地点取得相应的处方权

经注册的执业助理医师开具的处方须经所在执业地点、执业医师签字或加盖专用签章后方有效。经注册的执业助理医师在乡、民族乡、镇的医疗、预防、保健机构执业,在注册的执业地点取得相应的处方权。

3. 乡村医生执业注册

《乡村医生从业管理条例》对于尚未取得执业医师资格或者执业助理医师资格,在村医疗卫生机构从事预防、保健和一般医疗服务的乡村医生,国家实行乡村医生执业注册制度。条例公布之日起进入村医疗卫生机构从事预防、保健和医疗服务的人员,应当具备执业医师资格或者执业助理医师资格。

《乡村医生从业管理条例》公布前的乡村医生,取得县级以上地方人民政府卫生行政主管部门颁发的乡村医生证书,只要有中等以上医学专业学历,或在村医疗

卫生机构连续工作 20 年以上、或者是接受培训取得合格证书的,都可以向县级人民政府卫生行政主管部门申请乡村医生执业注册,取得乡村医生执业证书后,继续在村医疗卫生机构执业。未取得乡村医生执业证书的,不得执业。

（二）护士执业

《护士条例》规定护士执业应当经执业注册取得护士执业证书。申请护士执业注册,应当具备下列条件:

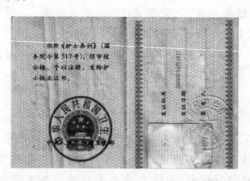

图 2-8　护士执业证书

（1）具有完全民事行为能力;

（2）在中等职业学校、高等学校完成国务院教育主管部门和国务院卫生主管部门规定的普通全日制 3 年以上的护理、助产专业课程学习,包括在教学、综合医院完成 8 个月以上护理临床实习,并取得相应学历证书;

（3）通过国务院卫生主管部门组织的护士执业资格考试;

（4）符合国务院卫生主管部门规定的健康标准。

护士执业注册申请,应当自通过护士执业资格考试之日起 3 年内提出;逾期提出申请的,除应当具备前款第（1）项、第（2）项和第（4）项规定条件外,还应当在符合国务院卫生主管部门规定条件的医疗卫生机构接受 3 个月临床护理培训并考核合格。护士执业注册有效期为 5 年。

护士在其执业注册有效期内变更执业地点的,应当向拟执业地省、自治区、直辖市人民政府卫生主管部门办理变更手续。护士跨省、自治区、直辖市变更执业地点的,收到报告的卫生主管部门还应当向其原执业地省、自治区、直辖市人民政府卫生主管部门通报。

护士执业注册有效期届满需要继续执业的,应当在护士执业注册有效期届满前 30 日向执业地卫生主管部门申请延续注册,延续执业注册有效期为 5 年。

医疗卫生机构不得允许下列人员在本机构从事诊疗技术规范规定的护理活动:

（1）未取得护士执业证书的人员；

（2）未依照本条例第九条的规定办理执业地点变更手续的护士；

（3）护士执业注册有效期届满未延续执业注册的护士。

护士被吊销执业证书的，自执业证书被吊销之日起两年内不得申请执业注册。

（三）药师执业

药师也称药剂师、执业药师，是指经全国统一考试合格，取得《执业药师资格证书》并经注册登记，在药品生产、经营、使用单位中执业的药学技术人员。在医院，执业药师负责处方的审核及监督调配，提供用药咨询与信息，指导合理用药，开展治疗药物的监测及药品疗效的评价等临床药学工作。

执业药师资格实行全国统一组织考试制度。由国家人事部（现人保部）、国家食品药品监督管理局共同负责，一般每年举行一次。具备以下条件之一者，可申请参加执业药师资格考试：

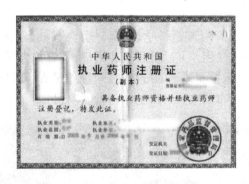

图 2-9 执业药师注册证

① 取得药学、中药学或相关专业中专、大专、本科学历，从事药学或中药学专业工作分别满七年、五年、三年；

② 取得药学、中药学或相关专业第二学士学位、研究生班结业或取得硕士学位，从事药学或中药学专业工作满一年；

③ 取得药学、中药学或相关专业博士学位。

执业药师资格考试合格者，获得中华人民共和国《执业药师资格证书》。该证书在全国范围内有效。取得《执业药师资格证书》者，须按规定向所在省（区、市）药品监督管理局申请注册。经注册后，方可按照注册的执业类别、执业范围从事相应的执业活动。未经注册者，不得以执业药师身份执业。

执业药师只能在一个省、自治区、直辖市注册。执业药师变更执业地区、执业范围应及时办理变更注册手续。执业药师注册有效期为三年，有效期满前三个月，持证者须到注册机构办理再次注册手续。

（四）其他医务人员从业条件

目前,国家规定必须通过国家相应的执业资格考试,经注册后才能开展相关的医疗活动的主要是医疗、护理和药剂工作岗位人员,对于其他医务人员如检验、输血、营养、从事医疗器械相关工作的技术人员等医技人员,主要是有对应的专业和学历要求,有的实行国家或省内统一的上岗资格考试合格证等,同时通过以考带评等职务晋升管理办法,严格岗位工作人员的从业条件。

三、医疗技术准入

医疗技术是指医疗机构及其医务人员以诊断和治疗疾病为目的而采取的诊断、治疗措施。

卫生部制定了《医疗技术临床应用管理办法》,建立医疗技术准入和管理制度,对医疗技术实行分类、分级管理。

医疗技术临床应用应当遵循科学、安全、规范、有效、经济、符合伦理的原则。医疗机构开展医疗技术应当与其功能任务相适应,具有符合资质的专业技术人员、相应的设备、设施和质量控制体系,并遵守技术管理规范。医疗机构开展的临床检验项目必须是卫生部公布的准予开展的临床检验项目。

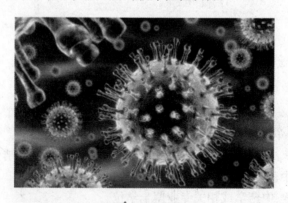

图 2-10   细胞

（一）医疗技术分类

医疗技术分为三类:

第一类医疗技术是指安全性、有效性确切,医疗机构通过常规管理在临床应用中能确保其安全性、有效性的技术。

第二类医疗技术是指安全性、有效性确切,涉及一定伦理问题或者风险较高,卫生行政部门应当加以控制管理的医疗技术。

第三类医疗技术是指具有下列情形之一,需要卫生行政部门加以严格控制管理的医疗技术:

(1) 涉及重大伦理问题;

(2) 高风险;

(3) 安全性、有效性尚需经规范的临床试验研究进一步验证;

(4) 需要使用稀缺资源;

(5) 卫生部规定的其他需要特殊管理的医疗技术。

属于第三类的医疗技术首次应用于临床前,必须经过卫生部组织的安全性、有效性临床试验研究、论证及伦理审查。省级卫生行政部门指定或者组建的技术审核机构负责第二类医疗技术临床应用能力技术审核工作。医疗机构开展第二类医疗技术或者第三类医疗技术前,应当向相应的技术审核机构申请医疗技术临床应用能力技术审核。

省级卫生行政部门负责审定第二类医疗技术的临床应用。卫生部负责审定第三类医疗技术的临床应用。

医疗机构在通过相关医疗技术临床应用能力技术审核后,要到卫生行政部门办理诊疗科目项下的医疗技术登记,经登记后可在临床应用相应的医疗技术。

国家卫生与计划生育委员会于 2013 年公布的第三类医疗技术目录:

(1) 涉及重大伦理问题,安全性、有效性尚需经规范的临床试验研究进一步验证的医疗技术:克隆治疗技术、自体干细胞和免疫细胞治疗技术、基因治疗技术、中枢神经系统手术戒毒、立体定向手术治疗精神病技术、异基因干细胞移植技术、疫苗治疗技术等;

(2) 涉及重大伦理问题,安全性、有效性确切的医疗技术:同种器官移植技术、变性手术等;

(3) 风险性高,安全性、有效性尚需验证或者安全性、有效性确切的医疗技术:利用粒子发生装置等大型仪器设备实施毁损式治疗技术,放射性粒子植入治疗技术,肿瘤热疗治疗技术,肿瘤冷冻治疗技术,组织、细胞移植技术,人工心脏植入技术,人工智能辅助诊断治疗技术等;

(4) 其他需要特殊管理的医疗技术:基因芯片诊断和治疗技术,断骨增高手术治疗技术,异种器官移植技术等。

(二) 手术分级

手术是指医疗机构及其医务人员使用手术器械在人体局部进行操作,以去除病变组织、修复损伤、移植组织或器官、植入医疗器械、缓解病痛、改善机体功能或形态等为目的的诊断或者治疗措施。

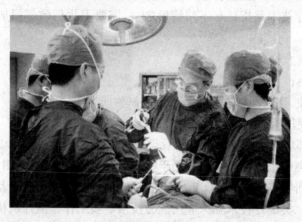

图 2-11　手术

医疗机构要建立手术分级管理和麻醉技术分级管理制度。手术根据风险性和难易程度不同分为一级到四级,共四个等级:一级手术风险和技术难度低;四级手术风险高、过程复杂、难度大。

医疗机构应当开展与其级别和诊疗科目相适应的手术。三级医院重点开展三、四级手术。二级医院重点开展二、三级手术。一级医院、乡镇卫生院可以开展一、二级手术,重点开展一级手术。社区卫生服务中心(站)、诊所、卫生所(室)等其他医疗机构,原则上不得开展手术。

医疗机构应当对具有不同专业技术职务任职资格的医师开展不同级别的手术进行限定,并对其专业能力进行审核后授予相应的手术权限。

介入诊疗、人工关节植入、内镜诊疗等重点医疗技术是管理和质量控制的重点。

四、药品与医疗器械准入

(一)药品生产准入

我国对药品生产企业资质管理实行"两证一照"的管理制度。企业在依法取得药品生产许可证、工商营业执照和药品生产 GMP 证书后,才具备生产资质。根据2001 年修订的《药品管理法》,生产新药或者已有国家标准的药品,须经国务院药品监督管理部门批准,并发给药品批准文号;但是,生产没有实施批准文号管理的中药材和中药饮片除外。药品生产企业在取得药品批准文号后,方可生产该药品。

医院采购药品必须从具有合法证照的供货单位进货,应审验企业药品生产许可证、工商营业执照和药品生产 GMP 证书，经营企业的 GSP 认证证书等。购入进口药品要审验《进口药品注册证》或《医药产品注册证》和《进口药品检验报告书》等。

（二）医疗器械准入

我国实行医疗器械临床准入与评价管理。医疗器械是指医疗机构中与医疗活动相关的仪器、设备、器具、材料等物品。

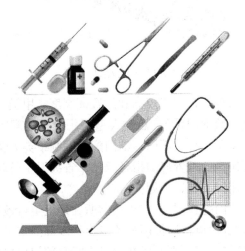

图 2-12 小型医疗器械

《医疗器械临床使用安全管理规范》要求，医疗机构应当有专门部门负责医疗器械采购，医疗机构应当建立医疗器械供方资质审核及评价制度，审验生产企业和经营企业的《医疗器械生产企业许可证》《医疗器械注册证》《医疗器械经营企业许可证》及产品合格证明等资质。医疗机构不得使用无注册证、无合格证明、过期、失效或者按照国家规定在技术上淘汰的医疗器械。

（三）大型医疗设备准入

卫生部制定了《大型医用设备配置与使用管理办法》，实行大型医疗设备准入审批制度。

所谓大型医用设备是指列入国务院卫生行政部门管理品目的医用设备，以及尚未列入管理品目、省级区域内首次配置的整套单价在 500 万元人民币以上的医用设备。大型医用设备管理品目分为甲、乙两类。

资金投入量大、运行成本高、使用技术复杂、对卫生费用增长影响大的为甲类大型医用设备（简称甲类），由国务院卫生行政部门管理。管理品目中的其他大型医用设备为乙类大型医用设备(简称乙类),由省级卫生行政部门管理。

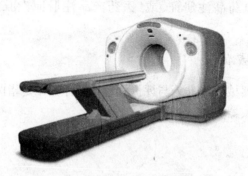

图 2-13 大型医疗器械

大型医用设备的管理实行配置规划和配置证制度。甲类大型医用设备的配置许可证由国务院卫生行政部门颁发;乙类大型医用设备的配置许可证由省级卫生行政部门颁发。国务院卫生行政部门等部门配合编制甲类大型医用设备的配置规划和提出乙类大型医用设备配置规划指导意见。省级卫生行政部门会同省级有关部门制定乙类大型医用设备配置规划。

甲类大型医用设备的配置,由医疗机构向所在地卫生行政部门提出申请,逐级上报,经省级卫生行政部门审核后报国务院卫生行政部门审批;乙类大型医用设备的配置,由医疗机构按属地化原则向所在地卫生行政部门提出申请,逐级上报至省级卫生行政部门审批。

医疗机构获得《大型医用设备配置许可证》后,方可购置大型医用设备。

大型医用设备上岗人员(包括医生、操作人员、工程技术人员等)要接受岗位培训,取得相应的上岗资质。

甲、乙类大型医用设备检查治疗收费项目,由国务院价格主管部门会同卫生行政部门制定,并列入《全国医疗服务价格项目规范》。

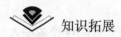 知识拓展

大型医用设备管理品目

甲类大型医用设备管理品目(国务院卫生行政部门管理)(第一批)

①X线——正电子发射型电子计算机断层扫描仪(PET-CT,包括正电子发射型断层仪即 PET);

②伽马射线立体定位治疗系统(γ刀);

③医用电子回旋加速治疗系统(MM50);

④ 质子治疗系统；

⑤ 其他未列入管理品目、区域内首次配置的单价在 500 万元以上的医用设备。

乙类（省级卫生行政部门管理）（第一批）

① X 线电子计算机断层扫描装置（CT）；

② 医用磁共振成像设备（MRI）；

③ 800 毫安以上数字减影血管造影 X 线机（DSA）；

④ 单光子发射型电子计算机断层扫描仪（SPECT）；

⑤ 医用电子直线加速器（LA）。

甲类大型医用设备管理品目（第二批）

① X 线立体定向放射治疗系统（英文名为 CyberKnife）；

② 断层放射治疗系统（英文名为 Tomo Therapy）；

③ 306 道脑磁图；

④ 内窥镜手术器械控制系统（英文名为 da Vnici S）。

甲类大型医用设备管理品目（第三批）

① 正电子发射磁共振成像系统（英文简称 PET-MR，包括一体化和分体式两种类型）；

② TrueBeam、TrueBeam STX 型医用直线加速器；

③ Axesse 型医用直线加速器。

 思考题

（1）谈谈医疗卫生法的基本原则。

（2）开办医疗机构的条件及审批权限。

（3）医务人员执业资格分类及获得资格的条件。

（4）医疗技术、药品与医疗器械准入管理的主要内容是什么？

第三章 医疗服务·概述与 诊疗业务

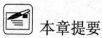 本章提要

　　▲医疗服务是医院的首要功能和中心任务,也是医院管理的核心。诊疗、护理两大业务为医疗工作的主体。

　　▲门、急诊是医疗工作的第一环节,门诊医疗的特点是病人集中并且流量大,反映医院诊疗流程、服务质量,是医院的窗口;急诊病人大多是发病急骤、病情突变或遭受意外事故伤害等对生命具有严重威胁的病症,需要及时有效救治。

　　▲住院医疗是以病房为中心的医疗活动,为住院病人提供优质的诊疗服务和良好的诊疗条件。住院医疗是医院全面开展医疗、教学、科研工作的基地,提供医疗服务质量的基本保证。

　　▲ICU 是判断医院的医疗功能分化程度与总体技术水平的重要标志之一。

第一节 医疗服务概述

医疗服务是指医疗技术人员运用医学科学技术与人类疾病作斗争,为患者和特定人群提供防病、治病等健康服务的过程。

医疗服务是医院的首要功能和中心任务,也是医院管理的核心。诊疗、护理两大业务为医疗服务的主体。诊疗是指通过各种检查,使用药物、器械及手术等方法,对疾病作出判断和消除疾病、缓解病情、减轻痛苦、改善功能、延长寿命、帮助患者恢复健康的过程。护理服务除配合医疗执行医嘱外,更多、更主要的是对病人的全面照顾,促进其身心恢复健康。

传统上医疗服务主要局限于病人在医院内的医疗环节。现代医疗服务包含了预防、诊疗、康复和保健等内容,涉及院内和院外两个部分。医院内的医疗过程是从病人进入医院大门直至出院的全部过程。医院外的医疗活动指社会医疗服务,包括出院后随访、人群健康检查、疾病普查普治、家庭病床,社会灾难医疗救助等。

一、医疗服务的基本原则

(一)以病人为中心

"以病人为中心"强调对病人的理解和尊重,强调医患沟通,强调患者权益;关注患者的生活条件与社会环境,关注疾病对机体与身心功能的影响,关注患者对医生的期望等。"以病人为中心"是对"以疾病为中心——见病不见人或少见人"的医疗服务意识的纠正。

(二)诊疗责任制

接诊科室和医务人员对患者,特别是对危、急、重患者的检查、诊断、治疗、会诊、转诊、转科、转院、病情告知等医疗工作认真负责,特别是要坚持首诊负责制,及时处理好与患者相关的各种问题。

(三)安全有效

把医疗服务质量放在首位,保证医疗安全,不能发生因医疗不当引起的许可范围之外的功能和机体障碍、死亡,给患者带来不应发生的痛苦。

（四）重点加强

对重点病人，如急症、重症、疑难病人做到重点保护。

二、医疗服务的特点

医疗服务是为社会公众提供疾病诊治和健康保障的特殊服务，除具有一般服务的共性外，还具备有别于其他服务行业的特殊性。

（一）服务的科学性和规范性

医学知识体系庞大，更新迅速。医疗服务流程多，分工细。医学知识和技能总是最新科学技术的反映，设备设施通常都是高科技的应用。医务人员都是经过院校系统培养才能获得医疗服务资格。医疗活动都是建立在科学规范的基础上的，医疗行为是以完备的技术和服务规范为支撑的，医务人员所有医疗活动都应遵照规范执行。

（二）需求的多样性和随机性

医疗服务个性化程度高，同一患者在不同时期或者同一种疾病的不同患者，在临床症状、生理体征、心理状况和经济条件等方面都有不同，在检查、治疗、用药、费用来源以及个体化需求方面会存在很大差异。个体病情变化的不确定性和突发性事故、伤害等，使医疗需求的随机性很大。

（三）过程的专科性和系统性

现代医学模式要求从整体上关注患者，疾病治疗强调系统性，但现代医学分科越来越细，医务人员知识体系和技能专科化倾向越来越重，对于一些危重、繁杂的疾病，一般都需要多专科的会诊和协同治疗。

（四）信息的不对称性和可选择性

医疗服务专业性强，医生通常处于主导地位，患者在多数情况下只能被动地接受医生要求或建议的检查、治疗方案。但随着网络普及，医学知识和信息的获得简单而迅速，患者往往会以自己的意愿有选择地提取信息，对医生的治疗形成干扰。

（五）行为的道德高尚性和职业风险性

医学是人学，社会对医疗行业有很高的道德要求和价值期待。医生又是各种利益诉求实现的交结点,多种利益交汇冲击又容易使医疗行为受诱惑偏离职业道德要求。疾病的诊断和治疗有其模糊性和经验性,一些治疗手段和药品还具有一定的毒副作用,医疗服务效果存在不确定性。低质量和不适宜的医疗服务,会对人体的健康带来不利影响,重者可危及生命,造成难以挽回的损失。

三、医生与医嘱

(一) 医生

在医疗机构从事医疗服务的人员为卫生技术人员。卫生技术人员是按照国家有关法律、法规和规章的规定取得卫生技术人员资格或职称的人员。卫生技术人员只有按规定取得相应资格及执业证书才能成为医务人员,未取得执业证书的不得从事诊疗、护理医疗活动。

严格地说医生是取得执业医师资格并按注册要求从事医疗服务活动的卫生技术人员,医师才能称为医生。病人常习惯性将医院从事医疗服务的人员统称为医生,或者只分出医生和护士两大类,这里的医生概念包含了药剂和其他医技人员。

卫生技术人员依业务性质可分为:

(1) 医疗防疫人员(包括中医、西医、卫生防疫、地方病及特种病防治、工业卫生、妇幼保健等技术人员);

(2) 药剂人员(包括中药、西药技术人员);

(3) 护理人员(包括护师、护士、护理员);

(4) 其他技术人员(包括检验、理疗、病理、口腔、同位素、放射、营养等技术人员)。

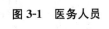

图3-1 医务人员

卫生技术职务分为医、药、护、技4类:

(1) 主任医(药、护、技)师、副主任医(药、护、技)师为高级技术职务;

(2) 主治(主管)医(药、护、技)师为中级技术职务;

(3) 医(药、护、技)师、士为初级技术职务。

未取得执业资格但依法在医疗、保健、预防机构进行实习或试用的人员,可依法从事相应卫生技术工作。实习或试用单位应对其职务活动承担责任。

（二）医嘱

医嘱指医师在医疗活动中下达的医学指令。

医嘱内容包括：护理常规、护理级别、饮食种类、体位、各种检查和治疗、药物名称、剂量和用法。医嘱内容及起始、停止时间应当由医师书写。医嘱内容应当准确、清楚，每项医嘱应当只包含一个内容，并注明下达时间，应当具体到分钟。医嘱不得涂改。需要取消时，应当使用红色墨水标注"取消"字样并签名。一般情况下，医师不得下达口头医嘱。因抢救急危患者需要下达口头医嘱时，护士应当复诵一遍。抢救结束后，医师应当即刻据实补记医嘱。

医嘱单分为长期医嘱单和临时医嘱单。长期医嘱单内容包括患者姓名、科别、住院病历号（或病案号）、页码、起始日期和时间、长期医嘱内容、停止日期和时间、医师签名、执行时间、执行护士签名。

临时医嘱单内容包括医嘱时间、临时医嘱内容、医师签名、执行时间、执行护士签名等。

四、临床诊断

临床诊断是指运用医学理论和技能对疾病进行识别、判断的过程；是运用科学的临床思维，通过病情学、体征学及其他医学检查手段来判断疾病的本质和确定病变的名称，为保护机体的健康、预防和治疗疾病提出依据。

临床诊断基本检查方法：包括询问病史、体格检查（视、触、叩、听诊）、实验室检查及器械检查（心电图、心电向量图、心功能、肺功能、X线、超声波、脑电图、同位素、CT、MRI、内窥镜等）。

临床诊断的主要内容：

1. 病史采集

病史采集即问诊，是医生通过与患者交流，了解疾病发生与发展的过程。许多疾病经过详细的病史采集，配合系统的体格检查，即可提出初步诊断。

2. 症状和体征

症状是患者病后对机体生理功能异常的自身体验和感觉。如瘙痒、疼痛、心悸、气短、胀闷、恶心和眩晕等，这种异常感觉出现的早期，临床上往往尚未能客观地查出，但

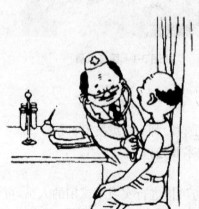

图3-2　听诊

在问诊时则可由患者的陈述中获得。体征是患者的体表或内部结构发生可察觉的改变,如皮肤黄染、肝脾肿大、心脏杂音和肺部啰音等。症状和体征可单独出现或同时存在。

3. 体格检查

体格检查是医生用自己的感官或传统的辅助器具(听诊器、叩诊锤、血压计、体温计等)对患者进行系统的观察和检查,揭示机体正常和异常征象的临床诊断方法。进行体格检查时应做到既不使患者感到不适,又能获得准确结果,以期尽早达到明确诊断的目的。

4. 实验室检查

实验室检查是通过物理、化学和生物学等实验方法对患者的血液、体液、分泌物、排泄物、细胞取样和组织标本等进行检查,从而获得病原学、病理形态学或器官功能状态等资料,结合病史、临床症状和体征进行全面分析的诊断方法。当实验室检查结果与临床表现不符时,应结合临床慎重考虑或进行必要的复查。

5. 辅助检查

辅助检查包括心电图、B超、内镜检查等临床常用诊断技术,以及近年来发展的各种介入检查。这些辅助检查对于疾病的诊断大有益处,应该结合病情的实际需要,综合成本—效益加以选择。

6. 病历记录

病历记录指将病史、体格检查、实验室检查和辅助检查等资料经过医学的思维归纳、分析和整理、加工成书面记录。

临床资料是诊断疾病的基础,病史、体征、化验和辅助检查结果的收集与正确判断至关重要,其中会涉及正常与异常的鉴别,以及异常的临床征象间的鉴别诊断,应用正确的临床思维进行综合分析,提出符合患者客观病情的临床诊断。

当前医学科学的飞速发展,突出表现在诊断领域高新技术的应用,如影像诊断方面有计算机体层扫描(CT)、仿真内镜、磁共振、数字放射摄影系统、三维彩色多普勒超声检查及正电子发射断层摄影术等。分子生物学方面有DNA重组技术、荧光定量PCR技术、基因诊断及计算机生物芯片技术等。这些新技术极大地提高了临床诊断水平。

但高新技术尚不能完全取代问诊、一般的物理检查和常规的实验室检查,更不能取代临床医生的诊断思维。如果放弃了最基本的全面系统的体检和规范的思维程序去考虑和分析问题,盲目追求高新技术检查,不仅会造成医疗资源的浪费,而且还可能扰乱诊断思维,使诊断陷入误区。

五、临床治疗

临床治疗包括药物治疗、手术治疗、物理治疗、放射治疗、心理治疗、机能锻炼等,通常由医师和护士分工、协同进行。

(一) 药物治疗

药物是指一切用作治疗、预防疾病或减轻痛楚的药物或化学物质,使疾病好转或痊愈,保持身体健康。药物治疗的目的是对抗疾病和维持健康。药物治疗要针对治疗对象,确定药物使用种类、剂量、疗程、严格执行治疗方案。

(二) 手术治疗

手术治疗是指医生用医疗器械对病人身体进行的切除、缝合等治疗。目的是医治或诊断疾病,如去除病变组织、修复损伤、移植器官、改善机体的功能和形态等。

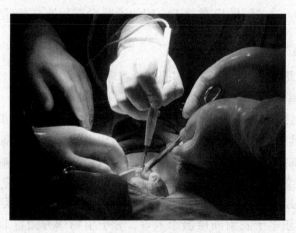

图 3-3 手术

1. 按病情的急缓划分
(1) 择期手术,施行手术的迟早不影响手术效果。
(2) 限期手术,施行手术时间虽然尚可选择,但不宜过久延迟的手术。
(3) 急症手术,需在最短的时间内迅速施行的手术。
2. 按手术次数划分
(1) 一期手术,即一次完成的手术,绝大多数手术均属此类。
(2) 分期手术,指由于各种条件的限制,需间隔一定时期分次完成的手术。

3. 按手术目的划分

(1) 诊断性手术,为明确诊断而做的手术。如活体组织检查、开腹探查术等。

(2) 根治性手术,一般指肿瘤而言。良性肿瘤完整切除即可;恶性肿瘤根治手术则要求将原发灶与相应区域淋巴结一并整块切除。

(3) 姑息性手术。

4. 根据风险性和难易程度不同分四个等级

(1) 一级手术,指风险较低、过程简单、技术难度低的普通手术。

(2) 二级手术,指有一定风险、过程复杂程度一般、有一定技术难度的手术。

(3) 三级手术,指风险较高、过程较复杂、难度较大的手术。

(4) 四级手术,指风险高、过程复杂,难度大的重大手术。

医疗机构应当对具有不同专业技术职务任职资格的医师(包括医师、副主任医师、主任医师等)开展不同级别的手术进行限定,并对其专业能力进行审核后授予相应的手术权限。

(三)物理治疗

物理治疗是把研究和应用天然或人工物理因子作用于人体,并通过人体神经、体液、内分泌和免疫等生理调节机制,达到保健、预防、治疗和康复目的的方法。应用运动与机械力、电、光、声、磁、热、冷、水等,进行日光疗法、空气浴疗法、森林疗法、海水浴疗法、气候疗法等。

(四)放射治疗

放射治疗是用各种不同能量的射线照射肿瘤,以抑制和杀灭癌细胞的一种治疗方法。放疗可单独使用,也可与手术、化疗等配合,作为综合治疗的一部分,以提高癌症的治愈率。目前临床常用的放射治疗可分为体外和体内两种,前者应用 X 线治疗机、钴-60 治疗机或中子加速器进行治疗,后者则应用放射性核素进行治疗。

(五)心理治疗

心理治疗是一种专业性的助人活动。实施这种帮助的是受过专门训练的治疗师,在专业的架构下,运用心理干预等方法,来改善另一方因认知、情感或行为功能无能或功能不良带来的苦恼。治疗的焦点是协助来访者作出心理行为方面的改变,恢复或重建受损的心理功能。心理治疗的形式有个别心理治疗、集体心理治疗和家庭成员心理治疗等。

六、疾病转归

疾病有一个发生发展的过程,大多数疾病发生发展到一定阶段后终将结束,这就是疾病的转归。疾病的转归,是指疾病发展的最后阶段,即疾病的结局。诊断和治疗是否及时与正确,对疾病的转归起着极为重要的作用。疾病的转归有完全恢复健康、不完全恢复健康和死亡三种情况。

完全恢复健康或痊愈是指致病因素以及疾病时发生的各种损害性变化完全消除或得到控制,机体的机能、代谢活动完全恢复正常,形态结构破坏得到充分的修复,一切症状体征均先后消失,机体的自我调节以及机体对外界环境的适应能力,社会行为包括劳动力也完全恢复正常。完全恢复健康说明机体的防御、代偿等反应取得绝对的优势。完全恢复健康是常见的。不少传染病痊愈以后,机体还能获得特异的免疫性。

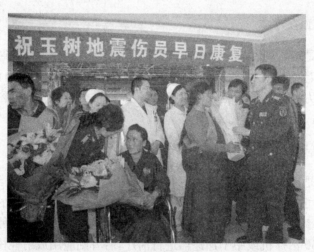

图 3-4   康复出院

不完全恢复健康是指损害性变化得到了控制,主要症状已经消失,但体内仍存在着某些病理变化,只是通过代偿反应才能维持着相对正常的生命活动。如果过分地增加机体的功能负荷,就可因代偿失调而致疾病再现。例如,心瓣膜病引起的心力衰竭经内科治疗后,患者的主要症状可以消失,但心瓣膜的病变依然存在,只是由于心脏及心外的各种代偿反应,才能维持"正常"的血液循环。如果不适当地增加体力负荷,则又可导致代偿失调而重新出现心力衰竭时的血液循环障碍。严格地说,这种所谓不完全恢复健康的人,实际上并不健康,而仍然应当被看成是病人,并应受到恰当的保护和照顾。因外伤或其他疾病引起的各种残废,如肢体截除、肢体瘫痪等,也应归入不完全恢复健康的范畴。

　　疾病的另一个转归就是死亡。如果疾病时的各种严重损害占优势而防御、代偿等抗损害反应相对不足,或者自我调节的紊乱十分严重,不能建立新的平衡,又无及时和正确治疗,病人就可发生死亡。当然,有些疾病即使经过迄今为止最好的及时治疗,仍将导致患者死亡。

第二节　门、急诊医疗

　　门诊、急诊是医疗工作的第一环节,门诊、急诊部都是医院的主体部门。

一、门诊任务与特点

　　门诊医疗主要是负责病人的接诊、治疗工作,对符合指征的病人要收入院或转院治疗。一些较大的医院还承担基层医院或其他医疗单位转来病人的会诊,负责辖区内的卫生防病工作,负责相关的健康检查及健康宣传、咨询及其他医疗任务,承担医学院校学生的门诊见习、实习等教学工作。

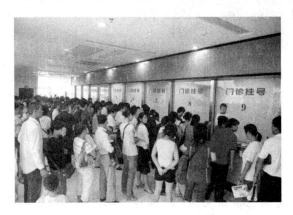

图 3-5　医院门诊挂号场景

　　门诊医疗的特点是病人集中并且流量大,而且就诊高峰多在上午。门诊就诊环节多而复杂,病人挂号、候诊、就诊交费、检查、取药几乎都要排队,任何一个环节的堵塞都可能造成整个流程的不畅。医生要在很短的时间内完成大量病人的诊治,压力很大,用于单个病人的诊疗时间相对短暂。"三长一短"①成为各家医院的普遍现象,也是门诊管理需要解决的重要课题。

二、门诊分类与分科

门诊可分为一般门诊、专科门诊、特殊门诊。

(一)一般门诊

一般门诊主要是通过一些常设科室实现的。如内科、外科、妇产科、儿科、眼科、口腔科、耳鼻咽喉科、感染科、中医科、皮肤科、保健科、门诊手术室等。

(二)专科门诊

专科门诊是根据各自医院发展的侧重点和医院综合实力不同而设置的。包括专科、专家、专病门诊。如呼吸内科、神经内科、心血管内科、泌尿外科、普外科、骨外科等门诊属于专科门诊;如糖尿病、哮喘病、冠心病、风湿病、白内障等门诊属于专病门诊;很多医院还为知名医生开设专家门诊。

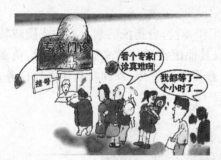

图3-6　专家门诊挂号场景

(三)特殊门诊

特殊门诊如老年病门诊、心理咨询门诊、疼痛门诊、康复门诊等。

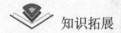 知识拓展

首诊负责制

首诊负责制包括医院、科室、医师三级。病人初诊的医院为首诊医院;初诊的科室为首诊科室;首先接诊的医师为首诊医师。首诊负责制是指首诊医院、科室和首诊医师应对其所接诊患者,特别是对危、急、重患者的诊疗、会诊、转诊、转科、转院、病情告知等医疗工作负责到底的制度。首诊负责制落实的关键是首诊医师。

---

① "三长一短"现象即挂号时间长、候诊时间长、检查处置取药时间长、诊察时间短。

三、门诊的医疗流程

（一）分诊

门诊病人多，病情复杂。现在门诊分科很细，病人难以准确选科就诊，应预检分诊，这样有助于提高医院工作效率，避免浪费病人时间。

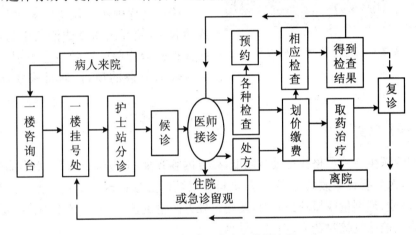

图 3-7 某医院门诊病人就诊流程

（二）挂号

挂号是病人与医院之间正式建立就医法律责任的依据和起点。挂号的功能有：1、代行分诊；2、收取挂号费；3、建立新病历或发出调用存档病历的指令，第一次来院就诊的病人要建立新病历；4、建立就诊顺序；5、启动医疗保险记录。挂号窗口要做到成年人儿童分开，非传染病和传染病分开。

（三）候诊

病人挂号后到相应门诊科室候诊。护士要维持好候诊室的秩序，安排病人依次就诊，进行必要的检查（体温、脉搏、血压等），对病情较重较急的病人及时安排优先就诊，回答和处理病人提出的相关问题等。

（四）就诊

候诊室护士按顺序把病人分配到诊室，复诊病人最好安排原诊治医生接诊。医生询问有关病史后进行检查，必要时进行化验和特殊检查，医生根据病情及检查

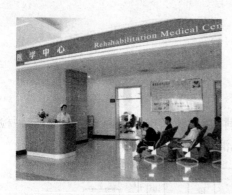

图 3-8　医院门诊病人候诊区

做出初步诊断。门诊病历要书写整洁、简明、规范。提供治疗意见，征得病人同意，给予治疗或手术或处方。如对诊断治疗有疑问的，应请本科上级医生或有关科室会诊，病情不宜在门诊治疗的应收入院。

（五）医技科室检查及治疗

诊疗过程中医生认为需要进行检查或检验时，须开出检查或治疗申请单，嘱咐检查或治疗前的准备注意事项。对于某些较为复杂的项目，通常采取预约的方式。

（六）取药

门诊医生必须严格执行处方制度，处方内容齐全，书写端正清楚，不得涂改（如有涂改，医生要在涂改处签字）。药剂科在发药时必须按规定审查处方，遇到配伍禁忌、涂改、超剂量或短缺药品时，要建议处方医生更正，药剂人员不得自行更改处方。发药前认真核对药品、剂量和姓名。

（七）离院、留院观察或入院

病人经诊断、治疗即可离院。有的病人病情较重，疾病诊断不明或病床紧缺可以留门诊观察室观察，以观察病人病情变化，确定诊断。如果决定病人住院治疗，应签发住院通知。

门诊医疗流程优化（流程再造）主要通过改善建筑设计和科室布局，优化就医流程；加强导医和分诊，应用计算机网络管理、推广使用智能卡；重视预约和专家门诊建设等。

四、门诊管理方式

门诊的组织管理体制主要采用门诊部主任负责制。门诊工作人员的管理方式大致分为两种：双重领导和门诊统一归口领导形式。

（一）双重领导

门诊工作人员包括医、技、护人员以及后勤人员、财务人员等，接受门诊部主任和所在科室主任的双重领导。门诊部设主任、护士长各 1 名，主任主要负责检查、督促、联系、组织、协调工作，处理日常门诊工作和应急事件。医护人员的安排主要由各临床科室派出。护士长总管门诊护理工作，督促检查门诊护理质量，协助主任做好各种协调工作。

（二）门诊部统一归口领导形式

凡在门诊部工作的医、技、护、工勤等各类人员无论从哪个部门和科室派出，在业务组织管理和考勤考绩方面都由门诊部负责，并要求各部门和科室派出参加门诊工作的医护人员做到相对稳定，不得随便调动。

五、急诊

急诊急救在日常医疗实践中占有极其重要的地位。急诊病人大多是发病急骤、病情突变或遭受意外事故伤害等对生命具有严重威胁的病症，需要及时有效救治。急诊病人的人数、病种、来诊时间、来诊方式、危重程度都是难以预料的，尤其是遇有突发事件或灾难，如车祸、中毒、地震等情况时，病人的随机性大，有时会出现集体就诊。急诊医疗对医务人员的应急反映水平、综合业务能力、心理素质等要求高，对科间协调和多部门配合抢救能力要求高，是医院综合实力的反映窗口。

（一）院内急诊

医院内的急诊任务主要由急诊科承担。急诊科设置有两种类型：规模较大的医院，如二级以上医院设独立的急诊部或急救中心；规模较小的医院，急诊一般作为一个科室设在门诊部内。

目前，我国县以上综合医院绝大多数设有急诊科（室），一些省市级医院扩建为急救中心。急诊科一般设有诊疗室、抢救室、治疗室、手术室、观察室等。

急诊诊疗工作应以急诊科医护人员为主实行抢救，根据工作需要，可请有关专科人员参加，必要时将病人转入相应专科住院治疗。急诊室（科）实行 24 小时连续接诊。

（二）院前急救

我国各大中城市普遍建立了以“120”急救指挥中心、院前急救站、医院急诊科为体系的医疗急救服务网络。有的省市还实行了“120”，与“110”“119”“122”联动。

院前急救的组织形式大致分为三种：

（1）由急救指挥中心负责调度，以若干个医院急诊科为中心，实行分区域、分科负责急救工作的模式。

（2）急救中心依托一家大医院的模式。

（3）医疗急救中心及所属分站与市内一些医院紧密协助的模式。

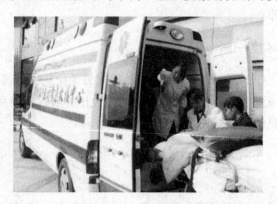

图 3-9　120 救护

第三节　住院医疗

住院医疗是以病房为中心的医疗活动,为住院病人提供优质的诊疗服务和良好的诊疗条件。住院医疗是医院全面开展医疗、教学、科研工作的基地,提供医疗服务质量的基本保证。

一、病区设置

病区也称病房,是住院治疗的业务单元。每个病区由若干个病室和病床组成,一般病区设 30~50 张病床。每个病区设主任、护士长各 1 名,副主任 1~2 名,住院总医师 1 名,教学医院一般配备 1 名教学秘书。医生按照专业设几个医疗小组,每个小组均体现三级医师的技术梯队。病区管理以科主任负责制为主,护士长负责病区护理并协助行政工作。有些医院设大内科、大外科等大科主任,负责各相关病区行政、业务工作的协调。

住院医疗以三级医师技术结构为核心。我国医院实行三级医师制,在整个医疗活动中,包括查房、手术、抢救、医疗文书、质量管理等方面,实行三级医师分工负责制。三级为医疗组长、主管医师、经管医师,原则上分别由主任(副主任)医师、主治医师、住院医师担任。实行总住院医师制的医院,从住院医师中分出总住院医师,负责教学、医疗等业务管理工作。

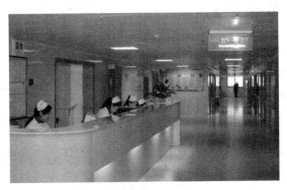

图 3-10　病区护士工作站

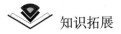 知识拓展

三级医师制

住院医师是诊疗病人的直接实施责任者,担负日常的诊疗工作,拟订诊疗计划,下达医嘱,书写病人诊疗记录,具体实施诊疗技术,按要求完成基础诊疗任务。他们约占医师总数的 60％,是医疗活动的基本力量。

主治医师是诊疗病人的责任者、日常诊疗中的决策者和住院医师的直接指导者,负责审定诊疗计划,决定医嘱,解决诊疗中的疑难问题,安排值班和技术操作(包括手术)实施者,指导住院医师,他们约占医师总数的 20％～30％,是诊疗工作的骨干,是保证医疗服务质量的关键。

主任(副主任)医师是诊疗组织中的指导者、疑难重症诊疗的责任者,是本科(专业)的学术带头人,指导主治医师、住院医师,解决并决定急重难病症的诊疗问题,开展新的医疗技术、新的医疗项目和科研工作,他们约占医师总数的 10％～20％。

在医疗工作中,三级医师是自上而下逐级指导、自下而上逐级服从的关系,并以检诊、查房、会诊、病历讨论、医疗文书书写等业务活动相互联络、协同,组成紧密的工作网络,完成诊疗工作。下级医师应向上级医师请教,执行上级医师的指示,未请教或不执行指示,造成不良后果,由下级医师负责。得到汇报,上级医师未能正确处理,造成的不良后果,由上级医师负责。

二、住院医疗流程

患者或家属持住院通知单到住院处办理入院手续→患者进入病区,安置病床→病房各级医师查房→患者接受相关检查→明确疾病诊断,制定诊疗方案→住院治疗→好转、治愈出院或死亡。

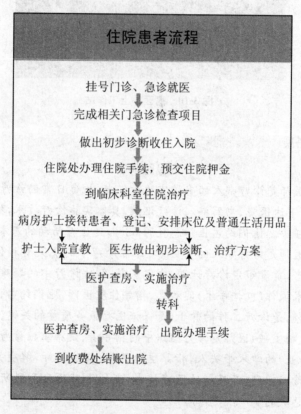

图 3-11　住院流程

（1）病人进入病房后,值班护士迎接病人,安置病床,检查体温、脉搏、呼吸、血压、体重等,填写病历、床头牌,向病人介绍住院规则、病房生活制度和病房环境等有关事项,通知分管医师或值班医师接诊。如是危重病人,应立即通知分管医师做紧急处置。

（2）经治医师采集病史,进行体格检查,得出初步诊断,提出护理级别、膳食特点,开出长期和临时医嘱,填写检查申请单等,由主治医师和主任医师做必要的审核和补充。

（3）明确诊断,制定治疗方案,开展住院治疗。进行相关的理化检查及专科特殊项目检查,医师做出临床诊断,制定相应的治疗方案,如用药、治疗或手术等,并向病人或家属交代病情。特殊治疗、特殊用药需征求病人或家属的同意,签字认可。

(4)病情合理转归,出院或死亡。对出院病人交代出院后注意事项等。

三、住院医疗的主要内容

(一)检诊

检诊是医疗决策的首要环节,检诊的内容包括采集病史、体格检查、常规检查和特殊检查等。

(二)查房

查房是病房最基本、最重要的医疗活动,执行三级医师查房制度。查房的目的在于及时观察病人病情变化,明确诊断,调整治疗方案,观察治疗效果,检查医疗护理工作完成的情况和质量,发现问题及时纠正。查房分晨间查房、午后查房、夜间查房、急危重病人的查房、教学查房和院长查房。

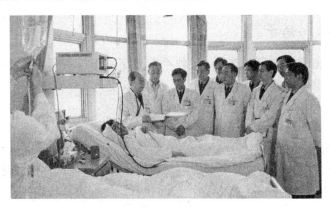

图 3-12 医学专家吴孟超带领查房

1. 晨间查房

晨间查房分为住院医师、主治医师、主任医师查房。住院医师对所分管病人每天至少查房 1 次,主治医师、主任医师每周定期查房,对所分管病房的新入院病人、急危重病人及诊断不明确、治疗效果不好的病人重点查房。主治医师每周 2～3 次,主任医师每周至少 1 次。

2. 午后查房

午后查房主要是住院医师对自己所分管的病人进行重点巡视,观察重、危、疑难、发烧、待查、新入院及手术后病人的病情变化,检查当天医嘱执行情况及疗效,同时做好对夜班医师交代危重病人需要观察治疗的准备。

3. 夜间查房

夜间查房是夜班医师对一般病人的夜间巡诊,相对重危病人所进行的连续诊查工作,遇有病情急性变化随时采取紧急措施,重大疑难病人要请示上级医师(或总住院医师)共同会诊,研究诊治意见。夜间所进行的诊疗工作都要做好交班。如实行 24 小时住院医师负责制,可由经治医师本人查房。

4. 急危重病人查房

急危重病人查房可根据病情需要每日内进行数次。

5. 教学查房

教学查房是对实习生、进修医生、低年资住院医师、护士可专门安排教学为主的查房,选择典型病例,便于医护人员学到更多的知识。

6. 院长查房

每月安排 1 次院长查房,重点解决病房行政管理和业务发展等问题,排除医疗隐患。

（三）检查与治疗

临床检查和治疗的范围较广。各种检查治疗要先与患者沟通,争取病人的理解和配合。对重要脏器进行穿刺、活检、造影等,应严格掌握指征,严格遵守操作规程。

临床治疗包括药物治疗、手术治疗、物理治疗、放射治疗、心理治疗、机能锻炼等,通常由医师和护士分工、协同进行。

病房诊疗工作通常是以医嘱形式来实现的。医嘱是医师在医疗活动中下达的医学指令,无论何种治疗方法都必须按医嘱执行。医嘱分为长期医嘱、临时医嘱和备用医嘱。在治疗中要根据病情变化对治疗方案进行及时调整。

（四）会诊

会诊是发挥医务人员集体智慧解决疑难、危重病人和特殊医疗对象的诊断和治疗问题的一种有效方式。会诊包括科内会诊、科间会诊、院内会诊、院外会诊、急诊会诊。

1. 科内会诊

对本科内较疑难的病例或有教学意义的病例,可由经治医师或主治医师提出,主任医师或主治医师召集本科有关医务人员会诊讨论。科内会诊,一般由经治医师报告病历,分析诊断、治疗意见,参加人员广泛讨论,通过科内会诊可进一步明确诊断和治疗意见,锻炼培养医务人员的医疗实践能力,还可对各级医务人员进行平时的业务技术考核。

2. 科间会诊

凡住院的病人因病情需要同其他科共同研究的病例,可由经治医师提出会诊要求,填好会诊申请单,做出病情小结,提出会诊目的,经本科上级医师同意,送往他科有关医师。会诊医师应根据病情需要安排前来会诊,一般要在 24 小时内完成并认真写好会诊记录,如遇自己解决不了的疑难病例,应及时请本科上级医师前往会诊,不可推诿病人。会诊时,经治医师介绍病情,共同研究讨论。

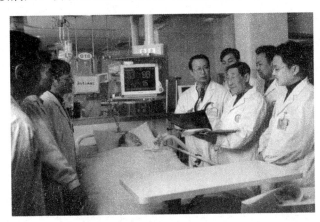

图 3-13　会诊

3. 院内会诊

凡需院内几个科共同讨论会诊研究的病例,可由申请科主任医师提出,经医务科同意,确定会诊时间,通知有关科室人员参加。非紧急情况,一般应提前 2～3 天将会诊病例的病情摘要发给参加会诊人员。参加会诊人员亦应根据会诊目的要求,做好充分准备。院内会诊一般由医务科主持,特殊情况由院长主持,管床主治医师报告病情,经治医师做好会诊讨论记录,认真执行确定的治疗方案。

4. 院外会诊

本院会诊不能解决的疑难病例由主任医师提出,经医务科报请院长同意,并与有关医院联系,确定会诊专家和会诊时间。会诊时由申请科主任医师主持,主治医师报告病情,经治医师做好会诊记录。

5. 急诊会诊

凡病人病情发生急剧变化需要本科或他科会诊时,经治医师可申请紧急会诊,并在会诊申请单上注明"急"字。特别紧急情况可用电话邀请。应邀医师应随请随到,如本人当时不能前往,可商派相应医师。紧急会诊时,申请医师必须在场,配合会诊抢救工作的进行。

(五)病例讨论

病例讨论可分为疑难病例讨论、术前病例讨论、出院病例讨论、死亡病例讨论和临床病例讨论。临床病例讨论是根据临床医疗或教学的需要所进行的系统性理论研究活动,可定期或不定期召开,可一个科或多科联合举行。各种病例讨论会的目的不同,方式、内容和参加人员亦有不同。术前病例讨论和死亡病例讨论等是必须要组织的。

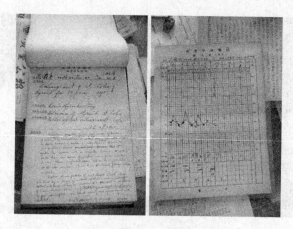

图 3-14　病历

(六)病历书写

病历是指医务人员在医疗活动过程中形成的文字、符号、图表、影像、切片等资料的总和,包括门(急)诊病历和住院病历,是记录对患者进行诊断、治疗等一系列医疗活动的文件。病历既关系到患者的诊断、治疗和预后判断,也是医学教学、科研及预防保健的重要资料,同时也是处理医疗纠纷的重要依据。

病历书写的基本要求是真实、完整、科学性强;文字精练,字迹清晰,表达准确,标点符号运用正确;层次分明,重点突出,关键性情节因果关系交代清楚;及时完成;计量单位标准。

病历质量评审要实行三级监督检查制度,一级自我监督是以诊疗小组为单位,主治医师通过查房对病案及时修正并按标准评估,出院时作总评分;二级评审由诊疗单元主任医师全面评价;三级评审由院指定病案管理专家专审。

（七）交接班与值班

诊疗的连续性要求医务人员必须严格遵守值班和交接班制度。一般情况上下班人员要当面交接，有特殊情况的病人或急危重病人，要进行床边交接。晨间交接班是重点，由病房负责人主持，全体人员参加，通常由值班医护人员报告病人流动情况，重危、手术、接受特殊检查病例的病情变化及值班时间内病人的情况。对需要立即解决的问题当场决定。

在夜间、节假日及集体学习、会议等时间，应设值班医护人员，履行巡视病房，完成新入院病人的接诊、危重病人的医疗诊治任务以及急诊会诊和急诊手术等。遇到重大问题及复杂疑难问题应及时向上级医师或主管部门报告。值班人员应严守工作岗位，不串岗、脱岗。

（八）病房管理

加强病房管理的目的是给病人创造一个安静、整洁、舒适的环境。因此，病房医务人员和病人都要做到走路轻、说话轻、开关门窗轻、操作轻。室内物品和床位等要摆放整齐，固定位置，墙壁不要随便悬挂、贴标语和宣传画。医务人员必须衣帽整洁，操作时佩戴口罩，病人应穿医院统一的服装和用医院的被褥。病人要自觉地遵守住院规则以及陪护和探视制度。随着现代化医院的建设，病房应逐步装设为病人生活服务和某些诊疗环节的自动化和机械化设备。

（九）病人出院、转院或死亡

病人出院应由经治医师根据病情提出，主治医师或主任医师同意，方可办理出院手续。经治医师应向病人宣传出院后的预防保健知识，进行必要的生活指导。医务人员在病人出院前应主动听取对医院工作的意见，出院时热情欢送。

病人需转院诊治时，要严格按上级卫生行政机构的有关规定办理手续，并征得转入医院同意后再行转院。病人转院时，如预计途中有可能病情加重或有死亡危险者，应待病情稳定后，再行转院。一般较重的病人转院时，应做好预防措施，由专门人员护送。对转出的病人应建立随访联系，了解诊断、治疗情况。

病人的死亡必须经过抢救医师的确定，经治医师要在 24 小时内完成死亡病历，准确记录抢救的详细经过和死亡的主要症状和表现、死亡时间、参加抢救的人员等，及时填写好死亡通知三联单，送交医务科、出入院管理处和亲属各一份。

（十）随访工作

对出院病人进行随访工作，可以连续观察所诊治病人的远期效果和疾病转归情况,同时对病人进行必要的保健指导,这对医学科学研究和提高医疗服务质量都有重要意义。随访方式和时间应根据病种和科研要求而定,如肿瘤病人,刚开始可定每1个月或3个月随访1次,半年后可每3个月或半年随访1次,在随访中发现病情变化应给予诊治。

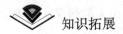 知识拓展

临床住院医师职责

① 在科主任领导和主治医师指导下,负责一定数量病员的医疗工作。新毕业医师实行三年24小时住院医师负责制,担任住院门诊、急诊的值班工作。

② 对病员进行检查、诊断、治疗,制定医嘱并督促执行。

③ 书写病历。新病员的病历,一般应在病员入院后24小时内完成。检查、改正实习医师的病历记录。完成出院病案小结,一般要求于病员出院前一天完成。

④ 对诊断、治疗上的困难及病员病情变化,及时向主治医师报告,提出需要会诊转院或出院的意见。

⑤ 住院医师对所管病员应全面负责,作好交接班工作,对需要特殊观察的重点病员,要重点交班。

⑥ 参加科内查房,对所管病员每天至少上、下午各巡诊一次。上级医师查房或巡诊时,应详细汇报病员的病情和诊疗意见,请他科会诊时应陪同诊视。

⑦ 认真执行各项规章制度和技术操作常规,亲自操作或指导进修医师、实习医师、护士进行各种重要的检查和治疗,严防差错事故。一旦发生差错事故除进行应急处理外,要及时向主治医师、科主任汇报。

⑧ 认真学习、运用国内外的先进医学科学技术,积极开展新技术、新疗法,参加科研工作,及时总结经验。

⑨ 及时了解病员的思想、生活情况,征求病员对医疗护理工作的意见,做好病员的思想工作。

四、重症医学科

重症医学科负责对危重患者及时提供全面、系统、持续、严密的监护和救治,主要业务范围为:急危重症患者的抢救和延续性生命支持;发生多器官功能障碍患者的治疗和器官功能支持;防治多脏器功能障碍综合征。重症医学科独立设置,床位

向全院开放。

重症医学(Intensive Care Unit,ICU)是随着医疗护理专业的发展、新型医疗设备的诞生和医院管理体制的改进而出现的一种集现代化医疗护理技术为一体的医疗组织管理形式,是把危重病人集中起来,在人力、物力和技术上给予最佳保障,以期得到良好的救治效果。ICU建制,包括床位数占医院总床位数的比例、设备完善度、人员素质以及抢救效果等方面,是判断一个医院的医疗功能分化程度与总体技术水平的重要标志之一。

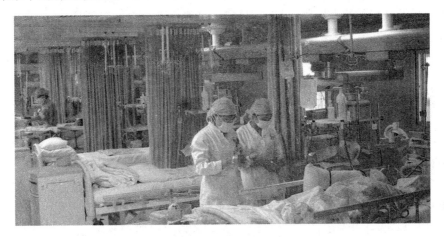

图 3-15　ICU 病房

(一) ICU 的几种主要类型

1. 重症集中监护病房

综合性质的监护病房,收容对象为经过集中抢救、治疗有可能恢复的各种急重症病人,如有休克、复合外伤、心、呼吸、肾衰竭等的重症病人以及大手术、新开展手术后早期的病人等,当病情缓解后,可转入普通病房。

2. 心血管重症监护病房(CCU)

收容心肌梗死急性期或心肌梗死先兆心律失常等病人。

3. 外科重症监护(SICU)

大手术、新开展手术的病人,在术后几天内可在术后复苏室集中治疗、护理,当停止补液、拔掉胃管或已脱离危险时可返回原病房。

4. 新生儿监护病房(NICU)

收容新生儿急重症病人,包括早产儿甚至胎儿的监护。

5. 肾透析病房(MOCU)

收容肾衰竭病人或肾移植病人做血透析。急性肾衰竭病人在肾透析病房治疗效果好。

6. 其他监护病房

其他监护病房包括呼吸监护病房、神经监护病房、创伤监护病房、烧伤监护病房等各类型的监护病房。

(二)开展"重症医学科"诊疗服务的条件

(1)医院应当有具备内科、外科、麻醉科等专业知识之一和临床重症医学诊疗工作经历及技能的执业医师。目前,只限于二级以上综合医院开展"重症医学科"诊疗科目诊疗服务。

二级以上综合医院可以申请增加"重症医学科"诊疗科目,地方卫生行政部门对符合条件的予以登记。

(2)从事"重症医学科"诊疗服务的医师应当向卫生行政部门重新申请核定医师执业范围;卫生行政部门对符合规定医师的执业范围核定为"重症医学科"。

(3)二级以上综合医院原已设置的综合重症加强治疗科(病房、室)(ICU)应重新申请"重症医学科"诊疗科目登记,并更改原科室名称为重症医学科。目前设置在专科医院和综合医院相关科室内的与本科重症患者治疗有关的病房,如内或外科重症加强治疗科(内科或外科ICU)、心血管重症监护病房(CCU)、儿科重症监护病房(PICU)等可以保留,中文名称统一为××科重症监护病房(室),继续在相关专业范围内开展诊疗活动,其医师执业范围不变。

(4)未经批准"重症医学科"诊疗科目登记的医疗机构不得设置重症医学科;相关科室可以设置监护室、抢救室等开展对本科重症患者的救治。

(三)重症医学科的基本要求

重症医学科应具备与其功能和任务相适应的场所、设备、设施和人员条件。

1. 医务人员要求

重症医学科必须配备足够数量、受过专门训练、掌握重症医学的基本理念、基础知识和基本操作技术,具备独立工作能力的医护人员。其中医师人数与床位数之比应为0.8:1以上,护士人数与床位数之比应为3:1以上;可以根据需要配备适当数量的医疗辅助人员,有条件的医院还可配备相关的设备技术与维修人员。

至少应配备1名具有副高以上专业技术职务任职资格的医师担任主任,全面负责医疗护理工作和质量建设。护士长应当具有中级以上专业技术职务任职资格,在重症监护领域工作3年以上,具备一定管理能力。

2. 设备设施条件

必须配置必要的监测和治疗设备,以保证危重症患者的救治需要。医院相关科室应具备足够的技术支持能力，能随时为重症医学科提供床旁 B 超、血液净化仪、X 线摄片等影像学，以及生化和细菌学等实验室检查。

重症医学科位于方便患者的搬运、检查和治疗的区域，并宜接近手术室、医学影像学科、检验科和输血科（血库）等。

病床数量应符合医院功能任务和实际收治重症患者的需要，三级综合医院重症医学科床位数为医院病床总数的 2%～8%，床位使用率以 75% 为宜，全年床位使用率平均超过 85% 时，应该适度扩大规模。重症医学科每天至少应保留 1 张空床以备应急使用。每床使用面积不少于 15 平方米，床间距大于 1 米；每个病房最少配备一个单间病房，使用面积不少于 18 平方米，用于收治隔离病人。

（四）重症医学科收治患者类型

（1）急性、可逆、已经危及生命的器官或者系统功能衰竭，经过严密监护和加强治疗短期内可能得到恢复的患者。

（2）存在各种高危因素，具有潜在生命危险，经过严密的监护和有效治疗可能减少死亡风险的患者。

（3）在慢性器官或者系统功能不全的基础上，出现急性加重且危及生命，经过严密监护和治疗可能恢复到原来或接近原来状态的患者。

（4）其他适合在重症医学科进行监护和治疗的患者。

慢性消耗性疾病及肿瘤的终末状态、不可逆性疾病和不能从加强监测治疗中获得益处的患者，一般不是重症医学科的收治范围。下列病理状态的患者应当转出重症医学科：

（1）急性器官或系统功能衰竭已基本纠正，需要其他专科进一步诊断治疗；

（2）病情转入慢性状态；

（3）病人不能从继续加强监护治疗中获益。

（五）重症医学科医院感染管理

重症医学科是医院感染管理的重点部门，严格执行控制感染的各项措施，对感染及其高危因素实行监控。

（1）整体布局应该使放置病床的医疗区域、医疗辅助用房区域、污物处理区域和医务人员生活辅助用房区域等有相对的独立性，以减少彼此之间的干扰和控制医院感染。应具备良好的通风、采光条件。医疗区域内的温度应维持在（24±1.5）℃左右。具备足够的非接触性洗手设施和手部消毒装置，单间每床 1 套，开放式病床至少每 2 床 1 套。

（2）要有合理的包括人员流动和物流在内的医疗流向，有条件的医院可以设置不同的进出通道。应当严格限制非医务人员的探访;确需探访的,应穿隔离衣,并遵循有关医院感染预防控制的规定。

（3）对感染患者应当依据其传染途径实施相应的隔离措施,对经空气感染的患者应当安置负压病房进行隔离治疗。

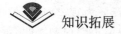 知识拓展

肿　瘤

肿瘤有良性和恶性之分,良性的叫瘤,恶性的就叫作癌或肉瘤。

"肿瘤是人体器官组织的细胞,在外来和内在有害因素的长期作用下所产生的一种以细胞过度增殖为主要特点的新生物。这种新生物与受累器官的生理需要无关,不按正常器官的规律生长,丧失正常细胞的功能,破坏了原来器官结构,有的可以转移到其他部位,危及生命。"

恶性肿瘤从组织学上可以分为两类:一类由上皮细胞发生恶变的称为癌,如肺上皮细胞发生恶变就形成肺癌等;另一类由间叶组织发生恶变的称为肉瘤,如纤维肉瘤等。人们对癌听得较多,而对肉瘤听得较少,这与癌病人远比肉瘤病人多有关。临床上,癌与肉瘤之比大约为 9∶1。

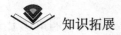 知识拓展

某实习医院临床实习医生职责(要点)

① 实习医生在上级医师和护士长的指导下,按照各科要求分管病床的医疗工作。实习医生对病人要有强烈的责任感,经常了解病人的病情变化、饮食和思想状况,以及医嘱的执行情况。

② 每天跟随上级医师查房,开展诊疗活动,认真听取上级医师的指导,回答上级医师的提问,参与阅读各种影像图片、分析心电图和各种检验报告,有问题及时请教。

③ 实习医生必须认真书写,按时完成病历,根据病人病情需要,填写化验单、X 线检查申请单及一般医嘱、处方,需经上级医师复查、签字后方有效。

④ 每日应提前上班了解病人情况,按时参加交班;查房时,实习医生应向上级医生报告病情,听取并及时记录上级医师对病情的分析和处理要求,在上级医师的指导下完成诊疗工作。

⑤ 实习医生实行 12 小时值班制,24 小时负责制,并跟随带教医师参加病房的夜间值班、节假日值班及危重病人的抢救值班。

⑥ 实习医生分管的病人需要请他科会诊时,实习医生应陪同会诊医师前往诊视。病人出院前应写出院记录,并在门诊病历或门诊卡上作摘要记录。

⑦ 实习医生在完成医疗工作的同时,应学习护理知识。

⑧ 参加科内的有关病历分析、临床病历讨论、学术报告以及必要的会议等。

⑨ 手术患者及重症患者进行 X 线、心电图等检查时,应陪送照料。病人及其家属对于诊断、治疗或预后等有所询问时应按照上级医师意见给予回答。

⑩ 实习医生如发生严重差错事故或违法乱纪者,除向上级医师及时汇报外,还应及时向大学主管部门汇报,按情节轻重给予教育或纪律处分。

 思考题

(1) 如何理解"以病人为中心"?

(2) 简述住院医疗的主要内容。

(3) 简述 ICU 的主要类型。

第四章　医疗服务·护理与辅助诊疗

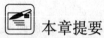 **本章提要**

▲护理是帮助健康的人或患病的人保持或恢复健康，或者平静地死去。"护理工作除配合医疗执行医嘱外，更多、更主要的是对病人的全面照顾，促进其身心恢复健康。"

弗洛伦斯·南丁格尔(Florence Nightingale)护理专业的创始人。

护理专业是一门以基础医学、临床医学、预防康复医学及与社会科学和人文科学相关的综合应用学科。

▲辅助诊疗服务是运用专门的诊疗技术和设备，协同临床医生诊断、治疗疾病或提供康复、保健支持等，其功能主要由医院的医技科室实现，也有一些社会开放实验室、独立医学实验中心和药店等为医院提供部分辅助诊疗服务。

第一节　护理服务

护理（nursing）一词是由拉丁文"nutricius"演绎而来，原为抚育、扶助、保护、照顾残疾、照顾幼小等含义。护理的概念和内涵随着其理论研究和临床实践的发展，逐步从简单的"照料、照顾"走向现代护理。

关于现代护理有影响的定义：1973 年，国际护士会将护理定义为："护理是帮助健康的人或患病的人保持或恢复健康，或者平静地死去。"1986 年，我国在南京召开全国首次护理工作会议，卫生部顾英奇副部长在发言中指出："护理工作除配合医疗执行医嘱外，更多、更主要的是对病人的全面照顾，促进其身心恢复健康。"

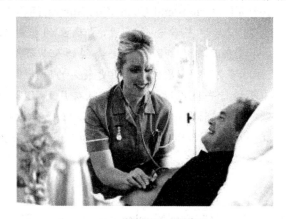

图 4-1　护理服务

1980 年美国护理学会将护理定义为："护理是诊断和处理人类对现存的或潜在的健康问题的反应。"从这一定义引申出：现代护理学是研究如何诊断和处理人类对存在的或潜在的健康问题反应的一门科学。强调"人的行为反应"，表现在人们对一件事从生理、心理、社会、文化和精神诸方面的行为反应。如心肌梗塞病人的行为反应可以表现为：生理的——疼痛、胸闷、气急；心理的——害怕、恐惧；社会的——亲属单位的关心；文化的——对疾病知识的认识和理解；精神的——是否被护士和医生重视与尊重。

WHO 护理专家会议提出了 5 个阶段中应提供的护理服务：

（1）健康维持阶段：帮助个体尽可能达到并维持最佳健康状态。

（2）疾病易感阶段：保护个体，预防疾病的发生。

（3）早期检查阶段：尽早识别处于疾病早期的个体，尽快诊断和治疗，避免和减轻痛苦。

(4) 临床疾病阶段:帮助处于疾病中的个体解除痛苦和战胜疾病。对于濒死者则给予必要的安慰和支持。

(5) 疾病恢复阶段:帮助个体从疾病中康复,减少残疾的发生,或帮助残疾者使其部分器官的功能得以充分发挥作用,把残疾降到最低程度,达到应有的健康水平。

从以上阐述可以看到护理的对象不再仅限于病人,而是扩展到处于疾病边缘的人以及健康的人;护理工作不仅仅是承担疾病治疗任务,还担负着心理保健等任务,致力于恢复人的身体、心理和社会状态的平衡。

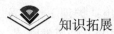 知识拓展

国际护士会(International Council of Nurses,简称 ICN)

国际护士会是各国护士学会的联盟,是独立的非政府性的组织。1899 年建立,总部设在日内瓦。国际护士会创始人是芬威克,有会员团体 101 个,代表 100 多万护士,是世界上历史最久的医药卫生界的专业性国际组织。每 4 年举行一次国际大会。出版双月刊《国际护理综述》和专业性书籍。颁布并定期修订《护士准则》。1922 年中华护士会加入了国际护士会。2013 年 5 月 8 日中华护理学会加入国际护士会。

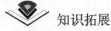 知识拓展

中华护理学会(Chinese Nursing Association,简称 CNA)

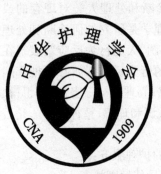

中华护理学会是中国护士的群众性学术团体,于 1909 年 8 月 19 日在江西牯岭成立,原名中国护士会。曾先后使用:中国看护组织联合会、中华护士会、中华护士学会、中国护士学会等名,1964 年更现名为中华护理学会。总会设在北京,全国 31 个省、市、自治区和香港、澳门特别行政区均设有地方护理学会。

图 4-2　中华护理学会标识

一、护理的产生与发展

（一）早期护理

早期的护理活动主要是对老幼和病人的家庭式照顾。由于战争和疾病流行，护理逐渐发展为社会化的和组织化的服务。到 19 世纪，开始出现专门的看护所和护练班。19 世纪中叶，英国护士南丁格尔（1820 年 5 月 12 日～1910 年 8 月 13 日）作为护理专业的创始人，制定和实施专业化的护理工作程序，并创办了世界上第一所护士学校，发展了以促进舒适和健康为基础的护理理念，这是护理专业化的开始。

（二）现代护理

从护理学科的实践与研究的角度，护理专业发展可以概括为以下三个阶段。

1. 以疾病为中心的护理

在这一阶段，护理已经成为一个专门的职业，护士从业前必须经过专门训练。护理工作的主要内容是执行医嘱和各项护理技术操作。在实践中逐步形成了一套较规范的疾病护理常规和护理技术操作常规。护理从属于医疗，护士是医生的助手。

2. 以患者为中心的护理

这个阶段主要是建立在新健康观和生物—心理—社会医学模式的基础上，一方面，护士的实践领域从单纯被动执行医嘱和执行护理技术操作，扩展到"护理程序"对患者提供全身心的整体护理，体现出更多的护理专业特色；另一方面，护理工作专科化程度也在增加，出现了不同专科的专家型护士。护士培训和继续教育要求提高，护理教育逐步转向大学教育。护理管理成为医院管理重要的子系统。

3. 以人的健康为中心的护理

在这一阶段，护理专业成为一门以基础医学、临床医学、预防康复医学及与社会科学和人文科学相关的综合应用学科。护理工作已经从医院扩展到社区和家庭，从患者个体扩展到社会人群，从注重疾病、患者护理扩展到关注健康、提供生命健康全程护理，护士成为向社会提供初级卫生保健的主要力量。护理教育形成了从专科、本科到硕士、博士培养的完整体系。

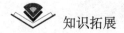

知识拓展

南丁格尔誓言

余谨以至诚,于上帝及会众面前宣誓:终身纯洁,忠贞职守,尽力提高护理之标准;勿为有损之事,勿取服或故用有害之药;慎守病人家务及秘密,竭诚协助医生之诊治,务谋病者之福利。

谨誓!

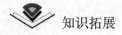

知识拓展

南丁格尔奖与 5.12 国际护士节

南丁格尔奖是红十字国际委员会为表彰在护理事业中做出卓越贡献人员的最高荣誉奖。1912 年在华盛顿举行的第 9 届国际红十字大会上首次颁发。该奖每两年颁发一次,每次最多 50 名。

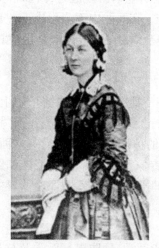

图 4-3 南丁格尔

弗洛伦斯·南丁格尔 1820 年 5 月 12 日生于意大利佛罗伦萨一个富裕家庭,后随父母迁居英国。1854 年至 1856 年,英、法、土耳其联军与沙皇俄国在克里米亚交战,由于医疗条件恶劣,英军伤病员死亡率高达 50%。南丁格尔率领护理人员奔赴战地医院,通过健全医院管理制度,提高护理质量,在短短数月内把伤员死亡率降至 2.2%。当地士兵亲切地称她为"提灯女神"。

1860 年,南丁格尔在英国圣多医院建立了世界上第一所正规护士学校,因此被誉为近代护理专业的鼻祖。1907 年,为表彰南丁格尔对医疗工作的卓越贡献,英国国王授予她功绩勋章,她也成为英国首位获此殊荣的妇女。1910 年,南丁格尔逝世。

为纪念南丁格尔对护理事业所作的贡献,国际护士理事会于 1912 年将她的生日定为国际护士节,以激励护士继承和发扬护理事业的光荣传统,以"爱心、耐心、细心、责任心"对待每一位病人,做好护理工作。

二、护理组织及人员分工

我国卫生部的规定：县和县以上医院及 300 张床以上的医院都要设立护理部，实行护理部主任、科护士长、护士长三级负责制；300 张床以下的医院实行总护士长、护士长二级负责制；100 张床以上或三个护理单元以上的大科以及任务繁重的手术室、急诊科、门诊部设科护士长 1 名。病房护理管理实行护士长负责制。病房护士长由护理部主任或总护士长聘任，在科护士长领导下和病房主治医师共同配合做好病房管理工作。

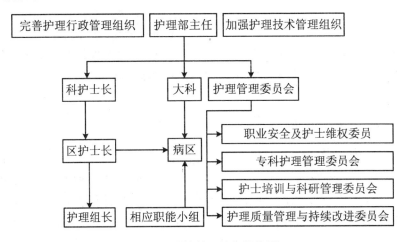

图 4-4 医院护理组织结构图

医院护理人员的配备受医院规模及管理水平等方面因素影响，不同科室，不同护理单元，不同班次护士承担工作量不同；各临床护理单元的日班、小夜班、大夜班每名护士承担病床数应不同；门、急诊，供应室，手术室，婴儿室等有不同的人员配备。特殊护理岗位，如 ICU、CCU、手术室等，实行资格准入等。

（一）护理分工

护理人员分工，按职务分：行政职务有护理副院长、护理部主任或者总护士长、科护士长、护士长、护士；技术职务有正副主任护师、主管护师、护师、护士。按岗位分：有病房护士、监护室护士、手术室护士、急诊护士、门诊护士、营养护士、供应室护士等。

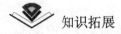 知识拓展

我国每千人口护士数接近世卫标准

从国家卫生和计划生育委员会获悉,我国每千人口护士数从 2008 年的 1.25 名提高到了 2013 年的 1.83 名,已接近世界卫生组织提出的每千人口应有 2 名护士的标准。

截至 2012 年底,全国注册护士总数达到 249.7 万人,比 2005 年增长了 115 万人,占全世界护士总数的 19.2%;三级医院医护比达到 1:1.48,二级医院达到 1:1.27,医护比例倒置问题得到扭转;具有大专以上学历的护士占总数的 56%,比 2005 年提高了 24.4%;护士队伍占全国卫生技术人员总数的 37.4%,是医疗卫生战线上的重要力量。

(光明日报,2013-5-11)

(二)护士工作时间

按国家规定,护士每周 5 个工作日,每日工作 8 小时。由于护理工作有连续性、继承性、服务性的特点,病区的护理必须是 24 小时不间断地向病人提供护理服务,另一方面,护理是一个动态的、周而复始的护理过程。因此,护士工作时间的安排,必须符合护理工作的规律性。具体时间的排法多采用三班制,即将 24 小时分为:

日班:7:00~12:00,15:00~18:00 或者 7:00~15:00,也可以 7:00~9:00,12:00~16:00;

晚班(小夜班):17:00~24:00 或者 18:00~1:00;夜班(大夜班):24:00~8:00 或者 1:00~8:00。

为了加强早晨及晚间的护理工作或在重症、手术后病人较多的情况下,除上述三班外,可加强护理力量,在 6:00~10:00,8:00~22:00 或者 7:00~12:00,18:00~21:00 增加一位护士。

(三)护士长

总护士长也是护理部主任,是全院护理工作的组织者和领导者。

护士长有"病房的象征"之称。护士长指导并带领护理人员完成护理任务,管理病室,组织查房,考核

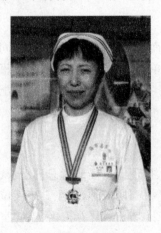

图 4-5 王文珍

注:2009 年海军总医院护士长王文珍获南丁格尔奖。

下属,负责派班等。护士长监督并审核各项护理活动与资料。经常巡视病房,收集患者病情信息,保证各项护理活动的顺利进行。护士长要与护理人员、医师、医技人员、患者及家属、领导、后勤人员等进行沟通,保证创造一个良好的工作场所和有利于患者治疗康复的环境。

根据我国医院评审条件的要求,一级医院总护士长应具有护师以上的技术职称,护士长应由护师或高年资护士担任;二级和三级医院内设置的总护士长、科护士长,应具有主管护师以上技术职称,病房(或其他护理单元)护士长应选拔护师担任。

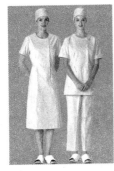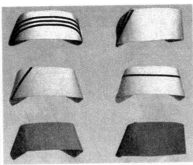

护士帽

　横杠:一条是护士长,两条是科护士长,三条是护理部主任;

　边上斜杠:一条是护师,两条是主管护师,三条是副主任、主任护师。

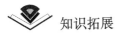

4-6　护士帽

知识拓展

护士服装的演变源于公元 9 世纪,那时,已有"修女应穿统一服装,且应有面罩"(后改为帽子)之规定。现今护士帽乃由此演变而来,它象征"谦虚服务人类"。

修女的服装就是现代护士服的雏形。南丁格尔首创护士服装时,以"清洁、整齐并利于清洗"为原则。样式虽有不同,却也大同小异。此后,世界各地的护士学校皆仿而行之。

护士帽被赋予高尚的意义,如帽子代表护士的职业,寓意着健康与幸福等,此后,护士帽的戴用成为常规,而且只有正式护士才能戴护士帽,才有资格为病人做护理工作。不过对于男护士而言,护士帽可戴可不戴。

1948 年,中国护士会规定,护士必须穿白色服装及戴白帽,护生着蓝白两色,护理员不得戴帽,不可着蓝白两色服装。总之,护士、护生、护理员着装有着严格的区分。

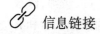 信息链接

护士装的简介

http://zhidao.baidu.com/link? url=_kS7sKYzPZMGtpsWd6wtM 2yiO0eNDX2CnC5cUN-QAtAZOEUsCxyAwXNh3-tiWJnCBYniKy4NK bjiQ5rXk4HtNa

三、护理业务技术

（一）临床护理内容

临床护理的核心内容是指以病人为中心,满足其生理、心理需要的主动护理。包括:

(1) 巡视病人,进行临床病情观察,了解病人的需求及治疗效果。

(2) 进行情感交流掌握病人的心理状态。

(3) 指导病人配合护理治疗,适应环境,进行功能锻炼。

(4) 对病人及时进行生理、心理的整体护理。

(5) 开展卫生、保健知识宣教等。

（二）临床护理方式

临床护理方式是临床护理工作的基本组织制度和工作方法。由传统的单一的以疾病为中心的功能制护理到现代的以病人为中心的责任制护理与系统化整体护理,临床护理方式的改革与发展,促进了护理质量的提高和护理事业的发展。

1. 个案护理

个案护理是指一个或几个病人所需的护理,完全由一位护理人员完成。这种方式多用于护士专门负责病情较重的病人的护理,也有病人聘请的特护给予安全照顾,由护士长进行评估和鉴定。目前这种护理方式常被用于 ICU、CCU,也用于护士学生实习。这种护理方式护士职责明确,能掌握病人全面情况,但耗费人力,不适于所有的病人。

2. 小组护理

这种护理方式是将护理人员分成若干小组,以小组形式(3～5 位护士)对一组病人(10～20 位)进行整体护理。组长制定护理计划和措施,小组成员共同合作完成病人的护理。小组成员可由护师、护士、护理员等不同人员组成(有的也有医师

参加）。这种护理方式能发挥各级护士的作用，能了解病人一般情况，但护士个人责任感相对减弱。

3. 功能制护理

功能制护理是将整个护理工作的内容归纳为处理医嘱、打针发药、巡回观察、重症监护等若干功能类，每一功能类由 1～2 名护士负责。护士以医嘱为中心去完成各项护理业务，病人接受不同的护理人员的片断护理，病人的心理、社会因素和个体需求难以得到全面关注。

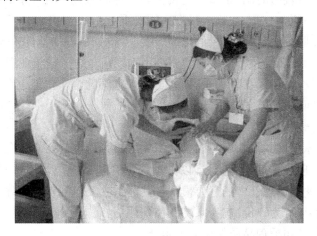

图 4-7　护理服务

功能制护理解决了医护分工问题，在实践中形成了一整套病症护理操作和规程，构成了现代护理教育的理论和实践基础，有利于发挥人力资源的作用。目前，这种护理仍然在我国大部分医院或科室中实行。

4. 责任制护理

责任制护理是以病人为中心，由责任护士和辅助护士按护理程序对病人进行全面、系统和连续的整体护理。要求从病人入院到出院均由责任护士对病人实行 8 小时在岗，24 小时负责制，使病人在生理、心理、社会各方面都处于接受医疗和护理的最佳状态。责任制护理的主要框架由以下三方面构成。

（1）护理程序。包括护理估计（护理诊断）、护理计划、计划实施、护理评价四个阶段。护理诊断的目的是要对病人提出护理问题，这是责任制护理的起步工作；护理计划是针对问题制定护理方案；实施护理计划，同时注意观察病人的反映及护理效果；最后，对各项护理计划实施后的效果进行评价。责任制的整体护理思想，也是通过这四个环节体现出来的。

（2）组织形式。责任制护理要求以责任护士为中心，将护士分为责任护士、辅助护士、治疗护士、办公护士和总务护士等，构成一个护理组，对一定数量的病人承担全部护理责任。病房护士长负责组织和引导该病区各个以责任护士为中心组成的护理组的工作。

（3）护理病历。其作用是记录护理诊断及护理计划，为护理人员交接和检查评价护理工作提供依据，积累护理经验，推动学科发展。一份完整的护理病历由以下部分组成：① 病历首页，病人自然情况；② 护理诊断和护理计划；③ 护理病程记录和护嘱；④ 护理出院小结或转院、转科、死亡小结。由于书写护理病历需要护士具备一定素质，且较费时间，很多实行责任制护理的医院只对危重病人坚持书写上述完整的护理病历，而对一般病人只记病历首页。

责任制护理有利于护理质量的提高，使病人得到身心的整体护理，使护理工作从功能制护理的从属地位上升为独立的工作体系，促进了护士业务素质的提高和护理学科的建设，密切了护患关系，加强了医护之间的合作。但也存在护理病历书写过于繁琐等问题。

5. 系统化整体护理

系统化整体护理的概念由美国学者率先提出，其定义为：系统化整体护理是以病人为中心，以现代护理观为指导，以护理程序为基础框架，并且把护理系统化地运用于临床护理和护理管理的工作模式。其体系主要包括护理程序在内的护理哲理、护士的职责与行为评价、病人入院及住院评估、病人标准护理计划、病人标准教育计划、护理记录和护理品质保证等内容。

系统化整体护理与责任制护理的核心内容有着内在联系，都是以护理程序为基本框架。所不同的是，系统化整体护理的模式建设项目包括：

（1）制定引导护理服务的护理哲理；

（2）制定以护理程序为框架的护士职责条文与评价标准；

（3）建立合理的病房护理人员的组织结构；

（4）制定护理业务的品质保证与评价系统；

（5）编制《病人标准护理计划》和《病人标准教育计划》；

（6）制定以护理程序为框架的各种护理表格。

根据我国护理队伍的现状和各级医院的具体实际情况，目前全面推行整体护理还有困难。在医院建设具有示范和窗口作用的"模式病房"，以推进整体护理工作是一种可行途径。

（三）分级护理

分级护理是根据对病人病情的轻、重、缓、急及病人自理能力的评估，给予不同级别的护理。等级护理共分为 4 级，即特别护理（特别专护）、一级护理、二级护理和三级护理（普通护理）。

医生根据病情决定护理等级,下达医嘱,并分别在住院病人一览表和病人床头卡上设不同标记,提示护士根据医嘱和标记具体落实,护士长进行督促检查。

1. 特别护理

特别护理用大红色标记,特护的都是重危病人,但重危病人不一定都要特护。特护派专门护士昼夜守护,有时需把病人搬入抢救室或监护室。按照特护计划,定时测量体温、脉搏、呼吸、血压,密切观察病情,记录饮食和排出物的量,进行基础护理和生活护理,翻身按摩等。

2. 一级护理

一级护理用粉红色标记,表示重点护理,但不派专人守护。对一级护理的病人,护士每隔 1 小时巡视 1 次,既了解病情和治疗情况,又帮助饮食起居。

3. 二级护理

二级护理用蓝色标记,表示病情无危险性,适于病情稳定的重症恢复期病人,或年老体弱、生活不能完全自理、不宜多活动的病人。对二级护理病人,规定每 2 小时巡视 1 次。

4. 三级护理

三级护理是普通护理,不作标记。对这个护理级别的轻病人,护士每 3 小时巡视 1 次。

(四)护理技术

临床护理技术有三大类:基本护理技术、专科护理技术和特殊护理技术。

1. 基本护理技术

如无菌技术、注射技术、导尿技术等。

2. 专科护理技术

如外科的换药技术;内科的各种内窥镜检查的准备与配合;眼科的球结膜注射技术等。

3. 特殊护理技术

如血液净化、透析疗法护理技术,高压氧治疗等。护理技术有严格的操作规程,实施护理操作必须执行各项规程和常规的要求。

(五)护理管理

护理管理是把提高护理服务质量作为主要目标的过程。世界卫生组织对护理管理是这样定义的:护理管理是为了提高人们的健康水平,系统地利用护士的潜在能力和有关的其他人员或设备、环境以及社会活动的过程。

护理管理是医院管理的一个重要组成部分。从医院人员构成上看,护理人员约占医院总人数的三分之一,占卫生技术人员的二分之一,是医院诊疗技术工作中的基本队伍,对提高医疗护理质量起着重要作用。从一定意义上讲,护理管理的水平是衡量医院科学管理水平的标志之一,也是整个医院管理水平的缩影。

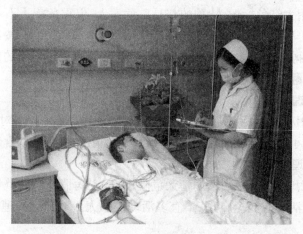

图 4-8　护理服务

护理管理可以分为护理行政管理、护理业务管理和护理教育管理三部分。护理行政管理主要是遵循国家的方针政策和医院有关的规章制度,对护理工作进行组织管理、物资管理、经济管理;护理业务管理是对各项护理业务工作进行协调控制,以保证护理工作质量,提高护理人员的业务能力,提高工作效率;护理教育管理主要是为了培养高水平的护理人才,提高护理队伍的素质而进行的管理活动。

1. 护理管理系统

(1) 指挥系统(院护理部—科护士长—区护士长),它是全院护理工作的指挥调度机构,是护理工作运行的中枢。

(2) 运行系统,包括门急诊、临床科室、手术室等。这些系统面向患者,其工作状况如何,是护理工作质量好坏的直接反映。

(3) 支持系统,主要是指总务供应、药品器材供应、患者饮食和某些医技科室等,它是护理工作正常运行的保证。

(4) 扩展系统,一般是指护理教学和科研组织,主要是对护理人员进行教育培训和开展护理新业务、新技术和科研工作。

2. 护理管理制度

一般护理管理制度包括:病人住院、分级护理、值班、交接班、查对、消毒隔离、探视陪住、差错事故管理、护理登记、护理业务查房、药品管理制度等。

3. 护理质量控制

重点在于按分级护理落实临床护理要求,落实护理质量标准,落实护理文书质量和病区管理质量,防止护理差错与事故等。

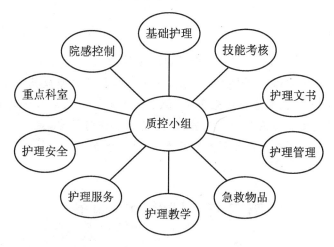

图 4-9 护理质量管理（十个护理质控组织）

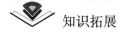 知识拓展

"三查七对"

"三查":一切操作前、中、后查;"七对":对床号、姓名、药名、剂量、浓度、时间、用法。

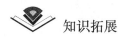 知识拓展

责任制护理与系统化整体护理的区别

责任制护理的实质是以病人为中心,以护理程序为核心内容,由专人对病人的身心健康施行有计划、有系统的整体护理,对病人实行 24 小时负责。责任制护理模式强调对病人进行护理管理;强调计划的重要性;强调病人积极参与;强调与病人及病人家属之间互相沟通信息;强调对病人及家属进行健康教育;强调责任护士对病人护理的综合协调。

系统化整体护理是责任制护理的深化与继续。系统化整体护理保留了以病人为中心,以护理程序为核心的整体护理。摒弃了理想化的分工方法与不相适应的责任关系及护理管理。系统化整体护理要求病区中的每个护士、每班都分配病人,对当班护理的病人完全负责并解决问题,即24 小时有人负责,强调谁上班谁负责。

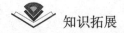知识拓展

护理差错和事故

　　凡在护理工作中因责任心不强,不按规章制度办事或技术水平低而发生差错,虽对病人治疗产生影响,但未造成严重不良后果者为差错;凡影响治疗效果并给病人带来痛苦,以及延长住院时间者,定为严重差错;凡给病人造成残废或死亡等严重后果者,定为事故。

第二节　辅助诊疗服务

　　辅助诊疗服务是运用专门的诊疗技术和设备,协同临床医生诊断、治疗疾病或提供康复、保健支持等,其功能主要由医院的医技科室实现,也有一些社会开放实验室、独立医学实验中心和药店等为医院提供部分辅助诊疗服务。辅助诊疗服务包括检验、放射、药剂、理疗、同位素、功能检查、病理、输血、供应、营养等。医院按规模大小和开展的医疗服务项目需要,对应设置医技科室。国家对不同等级的医院医技科室设置和技术设备配置有规范性的要求。

一、辅助诊疗服务特点

(一)对临床诊疗的支持作用越来越突出

　　医技科室要树立服务于临床的服务思想。随着医疗技术和医学设备的进步,医技科室对临床科室诊疗工作的不断介入和对疾病诊疗指导水平日益提高,对一些疾病诊断治疗的水平已从参考和辅助进入确诊和特效的更高层次。临床医师日趋依赖于医技科室提供的检查、诊断数据和高科技手段。

(二)设备高端、技术复杂、业务标准化要求高

　　现代医技设备基本上都是最新科技成果的运用,设备种类多。很多设备动辄百万、千万元,资金投入大、回报时间长,而且更新周期短,几年就更新一代或几代;要求条件高,对建筑、环境和保养都有特殊要求;人机界面友好,但设备操作技术要求高,标准化要求严;有一定职业危险因素,有些设备可能会对工作人员或患者造

成一定伤害,如放射线对人体的损害等。

(三) 需要人才趋于多元和高层次化

医技科室人员一般包括:诊断系列,即受过较高层次系统医学教育的各级医师;技术系列,由经过系统医学教育和专业培训的各级技师组成;工程系列,是指受过良好的工程技术教育,能够保证医技科室日常工作顺利开展的各级工程师;护理系列,医技科室现有少量作用特殊的护士。

二、医技科室设置

医技科室因为不设病床,不收病人,也称为非临床科室。目前我国各级各类医院医技科室的结构组成、学科专业设置不尽相同,二级以上综合医院设置的医技科室应有:检验科、放射科或医学影像中心、药剂科、病理科、麻醉科、手术室、康复理疗科、特检科、输血科(血库)、供应室等。各医院根据条件设置放射性核素科、腔镜室或腔镜中心、高压氧治疗中心等。大致分为以下四类:

(1) 为临床提供诊断依据为主的科室:检验科、物理诊断科、病理科、核医学科等。

(2) 为临床提供治疗手段为主的科室:理疗科、放疗科、激光科、体疗科、营养科等。

(3) 为临床提供医疗保障为主的科室:输血科(血库)、消毒供应室、医疗器械管理科等。

(4) 既能为临床提供诊断依据,又能对一些疾病实施治疗的科室:放射科、超声科、内镜室等。

医技科室实行科主任负责制,下设若干个组长。医技科室技术人员应由初级、中级、高级卫生技术人员及工程技术人员组成,各级各类技术人员应按专业分工,按相应职级实行岗位责任制。

三、主要医技科室

(一) 检验科

1. 检验科的主要职能

检验科是临床医学和基础医学之间的桥梁,包括临床化学、临床微生物学、临床免疫学、血液学、体液学以及输血学等分支学科。承担包括住院病人、门急诊病人、各类体检人员等各种来自人体标本(体液、血液、排泄物等)进行生物学、微生物学、免疫学、化学、血液免疫学、血液学、生物物理学、细胞学等的检验工作,为临床诊断疾病提供科学的依据。

2. 检验科的实验室与设备

检验科包括门诊检验和住院检验,一般设置生化检验室、细胞检验室、临床检验室、微生物检验室、体液检验室、免疫血清检验室、临床基因诊断实验室等。有的医院临床科室也设立独立实验室。

医院规模不同,医疗服务项目也有区别,各医院检验科实际开展检验项目也不一样。对于综合性医院来说,一般会开展常规检验项目、感染性疾病检验项目、肾脏功能检验项目、肝脏功能检验项目、代谢性疾病检验项目、血液疾病检验项目、免疫性疾病检验项目等数十到数百项不等。

近年来随着科学技术的进步,大量高、精、尖设备的出现,检验这门学科得到了空前的发展。较大型和比较重要的设备包括:全自动生化分析仪、干化学分析仪、多台全自动血细胞分析仪、全自动血凝仪、全自动免疫分析仪、化学发光免疫分析仪、微生物药敏鉴定仪、全自动血培养仪、流式细胞仪、定量 PCR 仪等。

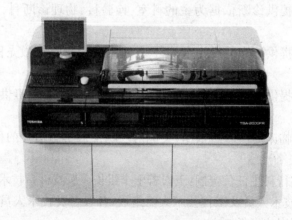

图 4-10　全自动生化分析仪

3. 实验室质量控制

检验科应当按照卫生部规定的临床检验项目和临床检验方法开展临床检验工作。建立患者准备、标本采集、运送、接收、储存、处理、仪器和试剂及耗材使用情况、校准、室内质控、室间质评、检验结果、报告发放等标准操作规程和质量管理记录。诊断性临床检验报告应当由执业医师出具。医疗机构临床实验室应当提供临床检验结果的解释和咨询服务。

临床实验室应严格执行临床检验项目标准操作规程和检验仪器的标准操作、维护规程。使用的仪器、试剂和耗材应当符合国家有关规定,保证检测系统的完整性和有效性。对需要校准的检验仪器、检验项目和对临床检验结果有影响的辅助设备定期进行校准。

对开展的临床检验项目进行室内质量控制,同时参加经卫生部认定的室间质量评价机构组织的临床检验室间质量评价。室间质量评价是利用实验室间的评比,按照预先规定的条件,由两个或多个实验室对相同或类似检测物品进行检测的组织、实施和评价,以确定实验室的检测能力。

加强临床实验室生物安全管理。严格遵守生物安全管理制度与安全操作规程。应当制定生物安全事故和危险品、危险设施等意外事故的预防措施和应急预案。

4. 医学实验室认可

实验室认可就是权威认可机构对该实验室有能力进行规定类型的检测、校准所给予的一种正式承认。ISO15189 是国际标准化组织关于医学实验室质量和能力要求的国际认可标准。在我国,ISO15189 认可是由权威机构——中国合格评定国家认可委员会(CNAS)依据《ISO15189:2007 医学实验室质量和能力认可准则》,对实验室有能力进行规定类型的检测所给予的正式承认。

通过医学实验室的认可,表明实验室具备了按国际认可准则开展检测的技术能力,在认可范围内使用"CNAS"标志,并列入《国家认可实验室目录》,促进国内医学实验室与国际接轨,促进国际间的交流。严格持久地按照要求去做,实验室的检验、校准质量就得到了保证,减少可能出现的质量风险和实验室的责任,提高社会对认可实验室的信任度。

 信息链接

医学实验室认可(ISO15189)

http://www. byiso. cn/iso. asp? Title＝医学实验室认可

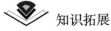 知识拓展

获得诺贝尔奖的 PCR 技术

1995 年,美国科学家 Mulis 因发明了 PCR 技术获得了诺贝尔化学奖。

PCR,中文译为聚合酶链式反应,其实是一种 DNA 的快速扩增技术,其扩增效率之高就如同核裂变的"链式反应"那样。PCR 技术通过两个短的称为引物的 DNA 小片段和一种耐热的酶的作用,可以在 3 个小时内把特定的 DNA 量提高 1 000 万倍。这种技术一问世,立刻引起了分子生

物学研究的一场革命,人们利用这种轰动全世界的技术很快就把微观领域的生物学研究大大地往前推了一步。如检验血液中的某种病毒,有时病毒量极少(例如有的艾滋病病毒携带者),通过传统的检查方法费力又费时,PCR技术可以先选定这种病毒DNA上的一段DNA,设计合适的引物DNA,然后通过PCR技术一扩增很快就可以判断出血样中是否扩增出了大量的DNA,如果是的话,那么就说明血样中带有该种病毒了。PCR方法不但有极高的灵敏度,而且可以同时一次做近百个扩增反应,省时省力效率高。理论上讲一个分子就可以用于扩增,目的基因的量成指数形式扩增,几个小时就扩增1 000万倍以上。现在PCR技术已经被广泛地应用于生命科学研究、食品卫生、医疗、法医及环境监测等诸多方面。

(二)放射科(影像中心)

1. 放射科的主要功能

放射科(影像中心)是一个集检查、诊断、治疗一体科室。诊断的方法是医学影像分析,主要包括透视、放射线片、CT、MRI、数字减影、血管造影等;治疗主要应用为介入治疗、放疗等方面。临床各科许多疾病都须通过医学影像检查达到明确诊断和辅助诊断。

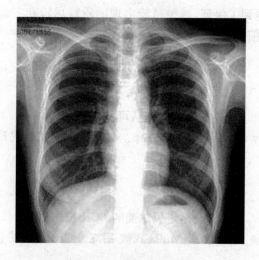

图4-11　胸部正位平片

1895年德国的物理学家伦琴发现了X线,不久即被用于人体的疾病检查,并由此形成了放射诊断学。近30年来,CT、MRI、超声和核素显像设备在不断地改进和完善,检查技术和方法也在不断地创新,影像诊断已从单一依靠形态变化进行诊断发展成为集形态、功能、代谢改变为一体的综合诊断体系。与此同时，一些新的技术如心脏和脑的磁源成像，和新的学科分支如分子影像学在不断涌现，影像诊断学的范畴仍在不断发展和扩大之中。

2. 放射科的主要设备

放射科的设备一般有普通 X 线拍片机、计算机 X 线摄影系统（CR）、直接数字化 X 线摄影系统（DR）、计算机 X 线断层扫描（CT）、核磁共振（MRI）、数字减影血管造影系统（DSA）、正电子发射断层扫描（PET）、单一光子发射断层扫描（SPECT）等。

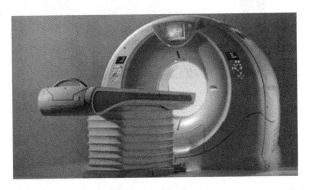

图 4-12　核磁共振（MRI）

3. 放射科的组织设置

放射科是医院重要的辅助检查科室，随着医学影像学的发展、设备的不断创新和检查内容的扩展，医院的原放射科、CT 室等逐步实施整体管理。传统 X 线、CT、MRI、介入治疗等，各种影像设备和相关诊疗业务由医学影像中心统一管理。放射科（影像中心）人员按不同业务技术可分成三个组，即：诊断组、技术组、医辅组。诊断组由各级诊断人员组成，技术组由各级技术和物理机械人员组成，医辅组由护士、登记和影像资料保管人员组成。诊断组和技术组人员对各影像内容（传统 X 线、CT、MRI、介入治疗）实施"相对固定，定期轮转"，以利于专业技术的全面掌握和人才培养，达到影像学的"一专多能"的目标。

4. 医学影像学

医学影像是指为了医疗或医学研究，对人体或人体某部分，以非侵入方式取得内部组织影像的技术与处理过程。临床应用方面，又称为医学成像，或影像医学。研究如何判读、解释与诊断医学影像是属于放射医学科，或其他医学领域（如神经系统学科、心血管病学科）的辅助科学。医学影像属于生物影像，并包含影像诊断学、放射学、内视镜、医疗用热影像技术、医学摄影和显微镜。另外，包含脑波图和脑磁造影等技术，虽然重点在于测量和记录，没有影像呈现，但因所产生的数据具有定位特性（即含有位置信息），可被看作是另外一种形式的医学影像。

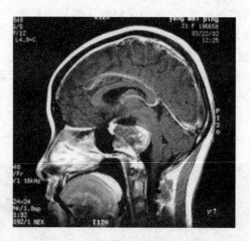

图 4-13　头部 MRI

（三）手术室

手术室是为病人提供手术及抢救的场所，是医院的重要技术部门。手术室应该满足外科手术需求的所有功能，最大限度地保持接近无菌的环境，减少创伤感染；为医务人员创造最有利于工作的舒适环境。手术室应与手术科室相连接，还要与血库、监护室、麻醉复苏室等临近。应设在安静、清洁、便于和相关科室联络的位置。要求设计合理，设备齐全，医护人员反应灵敏、高效。手术室要有一套严格合理的规章制度和无菌操作规范。

1. 手术室构成

一个完整的手术室包括以下几部分：

（1）卫生通过用房：包括换鞋处、更衣室、淋浴间、风淋室等；

（2）手术用房：包括普通手术间、无菌手术间、层流净化手术间等；

（3）手术辅助用房：包括洗手间、麻醉间、复苏间、清创间、石膏间等；

（4）消毒供应用房：包括消毒间、供应间、器械间、敷料间等；

（5）实验诊断用房：包括 X 线、内窥镜、病理、超声等检查室；

（6）教学用房：包括手术观察台、闭路电视示教室等；

（7）办公用房：包括医护办公室、医护值班室等。

2. 手术间

手术室分为很多手术间：

（1）按手术有菌或无菌的程度，手术间可划分成以下 5 类：

I 类手术间：即无菌净化手术间，主要接受颅脑、心脏、脏器移植等手术。

Ⅱ类手术间：即无菌手术间，主要接受脾切除手术、闭合性骨折切开复位术、眼内手术、甲状腺切除术等无菌手术。

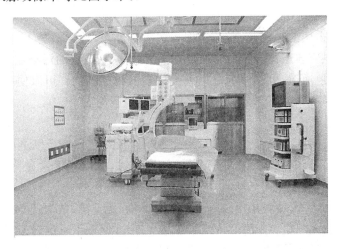

图 4-14　手术间

Ⅲ类手术间：既有菌手术间，接受胃、胆囊、肝、阑尾、肾、肺等部位的手术。

Ⅳ类手术间：即感染手术间，主要接受阑尾穿孔腹膜炎手术、结核性脓肿、脓肿切开引流等手术。

Ⅴ类手术间：即特殊感染手术间，主要接受绿脓杆菌、气性坏疽杆菌、破伤风杆菌等感染的手术。

（2）按不同专科，手术间又可分为普外、骨科、妇产科、脑外科、心胸外科、泌尿外科、烧伤科、五官科等手术间。由于各专科的手术往往需要配置专门的设备及器械，因此，专科手术的手术间宜相对固定。

（3）按净化的不同级别分别为百级手术间、千级手术间、万级手术间。手术室的洁净级别主要是以空气中的尘埃粒子数和生物粒子数来区分。目前，最常用的是美国宇航局分类标准。净化技术通过正压净化送风气流控制洁净度来达到无菌的目的。不同级别的手术间有着不同的用途：百级手术间用于关节置换、神经外科、心脏手术；千级手术间用于骨科、普外科、整形外科中的一类伤口手术；万级手术间用于胸外科、耳鼻喉科、泌尿外科手术和普外科中除一类伤口的手术；正负压切换的手术间可用于特殊感染手术的开展。

3. 手术室区域划分

手术室总体布局应该合理设置。手术室须严格划分为限制区（无菌手术间）、半限制区（污染手术间）和非限制区。限制区包括无菌手术间、洗手间、无菌室、贮药室等。半限制区包括急诊手术间或污染手术间、器械敷料准备室、麻醉准备室、消毒室。非限制区设更衣室、石膏室、标本间、污物处理间、麻醉复苏室和护士办公室、医护人员休息室、餐厅、手术病人家属休息室等。值班室和护士办公室，应设在入口近处。

入手术室采用的是双通道方案，如无菌手术通道，包括医护人员通道、患者通道、洁净物品供应通道；非洁净处置通道：手术后器械、敷料的污物流线。还有抢救病人专用的绿色通道，可以使危重病人得到最及时的救治。可以使手术部的各项工作更好地做到消毒隔离，洁污分流，最大限度地避免交叉感染。

4. 手术室设备设施

手术室设备精良，备有中心供气装置、常用设备有：手术床、无影灯、器械车、麻醉机、监护仪、高频电刀，C-臂 X 光机，体外循环机，多功能手术显微镜，腹腔镜设备，血管闭合系统，超声刀，射频机等各种先进的仪器设备。

手术室墙面和天花板采用可隔音、坚实、光滑、无空隙、放火、防湿、易清洁的材料。门应宽大、无门槛。走廊宽度应不少于 2.5 m，便于平车运转及避免来往人员碰撞。应有双相供电设施，各工作间应安装自来水龙头，便于冲洗。冷热水及高压蒸气应有充分保证。

现代手术室应建立完善的通风过滤除菌装置，使空气净化。其通风方式有湍流式、层流式、垂直式，可酌情选用。手术间的温度调节非常重要，应有冷暖气调节设备。室温保持在 24～26 ℃，相对湿度以 50% 左右为宜。

5. 手术室人员配置

手术室护士和手术室床的比例一般按 3∶1 的比例配置，包括器械护士、巡回护士以及外勤等。手术室有严格的工作制度和无菌要求。进入手术室的所有人员必须按照无菌技术操作原则，避免交叉感染。

（四）麻醉科

1. 麻醉科的功能

麻醉科就是通过药物或其他方法使病人整体或局部暂时失去感觉，以达到无痛的目的，为患者进行手术治疗或其他医学检查的科室。感觉丧失可以是局部性的，即体现在身体的某个部位，也可以是全身性的，即体现为病人全身知觉丧失、无意识。麻醉学目前已经成为临床医学中一门研究麻醉、镇痛、急救复苏及重症医学的综合性学科。

麻醉科的主要职责是实施临床麻醉。要做好麻醉前准备工作，如了解病情，结合手术选择最适当的麻醉和药物。减缓病人术前的精神紧张，保证麻醉和手术顺利进行。按照操作要求施行麻醉。麻醉、手术过程中要严密观察病人的变化，进行必要的处理。麻醉后将病人安全运返病室或麻醉恢复室，继续进行监测治疗，直到病人恢复正常生理功能。麻醉时和麻醉后做好麻醉记录。

麻醉专业人员还参与重症监护和急救复苏，在 ICU 中参与休克救治和呼吸疗法等，参与各种原因发生的循环、呼吸功能衰竭（如疾病、创伤、溺水、触电、交通事故等）的心、肺复苏抢救。配合临床对各种急慢性疼痛（如创伤后疼痛、腰腿痛、神经痛、肿瘤疼痛、中枢性疼痛）进行治疗。

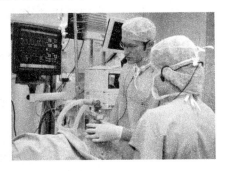

图 4-15　临床麻醉

2. 主要麻醉方法

麻醉方法主要包括全身麻醉、局部麻醉和复合麻醉；又根据麻醉药进入人体的途径分为吸入麻醉、静脉麻醉和基础麻醉。

（1）基础麻醉是将某些全身麻醉药（常用的有硫喷妥钠、氯胺酮）肌肉注射，使病人进入睡眠状态，然后施行麻醉手术。

（2）局部麻醉为利用局部麻醉药如普鲁卡因、利多卡因等，使身体的某一部位暂时失去感觉。常用的方法包括椎管内麻醉（阻滞）、神经阻滞、区域阻滞、局部浸润麻醉和表面麻醉等。

（3）复合麻醉是麻醉中同时或先后应用两种或更多的麻醉药、辅助药（如镇痛药、安定药等）或麻醉方法，使之相互配合截长补短，以增强麻醉效果，保障病人安全，以及满足某些手术的特殊要求。应根据病情和手术需要、麻醉方法的适应症和禁忌症来选择麻醉方法。

（五）病理科

病理科主要任务是在医疗过程中承担病理诊断工作，包括通过活体组织检查、脱落和细针穿刺细胞学检查以及尸体剖检，为临床提供明确的病理诊断，确定疾病的性质，查明死亡原因。

临床医师主要根据病理报告决定治疗原则、估计预后以及解释临床症状和明确死亡原因。病理诊断的质量不仅对相关科室甚至对医院整体的医疗质量构成极大的影响。

临床病理诊断是应用多种学科和知识的方法，独立进行疾病诊断的学科。诊疗技术包括：

1. 活体组织检查

所有手术标本，包括身体各部位的穿刺组织标本、脏器标本、骨骼标本以及纤维胃镜、肠镜、支气管镜、喉镜的活体标本，均可进行活体组织检查。

2. 细胞学检查

细胞学检查包括宫颈刮片、痰涂片、胸腹水及尿液涂片、各种组织穿刺涂片等。

3. 术中冰冻切片检查

通过使用冰冻切片的方法,可在 30～40 分钟内发出初步病理报告。主要用于手术进行过程中的快速诊断参考,为临床手术治疗提供及时可靠的依据。

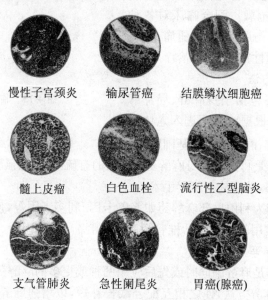

慢性子宫颈炎　　输尿管癌　　结膜鳞状细胞癌

髓上皮瘤　　白色血栓　　流行性乙型脑炎

支气管肺炎　　急性阑尾炎　　胃癌(腺癌)

图 4-16　病理切片

4. 免疫组织化学检查

有 50 余种免疫组织化学检查项目,包括各种上皮性标记物、间叶性标记物、细胞增殖性标记物、癌基因蛋白等。用于疾病的诊断和鉴别诊断,以及判断某些恶性肿瘤的转归和预后。

5. 特殊染色

检查的项目包括有 10 余种特染检查,如网状纤维染色、Masson 染色、PAS、AB 及抗酸染色等,用于疾病的诊断和鉴别诊断。

6. 免疫荧光检查

用于肾穿刺活检和某些皮肤病的诊断。此项检查运用了冰冻切片和免疫荧光抗体染色。

(六) 功能科(特检科)

医院功能科是一个综合检查科室,承担着门、急诊及病房的各项功能检查,包括 B 超、彩超、心电图、24 小时动态心电图监测、24 小时动态血压监测、运动平板、超声骨密度检测、经颅多普勒检查、肺功能检测、脑电图等。

（七）药剂科

药剂科业务根据医院医疗、科研和教学的需要及基本用药目录，向临床提供安全有效、质优价廉的各类药品。根据医院医师处方及时准确地调配中西药品等。包括门诊西药房、门诊中药房、住院药房、西药库、中药库、制剂室、药监室。

（八）输血科

很多医院血库逐步从检验科分离并组建成独立的输血科。输血科的主要职能是负责临床用血的技术实施和技术指导，确保供血、储血、配血和科学合理用血措施的执行。

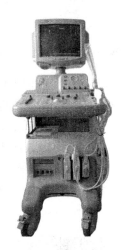

图 4-17　彩超

四、辅助诊疗技术设备的发展态势

大量现代化的高、精、尖医疗设备（如 CT、MRI、PET、SPECT、伽马刀、DSA 等）相继应用于临床，极大地提高了医院的诊断、治疗和教学科研水平。人们对疾病和人体的认识，在层次上已经从整体、细胞水平深入到分子、亚分子水平，诊断上已从模糊、臆断到准确定位、定性及定量，技术效应趋向快速、准确、超微量和无损伤，技术操作趋向程序化、数据处理自动化、稳定性和重复性好，仪器设备已从单纯的检查趋向诊断、治疗的整合。

现代医技科室工作与临床一样，趋向高度分工和高度合作，一方面分工日益精细，趋向高度专业化；另一方面，技术合作程度要求高，管理中心化。现代医院经常根据技术实力，将各种检查、诊断、治疗设置形成一个中心，称之为中心诊疗部，这种诊疗中心有利于集中人力和物力，适应医疗技术发展的需要，便于医疗、教学科研工作的开展，方便病人就诊，提高诊治能力。日本在 20 世纪 60 年代就开始采用中央集中化及专业化的组织形式，将分散在各科的实验集中为中央临床检查部。我国城市医院虽然也有实验室和检验科，但不少特殊检验和先进仪器仍然分散在临床科室的小实验室里，未充分发挥其作用。

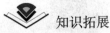

知识拓展

2004～2012 年,我国医疗器械行业收入的复合增速达到 27%,远超全球 7%～8% 的增长。

根据国家统计局的数据显示,2012 年我国医疗器械行业的销售收入为 1 565 亿元,制药行业的销售收入为 17 950 亿元,医疗器械市场规模仅占到医药总市场的 8%,而 2009 年全球医疗器械的市场规模已占到医药总市场的 42%,可见我国医疗器械行业仍有巨大的发展前景。

信息链接

医疗"设备依赖症"

北京一个城市的 CT 比整个英国都多。

http://www.cmt.com.cn/detail/98085.html

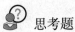

思考题

(1) 谈谈主要的临床护理方式。

(2) 简述临床护理技术的类别及内容。

(3) 简述医院医技科室及主要任务。

第五章 药事与医疗器械管理

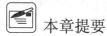 本章提要

▲医院药学是指研究医院的药品供应、药学技术、药事管理,指导、参与临床安全、合理、有效的药物治疗的药学实践工作。

▲医院药学部(科)主管医院药品和药事管理事宜,主要任务:药事管理、药品采购、调剂工作、制剂工作、药品质量监控、开展临床药学工作、开展药学研究和药学教育。

▲处方是医生对病人用药的书面文件,是药剂人员调配药品的依据,具有法律、技术、经济责任。

▲临床药学是医院药学的一个组成部门,其研究的核心是面向临床,研究合理用药,实施个体化给药,使药物发挥最大疗效,避免或减轻不良反应,确保病人用药安全、有效、经济、合理。

医院药事管理是以药学为主体,结合临床医学,运用医院药事管理学的理论,指导、规范医院药事活动,从采购、制剂、质控、调配、分发等环节控制医院内所使用的药品质量最优,确保药品疗效,保证病人的用药安全。也包括医院药事组织机构、人才结构的优化,建立健全医院药政法规和监督管理体制。医院药事管理职能机构是药学部(药剂科)。

医疗器械,主要是仪器、设备是现代医学的基础,是医学能力的一部分,为医疗服务提供精密的检查、诊断和治疗手段。医疗仪器、设备管理是医院管理的一个子系统。小型医院一般把医疗器械的管理与药事管理合并,成立药械科;二级以上医院一般单独成立医疗设备科或设备处,统一管理医疗仪器、设备的采购、验收、安装、调试、使用、维护等工作。

第一节 医院药事管理

一、医院药学

医院药学是指研究医院的药品供应、药学技术、药事管理,指导、参与临床安全、合理、有效的药物治疗的药学实践工作。包括药事管理、药品的调剂、调配、制剂、临床药学、药物研究、药品检验与质控、药物信息、药学的科研与教学、药学人才的培养和药学人员的职业道德建设等。

医院药学是 20 世纪 40 年代中期由美国提出来的,它是一门涉及面广、专业技术性强的药学分支科学。医院药学的形成与发展可分为 3 个阶段。

(一)传统药学阶段

此阶段制药工业尚不发达,生产供应的药品都属传统型的普通药品,药物品种少。在医院内医、药、护的分工模式是:医师诊断开方,药师按方发药,护士按医嘱给药。药剂科的工作就是保障药品供应、调剂和简单的制剂。

(二)临床药学服务阶段

此阶段的特点是以合理用药为中心的临床药学服务。医、药、护分工模式逐步转变为医药结合型,药师除日常调配工作外,要参与临床工作,协助医师选药,合理用药。但是,临床药学真正开展得好的医院并不是很多,最大的不足是临床药师力量薄弱。

（三）药疗保健阶段

药疗保健（药学保健，Pharmaceutical Care,PC）阶段要求医院药学的各个环节都要以病人为中心，药品为手段，运用药学技术来开展工作，提供服务。要求药师成为临床药物治疗小组的主要成员，直接接触病人，参与临床药物治疗。医院药学的工作从过去"面向药品"转变为"面向病人"，调剂工作由传统窗口供应型转变为技术服务型。

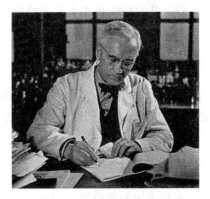

图5-1　亚历山大·弗莱明

注：亚历山大·弗莱明(1881～1955)英国细菌学家。是他首先发现青霉素。后英国病理学家弗劳雷、德国生物化学家钱恩进一步研究改进，并成功地用于医治人类的疾病，三人共获诺贝尔生理或医学奖。

二、医院药事管理委员会

卫生部颁布的《医院药剂管理办法》规定：医院药事管理委员会为协调、指导全院合理用药和科学管理药品的学术管理型机构。县以上医院（含县）要设立药事管理委员会。

药事管理委员会一般由5～11人组成。主任委员由院长或业务副院长担任；副主任委员2名，分别由药学部（科）主任和医务处（科）主任担任；委员由有关业务行政和主要临床科室专家担任。药事管理委员会的成员由院长提名，经院务会讨论通过后向全院公布，报卫生行政部门备案。

药事管理委员会每2～3个月召开一次全体会议。药学部（科）要经常向药事管理委员会报告工作，提出建议。药学部（科）是药事管理委员会的常设机构，负责药事管理委员会的日常工作。

药事管理委员会的主要职责与任务：

（1）贯彻执行《药品管理法》，组织制定本院相应的规章制度，并监督执行情况。

（2）制定本院基本药品目录和处方手册，并定期进行修订，审定增加或淘汰的药品品种。

（3）检查审定各科用药计划。

（4）监督临床各科的合理用药，组织评价新老药物的临床疗效和不良反应，研究预防药源性疾病的措施。

（5）定期组织检查毒、麻、精神及放射性等药品的使用和管理情况。

（6）及时研究解决本院医疗用药中的问题。

三、药学部

医院药学部（科）主管医院药品和药事管理事宜，是医院的技术职能科室，在院长领导下，组织实施药政法规的执行和监督，以及药品经济的运行管理。

药学部（药剂科）的主要任务：

（一）药事管理

根据国家及各级政府卫生行政部门有关医院药学管理的法规、制定本院药事管理的规章制度，规范药事行为，使医院药学工作达到制度化、规范化、标准化，确保药学工作质量。

（二）药品采购

按照"医院用药品种目录"编制药品采购计划，参与政府招标采购，做好药品的供应、管理，做好计划采购、库房管理、供应管理、质量管理和新药管理等工作。药品收入一般占全院经费收入的 35%～50%，药品经济管理十分重要。

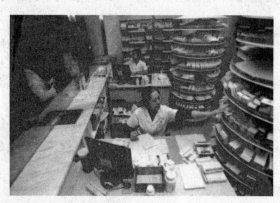

图 5-2　药房

（三）调剂工作

根据医师处方或科室请领单，及时、准确地调配和分发药剂，仔细审查处方，认真调配操作，严格监督检查，耐心讲解药物用法、用量和注意事项。严格按照规定管理毒、麻和精神药品，并监督临床使用。

（四）制剂工作

配制临床常用而疗效确切的标准制剂及临床需要和市场上无供应或供应不足或不能满足病人需要的药品制剂。

（五）药品质量监控

要健全药品质量监控工作，建立健全药品监督和质量鉴定检查制度，对购入药品和医院药品质量进行全方位监控。

（六）开展临床药学工作

积极开展临床药学、药理工作。药师亲自到临床直接为病人提供药学服务，做好咨询，开展处方分析，结合临床研究合理用药、新药试验和药品疗效评价工作，提出需要改进和淘汰品种的意见。协助临床遴选药物，制定药物治疗方案，监护病人用药情况，随时提出改进措施，指导安全、合理用药，提高药物治疗水平。

（七）开展药学研究

运用药物经济学的理论与方法，研究医院药品资源利用状况。用药物经济学的研究方法对医院药品使用情况进行综合评价或药品的个体评估，分析用药趋势。

（八）药学教育

开展医院药师规范化培训和继续药学教育，承担医药院校学生实习、药学人员进修和对基层医疗单位药学技术工作的指导。

四、药品调剂

药品调剂是医院药学部（科）中心工作之一，约占药学部（科）整个业务工作的 $60\%\sim70\%$。

药品调剂可分为西药调剂和中药调剂，每种调剂按服务对象又可分设门诊调剂室和病房调剂室（中心药房）。门诊调剂室是直接面对病人，凭处方发药，并给病人用药指导；中心药房是面对各病房的护士，按医嘱把药调配好后发至病房，通过护士给住院病人服用。

据对大医院调查资料显示，我国中心药房发药主要有4种方式：处方领药制、病房小药柜制、护士摆药制、药学人员摆药制。

（一）处方领药制

医师按医嘱给每位住院病人分别开出处方，护士凭处方到中心药房领取药品，交与病人保管服用。此模式已落后，过于繁琐，易出服药差错。

（二）病房小药柜制

病房将需要的药品统一领去，然后由病房护士按医嘱将药品分发给病人服用，按医嘱结账。其弊病是不利于药品控制，不利于成本核算。

（三）护士摆药制

一是护理部派出几名护士到中心药房专门为各病房病人按医嘱摆发药品，每日摆发一次；二是各病区每日由药疗护士到中心药房摆药。这种方法不符合执业药师制度要求。

（四）药学人员摆药制

此方式优点甚多，是国外普遍采用的办法，近些年来我国医院药学技术人员摆药制发展很快，是病房药房（调剂室）发展方向之一。

一般把病房领用药品分成6大类，即普通口服药、普通针剂、贵重药品、毒药及麻醉药品、大输液和病房公用药品。医师或药疗护士根据医嘱分别用计算机网络系统或用手工填写病房医嘱领药单或请领单，转交中心药房摆药。中心药房严格按照工作程序摆发药品。

五、处方管理

（一）处方

处方是指由注册的执业医师或执业助理医师（以下简称医师）在诊疗活动中为患者开具的、由取得药学专业技术职务任职资格的药学专业技术人员（以下简称药师）审核、调配、核对，并作为患者用药凭证的医疗文书。处方包括医疗机构病区用药医嘱单。处方是医生对病人用药的书面文件，是药剂人员调配药品的依据，具有法律、技术、经济责任。

处方共有三部分：处方前记、处方正文、处方后记。

1. 处方前记

处方前记包括医院全称、科别、病人姓名、性别、年龄、日期等。可添列特殊要求的项目。麻醉药品和第一类精神药品处方还应当包括病人身份证明编号,代办人姓名、身份证明编号。

2. 处方正文

处方头——处方以"R"或"RP"起头,意为拿取下列药品;接下来是处方的主要部分,包括药品的名称、剂型、规格、数量、用法等。

3. 处方后记

处方后记包括医生、药剂人员、计价员签名以示负责,签名必须签全名。处方原则上不得涂改,如有涂改,处方人必须在涂改处签字以示负责。处方常用缩写。

处方由各医疗机构按规定的格式统一印制,麻醉药品处方、急诊处方、儿科处方、普通处方的印刷用纸应分别为淡红色、淡黄色、淡绿色和白色,并在处方右上角以文字注明。

急诊处方用药量一般不超过 3 日量,一般处方 3~7 日量,对慢性或某些特殊情况,可适当延长。一般处方保存 1 年,医用毒药和精神药品处方保存 2 年,麻醉药处方保存 3 年备查。药师有权监督医师科学合理用药。

(二) 处方权

(1) 经注册的执业医师在执业地点取得相应的处方权。助理医师开具的处方应经执业医师签名或加盖专用签章后方有效;但在乡镇、村的医疗机构独立从事一般的执业活动的助理医师,可以在注册的执业地点取得相应的处方权。

(2) 医师应当在注册的医疗机构签名留样或者专用签章备案后,方可开具处方。

(3) 医师经考核合格后可取得麻醉药品和第一类精神药品的处方权;药师经考核合格后取得麻醉药品和第一类精神药品调剂资格。

(4) 试用期人员开具处方,应当经所在医疗机构有处方权的执业医师审核、并签名或加盖专用签章后方有效。

(5) 进修医师由接收进修的医疗机构对其胜任本专业工作的实际情况进行认定后授予相应的处方权。

(6) 药学技术人员不得擅自修改处方,如处方有错误或缺药,建议其他药物代替,需经医师同意,修改处重新签字后方属有效。

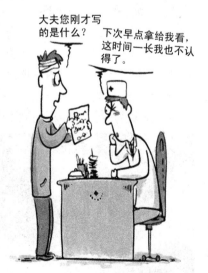

图 5-3 处方无法识别

（三）处方药和非处方药

处方药（Rx）是为保证用药安全,需凭执业医师或其他有处方权的医疗专业的医生开写处方,在医师、护士、药师或其他医疗专业人员监督或指导下,方可购买使用的药品。具有以下情形之一的药品,应列为处方药:药品易致药物依赖性,如麻醉药品;药品因毒副作用大或使用时需要医疗专业人员参与用药的,如注射剂、造影剂、毒药、非肠道给药制剂、血清、疫苗、血液制品;口服及注射用抗生素;有关法规规定,使用时需凭医师或医疗专业人员开具处方的药品;可能引起严重不良反应或医疗事故的药品,如易致法定传染病、需申报传染病、结核病、精神病、青光眼、恶性肿瘤病症治疗用药。

非处方药（OTC）是指为方便病人自我用药,且安全有效,不需医生或其他医疗技术人员开写处方,可自我判断,可按药品包装标签及说明书就可自我选择使用的药品。非处方药具有应用安全、质量稳定、疗效确切、应用方便的特点。药物潜在毒性低,不易引起不良反应,不易引起依赖性,适应症明确,易为使用者自行应用。

处方药凭医师处方调配发放药品,按照卫生行政部门颁布的处方管理制度有关规定执行。非处方药在医院药房的用量将会减少,而社会药店的销售量将会有较大增加。医院药房对非处方药的销售应开放,采用灵活的销售办法,可有医师处方,也可有病人自选购用。

六、临床药学业务

临床药学是医院药学的一个组成部门,其研究的核心是面向临床,研究合理用药,实施个体化给药,使药物发挥最大疗效,避免或减轻不良反应,确保病人用药安全、有效、经济、合理。

由于新制剂（药品）和新剂型不断涌现,随着药物安全性问题的发生,如相互作用和不良反应等的药源性疾病不断增加,临床医师也感到难以掌握正确选药和合理用药。只有医师和药师共同参与治疗方案,才能更好地实现合理用药,提高治疗水平。由此出现了参与临床药物治疗的药师,即临床药师的需求。美国医学院校率先设置了临床药学专业6年制临床药师,西方各国也相继设置了培养临床药师的临床药学专

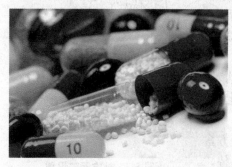

图5-4 西药

业。我国目前尚无真正意义上的临床药师。

临床药学由3个方面内容组成：临床药师、实验室工作、药物安全性与药物信息系统。

我国临床药学较侧重于实验室的工作，而忽视临床药师工作和药物安全性、药物信息系统的实践，医院仍未认真开展临床药学工作。临床药学的主要任务如下：

（1）建立病人药历档案。药历是病人病历中有关药物治疗部分的记录，包括：既往病史、用药史，入院病人主要症状和诊断，医学技术检查，药物过敏史和药物安全性，用药状况，对药物应用的分析、评价等。

（2）参加临床工作。参加查房，直接了解病人用药情况，与医师讨论有关用药方面的疑难问题，提出建议。协助医师处理药物中毒急救工作，防止二次中毒。

（3）开展治疗药物浓度监测，为病人制定个体化给药方案。

（4）开展药物安全性监察工作，对其临床药效学和药物不良反应进行再评价。淘汰劣药，推广效果好、安全性大的药物。

（5）为临床医护人员和病人提供药物信息和用药及有关咨询。

七、药品集中招标采购

药品集中招标采购试点工作从1999年实施以来，作为降低过高药价和纠正不正之风的政策手段，得到卫生部、监察部等部门的支持，并加以推广。2009年，卫生部发文，进一步规范药品集中采购工作，2010年又发布了详细执行规范性文件，卫规财发2010(64)号文，对药品招标采购的诸多细节进行了规范。在2009年末，国家开始执行基本药物制度，2010年又配套发布了国发办2010(56)号文，作为基本药物招标采购的规范性文件。

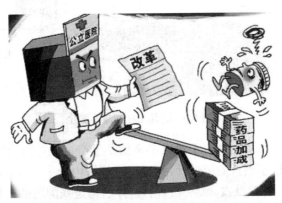

图5-5　改革药品加成

（一）招标制度主要特色

（1）招标以省级为单位进行，每个省、市、自治区有两个招标项目，包括基药招标和非基药招标。也将实现同种药品的"全省同价"。

（2）招标中介退出省级招标舞台，各省、市、自治区成立非营利的政府所有的药品招标采购网上平台。

（3）明确政府多部门联合的招标工作机构，包括卫生、药监、财政、工商、纠风等众多部门都有专人在招标工作中发挥作用。

自从2011年以来，各地的基本药物招标要求采用在安徽试点的双信封评审模式。所谓的双信封评审，就是对所有药品分两个信封进行评审，第一个信封是技术标信封，比拼药品质量、疗效、企业规模、知名度等，得分高的按录取比例进入第二个信封。第二个信封就是商务标信封，仅进行价格比较，不考虑第一个信封得分。此举为了进一步降低基本药物的医院采购价。

（二）药品集中招标采购的问题

近年来，药品集中招标采购越来越多的后续问题出现了，甚至出现了药价虚低的现象。中国医药企业管理协会、中国医药商业协会等13家协会负责人致函国家有关部门，要求终止药品集中招标采购工作。

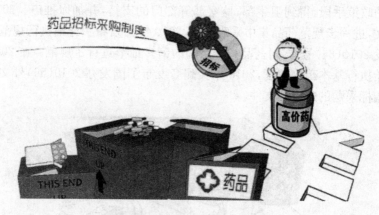

图 5-6　药品招标制度不健全

药品集中招标采购制度由于难以平衡药品生产企业与医疗机构之间的利益，从实施开始就争议不断。专家估计，我国药品价格构成中，生产领域仅占30％，批发领域占40％，零售领域占30％。目前，医疗机构是我国药品销售的主要渠道，占80％的份额。大部分药品由医生处方消费，而在医生处方不透明的情况下，患者没有任何选择权，只能接受医疗机构的高价。

由于政府拨款有限,加上我国医疗服务定价普遍偏低,我国政府允许医疗机构采取销售药品获取差价收入的"以药养医"政策,使药品销售与医疗机构、医务人员之间就产生了直接的经济利益关系,药品价格越高越好。

目前的药品集中招标只能对批发到医疗机构之间的 40%药品价格部分产生一定影响,而无法影响从医疗机构到患者之间 30%的药品价格部分。

由于药品集中招标没有改变医疗机构在药品零售中的垄断地位,没有改变"以药养医"的补偿机制,没有引入新的医疗费用约束机制和建立社区卫生服务体系,因此,已经降低的药品价格部分也很难反映到药品销售的最终环节上。一些地方出现了中标药品价格高于批发价数倍的现象。

第二节　医疗器械管理

一、医疗器械的定义

《医疗器械监督管理条例》对医疗器械的定义:医疗器械是指单独或者组合使用于人体的仪器、设备、器具、材料或者其他物品,包括所需要的软件;其用于人体体表及体内的作用不是用药理学、免疫学或者代谢的手段获得,但是可能有这些手段参与并起一定的辅助作用;其使用旨在达到下列预期目的:

(1) 对疾病的预防、诊断、治疗、监护、缓解;

(2) 对损伤或者残疾的诊断、治疗、监护、缓解、补偿;

(3) 对解剖或者生理过程的研究、替代、调节;

(4) 妊娠控制。

国家对医疗器械实行分类管理:

第一类是指通过常规管理足以保证其安全性、有效性的医疗器械。

第二类是指对其安全性、有效性应当加以控制的医疗器械。

第三类是指植入人体;用于支持、维持生命;对人体具有潜在危险,对其安全性、有效性必须严格控制的医疗器械。

医疗器械分类目录由国务院药品监督管理部门和卫生行政部门依据医疗器械分类规则制定、调整、公布。

二、现代医疗仪器和设备的特点

（一）医疗仪器和设备多是高科技成果的综合体

大型医疗设备，如 CT、MRI、伽马刀、PET 等，是光、机、电、计算机、新材料等高新科技成果的综合应用，它们结构复杂、设计精密、程序化操作、数据和图像智能化处理、稳定性和重复性好。小型医疗器械"专项测定""一次性使用""无维修设计"等，是科技分化的体现。

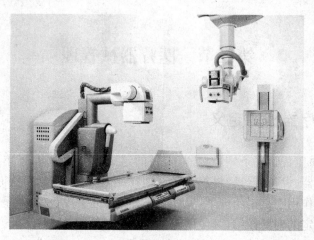

图 5-7　X 光机

（二）医疗仪器和设备的技术寿命越来越短

科技的发展使医疗设备的新型号、新品种不断出现，设备淘汰的速度加快，技术寿命缩短。以 CT 为例，从第一台样机临床试用至今，在 20 多年的时间里不断进行产品的改进，新型号的卓越性能，使刚买几年甚至没有收回投资的产品不得不淘汰。

（三）医疗仪器和设备一体化和智能化程度不断提高

随着大规模集成电路形成一体化组件构成，使设备的稳定性、可靠性大大提高，维修简便易行。设备操作和数据处理的智能化程度不断提高，实现了无障碍数据的传输与共享。

三、医疗仪器和设备的功能分类

目前较提倡的分类法有 3 大类，即诊断设备类、治疗设备类及辅助设备类。

（一）诊断设备类

诊断设备可分为以下几类：物理诊断器具（体温计、血压表、显微镜、测听计、各种生理记录仪等）、影像类（X 光机、CT 扫描、磁共振、B 超等）、分析仪器（各种类型的计数仪、生化、免疫分析仪器等）、电生理类（心电图机、脑电图机、肌电图机等）。

（二）治疗设备类

治疗设备可分为以下几类：普通手术器械、光导手术器械（纤维内窥镜、激光治疗机等）；辅助手术器械（各种麻醉机、呼吸机、体外循环等）；放射治疗机械（深部 X 光治疗机、钴-60 治疗机、加速器、伽马刀、各种同位素治疗器等）；其他类（微波、高压氧等）。

（三）辅助设备类

辅助设备包括消毒灭菌设备、制冷设备、中心吸引及供氧系统、空调设备、制药机械设备、血库设备、医用数据处理设备、医用录像摄影设备等。

四、医疗仪器和设备的发展趋势

（1）诊断的精度逐步提高医疗设备提供的诊断从一般定性逐步向准确定量和定位的方向发展；从常量分析向微量分析和超微量分析方向发展。

（2）治疗的方法不断进步，新型的治疗设备逐步从大创伤到小创伤，小创伤向无创伤方向发展，治疗的方法与手段更容易被病人接受。

（3）操作更为简便、直观、快捷。

（4）小型化、功能多样化、环境要求简易化。

五、医疗仪器和设备管理

国家对医疗器械实行产品生产注册制度。

国务院药品监督管理部门负责全国的医疗器械监督管理工作。县级以上地方人民政府药品监督管理部门负责本行政区域内的医疗器械监督管理工作。二级以上医院一般都设有设备科(处),小型医院有设置药械科统一管理药品和医疗器械。

医院医疗设备管理是围绕设备开展的一系列组织工作的总称,包括规划、计划、论证、选购、建档、安装、调试、验收、使用、维修直至报废的全过程。随着科学技术的飞速发展,大量现代化的高、精、尖医疗设备应用于临床,医疗仪器设备在医院整个固定资产中的比重不断增加,设备管理的重要性日益突出。

(一)医疗设备的选购

首重实用和经济。设备选购要注意技术上的先进性,也要注意先进技术对客观条件的适应性与可行性。医院要根据医学技术的发展,从实际出发,分轻重缓急,分批分期地更新设备,逐步实行配套。首先考虑常规设备,再考虑引进高、尖、精设备。

要做好选择和评价。情报资料的搜集,把握好技术先进性、专利使用权,技术知识使用权等,了解产品的厂家、牌号、型号、技术性能与同类产品比较参数、本地现有情况、市场价格、运输条件、交货速度等。在考虑适用性的同时还应注意设备使用效用,安全可靠,易维修,配套性和环保等。

(二)医疗设备日常管理

卫生部颁布的《医学科研仪器设备管理暂行办法》是目前各医院仪器管理的基本制度,在此基础上建立并健全管理的实施细则。例如:审批制度;采购、验收入库管理制度;设备档案制度;仪器性能、精确度鉴定制度;使用、维修、保养制度;领发、破损、报废、赔偿制度;使用安全制度及操作规程;使用人员考核制度等。

医院设备要求账目健全,账账相符,账实相符。建立固定资产档案和技术档案。加强医疗设备使用率管理,充分发挥设备使用价值,减少设备资金占用比重,获得较好的经济效益。

(三)仪器和设备维修管理

医院一般都建立器材及医疗设备维修中心,配备一定数量的专业技术人员和维修人员,装备一定数量的测试仪器和机械设备以及必要的修理工具。开展设备保养和检查。检查内容包括两种:一是功能检查,二是精度检查。功能检查指测定的各项功能是否符合仪器说明书和技术文件的要求。精度检查指测定设备的精度,特别是计量仪器,如天平、比色剂等,还需定时地由国家计量部门来检查、鉴定。设备的修理包括强制维修、定期拆修、预防维修、事后维修、速维修、改造维修等。对于大型医疗设备,一般维修都由设备生产企业或专业公司以签订维保合同的形式负责,医院设备管理部门只是配合以及做好日常保养工作。

（四）医疗器械使用的禁止性规定

医疗机构使用无产品注册证书、无合格证明、过期、失效、淘汰的医疗器械的，或者从无《医疗器械生产企业许可证》《医疗器械经营企业许可证》的企业购进医疗器械的，由县级以上人民政府药品监督管理部门责令改正，给予警告，没收违法使用的产品和违法所得，并处罚款；对主管人员和其他直接责任人员依法给予纪律处分；构成犯罪的，依法追究刑事责任。

医疗机构重复使用一次性使用的医疗器械的，或者对应当销毁未进行销毁的，由县级以上人民政府药品监督管理部门责令改正，给予警告，并处罚款；情节严重的，对主管人员和其他直接责任人员依法给予纪律处分；构成犯罪的，依法追究刑事责任。

 思考题

（1）医院药学部(科)的主要任务是什么？

（2）简述处方权的取得和管理。

（3）简述处方药与非处方药的不同。

（4）简述医疗仪器、设备的功能分类。

（5）医院医疗仪器、设备管理的主要内容是什么？

第六章　中医、康复、预防保健与社区卫生服务

 本章提要

▲在世界的医疗体系中,中医学被归类为替代医学中的一支。中医诊病方法主要是:望、闻、问、切。中医治疗方法主要分为:"中药"和"针灸"以及"拔火罐"三种方法。

▲康复医学的三项基本原则:功能锻炼、全面康复、重返社会。康复工作的对象多为慢性疾病患者,以及各种障碍、失能和残障者。

▲现代医学模式要求医院不仅要面向疾病,而且要面向健康;不仅要面向院内,而且要面向社区,建设以医疗、预防、保健、康复、健康教育为一体化的新型医疗体系,向社会提供更好的服务。预防保健和社区卫生服务是医院的重要任务。

第一节　中 医 服 务

中医指中国传统医学，是通过长期医疗实践逐步形成并发展成的医学理论体系。中医与其他传统医学，如藏医、蒙医、苗医等则被称为民族医学。在世界的医疗体系中，中医学被归类为替代医学中的一支。美国食品药品监督管理局在定义"完整医药体系"这个概念时提到中医学。完整医药体系都有一些共同的元素，相信机体有自愈的能力，这种自愈可能涉及了应用情绪、身体和精神的治疗方法。

中医具有完整的理论体系，其独特之处在于"天人合一""天人相应"的整体观及辩证论治。中医治疗着力于协助恢复人体的阴阳平衡，当必须使用药物来减缓疾病的恶化时，还能兼顾生命与生活的品质。

中医学以阴阳五行作为理论基础，将人体看成是气、形、神的统一体，在诊断、治疗疾病时，不孤立地看待某一生理或病理现象，多注重因时、因地、因人制宜。通过望、闻、问、切，四诊合参的方法，探求病因、病性、病位、分析病机及人体内五脏六腑、经络关节、气血津液的变化、判断邪正消长，进而得出病名，

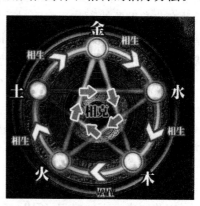

图 6-1　阴阳五行

归纳出症型，以辩证论治原则，制定"汗、吐、下、和、温、清、补、消"等治法，使用中药、针灸、推拿、按摩、拔罐、气功、食疗等多种治疗手段，使人体达到阴阳调和而康复。

一、中医诊病方法

中医诊病，主要有望、闻、问、切四种方法，简称为"四诊"。人体是一个有机的整体，局部的病变可以影响全身；内脏的病变，可以从五官四肢体表各个方面反映出来。所以，通过望、闻、问、切这四种诊断方法，诊察疾病表现在各个方面的症状，就可以了解疾病的病因、性质和它的内在联系，从而为进一步的辩证论治提供依据。

（一）望诊

望诊就是医生用眼睛观察病人全身和局部神色、形态的变化。中医通过大量的医疗实践，认识到人体的外部，特别是面部、舌质、舌苔与内在脏腑有密切关系。病人神情、精神、体态、容貌等反映着脏腑的病变情况。如果五脏六腑产生了病变，就必然反映到体表。因此，通过望诊可以了解机体内部的病变。

中医望诊中最有特色的是"舌诊"，"舌诊"包括看舌质和舌苔。舌质，指的是舌的本体；而舌苔是舌质表面覆盖着的苔垢。看舌质可以了解正气的盛衰，看舌苔可以知道邪气的深浅。舌苔之所以能反映疾病，是因为它通过"胃气"与五脏六腑发生密切的关系，"胃气"就是脾胃的功能状态，它的生理和病理状态对于其他各脏的活动有非常重要的影响。中医对舌象的观察，包括观察舌质的颜色、舌苔的颜色和厚薄，以及舌体的形态等。在临床中，由于舌象能比较准确地反映机体的生理病理状况，所以有人认为舌象是人体生理和病理状况的一面镜子。

（二）闻诊

闻诊就是医生用耳朵来听病人的语言声息，用鼻子来嗅病人身上或者排泄物、分泌物的气味。这些对辨别病情的状态也很有价值。

（三）问诊

有关疾病发生的时间、原因、经过，过去得过什么病，患者病痛的部位，以及生活习惯、饮食嗜好等与疾病有关的情况，都要通过询问病人或家属才能了解。古代医生为了强调"问诊"的重要和概括"问诊"的主要内容，还编了一首"十问歌"："一问寒热二问汗，三问头身四问便。五问饮食六问胸，七聋八渴俱当辨。九问旧病十问因，再兼服药参机变。妇女尤必问经期，迟速闭崩皆可见。再添片语告儿科，天花麻疹全占验。"这说明，中医看病问诊是非常重要的。

（四）切诊

切诊的"切"是用手触摸病人身体的意思。医生用手指在病人身上的一定部位进行触摸或者按压以了解病情的变化，它包括切脉和按诊两个部分。按诊就是医生手按病人的胸腹和触摸病人其他部位的诊法。切脉，平常又叫"摸脉"。全身的脉络在人体内是一个密闭的管道系统，它四通八达，像网一样密布全身。在心气的推动下，血液在脉管里循环周身。所以，只要人体任何一个地方发生病变，就会影响气血的变化而从脉搏上显示出来，中医摸脉能诊病，道理就在这里。

中医切脉的方法有两种，一种叫遍诊法，就是触摸全身各处特定部位的动脉；

另一种也是中医经常采用的，即寸口脉法。"寸口"在手腕后的桡动脉表浅部位，手指轻触感受脉搏的跳动。浮沉的脉象可以辨别疾病的部位，迟数的脉象可以辨别疾病的性质。要辨别疾病的虚实，可以从脉搏是否有力来区分，比如实证的脉就有力，虚证的脉就无力。因为疾病经常是一个复杂的过程，所以脉象也是多样的。祖国医学通过长期的临床实践，总结了丰富的脉学理论。一般常见的脉象，就有 28 种之多，此外还有病情危险时才能看到的怪脉等。

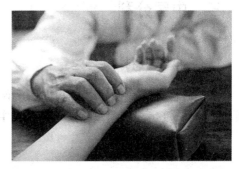

图 6-2　切脉

望、闻、问、切四诊在观察疾病作出诊断的过程中，都有它们各自独特的作用，不能相互取代。四种诊法是一个统一的整体，在临床中必须把它们结合起来，这里说的就是"四诊合参"。此外，由于疾病的表现非常复杂，很多时候疾病的本质和表现出来的现象是不相同的，这需要医生依靠经验判断，分清真假，认识到疾病的本质。

二、中医治疗方法

中医治疗方法主要分为："中药"和"针灸"以及"拔火罐"等方法。

治疗作用分为：补虚药、解表药、清热药、温里药、理气药、消食药、收涩药、祛风湿药、芳香化湿药、利水渗湿药、化痰止咳平喘药、安神药、平肝息风药、活血祛淤药、止血药、泻下药、驱虫药、芳香开窍药。

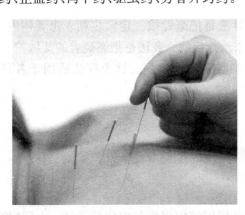

图 6-3　针灸

针灸按人体十四体表经脉循行常用穴位针灸，根据病情的不同和穴位的不同，而选取不同的进针手法和深度及角度。十四经脉为：任脉、督脉、手太阴肺经、手少阴心经、手厥阴心包经、手阳明大肠经、手太阳小肠经、手少阳三焦经、足阳明胃经、足太阳膀胱经、足少阳胆经、足太阴脾经、足少阴肾经、足厥阴肝经。

拔火罐疗法是用罐状器，借火热的作用，使罐中产生负压，吸附在皮肤的穴位上,造成局部充血、瘀血来治疗疾病的一种方法。

三、中医分科

(一) 中医内科

中医内科主要治疗外感病和内伤病两大类。外感病是由外感风、寒、暑、湿、燥、火六淫及疫疠之气所致疾病。内伤病主要指脏腑经络病、气血津液病等杂病。

(二) 中医外科

中医外科主要治疗包括疮疡、瘿、瘤、岩、肛肠疾病、男性前阴病、皮肤病及性传播疾病、外伤性疾病与周围血管病等。

(三) 中医儿科

中医儿科主要治疗小儿疾病。由于小儿的生理特点和病理特点与成人不同,因而治疗的方法和用药也与成人不同。

(四) 中医妇科

中医妇科主要治疗妇女月经病、带下病、妊娠病、产后病、乳房疾病、前阴疾病和妇科杂病。中医治疗妇人疾病,如功能失调性子宫出血、子宫内膜异位症等具有一定优势。

(五) 针灸科

中医针灸是针刺法和灸法的合称。针法是把毫针按一定穴位刺入患者体内,用捻、提等手法,通过对经络腧穴的刺激来治疗疾病。灸法是把燃烧着的艾绒按一定穴位熏灼体表的经络腧穴,利用热的刺激来治疗疾病。针灸疗法适用于各科疾病。

(六) 中医五官科

主要治疗耳、鼻、咽喉、口腔疾病、眼睛疾病。

(七) 中医骨伤科

中医骨伤科学是一门防治骨关节及其周围筋肉损伤与疾病的学科。古属"疡医"范畴,又称"接骨""正体""正骨""伤科"等。中医骨伤历史久,具有丰富的学术内容和卓著的医疗成就。

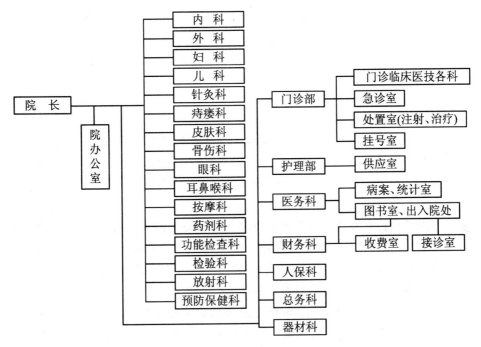

图 6-4　中医院常见机构设置图

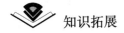 知识拓展

中药

中药,是指在中国传统医术指导下应用的药物。中药按加工工艺分为中成药、中药材。中药主要由植物药(根、茎、叶、果)、动物药(内脏、皮、骨、器官等)和矿物药组成。因植物药占中药的大多数,所以中药也称中草药。

由于药物中草类占大多数,所以记载药物的书籍便称为"本草"。现知的最早本草著作称为《神农本草经》,著者不详。明代的伟大医药学家李时珍编《本草纲目》,载药 1 892 种,附方 11 000 多个。现代中药已经向服用方便、吸收快捷、计量准确、安全清洁、携带便利,不需煎煮的方向发展。

服用中药的禁忌:

① 中药配伍禁忌:某些药物因配方后可产生相反、相恶关系,使彼此药效降低或引起毒副反应,因此禁忌同用。

② 孕妇用药禁忌:主要为避免动胎、堕胎,对相关药物必须忌用。

③ 服药期间饮食禁忌，俗称忌口。

④ 中药汤剂禁忌过夜服用。

⑤ 中药不宜加糖服用。

⑥ 滥服中草药会出现中草药肾毒性反映，有的会导致肾炎和急性肾功能衰竭。

中草药大都是生药，在出售之前一般都进行了加工炮制，煎煮之前一般没有必要淘洗。煎药器具以砂锅、瓦罐为好，忌用铜、铁器皿。

多数药物宜用冷水浸泡60分钟。水的用量一般为：第一遍煎煮时将中医饮片适当加压后，以液面淹没过饮片约2厘米为宜；第二遍用水量可少一些。头遍煎结束后，将药汁滤出，重新加水至高出药平面0.5～1厘米即可。

煎煮中药应注意火候与煎煮时间。火候指火力大小与火势急慢（大火、急火称为武火，小火、慢火称为文火）。中药煎煮一般要煎煮2～3次，最少应煎2次。一般未沸前用武火，沸后用文火。一般头煎的煮沸后再用小火煎20～30分钟，二煎煮沸后再用小火煎10～20分钟。

用于治疗感冒的解表中药或清热药煎煮时间可缩短5～10分钟，而用于治疗体虚的滋补中药煎煮时间宜增加10～20分钟。在煎煮过程中，尽量少开锅盖，以免药味挥发。

中药煎煮后每次所取得的药液量成人一般为150毫升，学龄期儿童为100毫升，婴幼儿为50毫升。

第二节　康复医学

康复（Rehabilitation），是重新得到能力或适应正常社会生活的意思，是综合协调地应用各种措施，以减少病伤残者身心、社会功能障碍，使病伤残者能重返社会。康复医学又称第三医学（临床医学为第一医学，预防医学为第二医学）。在现代医学体系中，已把预防、医疗、康复相互联系，组成一个统一体。

康复医学是一门以消除和减轻人的功能障碍，弥补和重建人的功能缺失，设法改善和提高人的各方面功能为目的的医学学科，也就是功能障碍的预防、诊断、评估、治疗、训练和处理的医学学科。运动疗法、作业疗法等是现代康复医学的重要内容和手段。

康复医学的三项基本原则：功能锻炼、全面康复、重返社会。

在康复医学发展的初期是以骨科和神经系统的伤病为生,近年来心脏病、肺部疾病的康复,癌症、慢性疼痛的康复也逐渐展开。精神病、感官(视、听)和智力障碍也列入康复医学的范围。康复医学包括康复预防、康复评定和康复治疗。

一、康复预防

康复预防由三级预防组成。一级预防是指预防伤病的发生,包括健康教育、安全教育、优生优育、不吸烟、不饮酒等。二级预防是指残损一旦发生,只要可能,就要进行早期有效的治疗,防止长期残疾。三级预防包括以防止残损、残疾转变为残障或减少残障影响为目的的所有措施。

二、康复评定

康复评定是康复治疗的基础。康复评定不单是寻找疾病的病因和诊断,也是客观地、准确地评定功能障碍的性质、部位、范围、严重程度、发展趋势、预后和转归。评定工作一般在治疗的前、中、后进行一次,根据评定结果,制定、修改治疗计划和对康复治疗效果做出客观的评价。

三、康复治疗

康复治疗的常用方法是物理疗法、运动疗法、作业疗法、言语矫治、康复护理等。

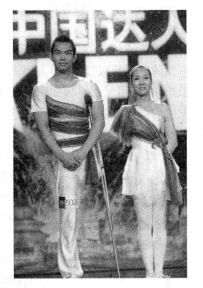

图 6-5　首届中国达人秀翟马组合
注:(翟孝伟、马丽)残疾青年舞蹈组合。

解决患者的功能障碍由康复治疗组的形式完成。小组的领导人为康复医生,其他成员包括理疗师、体疗法师、作业疗法师、言语矫治师、心理治疗师、假肢与矫形器师、文体治疗师、社会工作者等组成。各专业人员对患者的功能障碍提出各自的对策,然后由康复医生归纳总结为一个完整的治疗计划,由各专业分头实施。

康复工作的对象多为慢性疾病患者,以及各种障碍、失能和残障者。康复医学并不是医疗后的延续,也不是临床医疗的重复,而是从治疗的第一阶段就开始并进。

卫生部规定二、三级医院必须设立康复医学科,属于一级临床科室。社区康复是康复医疗与初级卫生保健的结合,是康复工作中很重要的一环。综合医院的康复科开展社区康复工作是重要的社会责任。

第三节　预防保健与社区卫生服务

现代医学模式要求医院不仅要面向疾病,而且要面向健康;不仅要面向院内,而且要面向社区,建设以医疗、预防、保健、康复、健康教育为一体的新型医疗体系,向社会提供更好的服务。预防保健和社区卫生服务是医院的重要任务。

一、预防保健的概念

医院的预防保健工作是在预防医学指导下的医疗服务工作。

预防医学是以"环境—人群—健康"为模式,以人群为研究对象,以预防为主要思想指导,运用现代医学知识和方法研究环境对健康影响的规律,制定预防人类疾病发生的措施,实现促进健康,预防伤残和疾病为目的的一门科学。

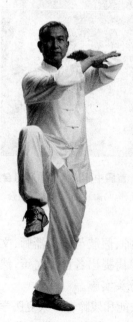

图 6-6　太极

预防医学的特点包括:工作对象包括个体和群体,工作重点是健康和无症状患者,对策与措施更具积极预防作用,更具人群健康效益,研究方法上更注重微观和宏观相结合,研究重点是环境与人群健康之间的关系。

该学科应用现代医学及其他科学技术手段研究人体健康与环境因素之间的关系,制定疾病防治策略与措施,以达到控制疾病,保障人民健康,延长人类寿命之目的。随着医学模式的发展,该专业日益显示出其在医学科学中的重要性。

保健是一种综合的维持健康的养生行为,是运用运动、饮食和心理调节等方法来促进人体的健康。保健追求的不仅仅是长寿,更重要的是生活品质的提高。保健的方法很多。中国的传统养生流派较多,总体来讲主要分为精神、动形、固精、调气、食养、药饵等。很多传统养生保健方法也很有效,比如推拿按摩、拔罐、食疗、针灸、五禽戏、太极拳、书画、气功等。

二、三级预防体系

三级预防是疾病预防的核心。它是根据目前对疾病病因、机体调节功能和代偿情况以及对疾病自然进程和转归的了解的基础上来进行的。因此，在疾病发生和发展的每一阶段，都可以采取适当的措施，来预防疾病的产生与恶化。

第一级预防。又称病因预防。这是针对疾病易感期而采取的预防措施，即无病防病。目的是从根本上防止疾病及意外伤害，是疾病预防的最高目标。第一级预防的主要目的是在去除病因作用后维持健康，或是针对病因采取直接措施，改善生活和生产环境，减轻由于生物、理化、社会、心理因素等对人体的有害作用，提高预防和抵抗疾病的能力。一般而言，对致病因素明确的疾病或状态均应以第一级预防为重点，如传染病、地方病、职业病、营养不良、出生缺陷以及生活生产意外等。

第二级预防。为发病前期和发病早期实施的预防措施。通过对高危人群进行筛查，使疾病得到早期发现、早期诊断和早期治疗，故又称"三早"预防。第二级预防的目的是在发病前期或发病的早期阶段把病人检查出来，给予及时的早期治疗，阻断疾病临床阶段发展，或防止成为携带（虫）者，或防止疾病迁延成慢性，或缩短疾病过程。因此第二级预防不仅有利于中止个体疾病的进一步演变或产生并发症，而且有利于防止群体疾病的蔓延。对于病原体或致病因素尚不完全明确的疾病，如各种慢性病等的预防，应以第二级预防为重点。

第三级预防。第三级预防主要是对已病的患者进行适时、有效的处置，加速生理、心理和社会康复，减少并发症和后遗症的发生，避免因病致残。这对于最大限度地改善病人的生活质量，减轻疾病负担，延长健康期望寿命有着积极作用。良好的医疗服务特别是社区医疗服务是实现第三级预防的基础。

三、医院预防保健与社区卫生服务

医院以医疗为中心，扩大预防，面向社会，大力开展预防保健工作是各级医院的重要职责。医院要贯彻预防为主的方针，建立相应的组织机构，如预防保健科来负责这一工作的组织和实施，从事相应的院内、外预防保健工作，医院的医务科、门诊部、护理部等职能科室应积极配合和参与。医院可根据自身的人力、物力、设备等优

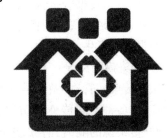

图 6-7　社区卫生服务机构标志

势,建立慢性病防治科、社区保健科、全科医疗站等新型的预防保健组织,利用预防保健科、家庭病床科等组织开展慢性非传染病的防治工作,并要建立健全与基层单位协作的慢性病防治网络。

社区卫生服务是以基层卫生机构为主体,全科医师为骨干,以人的健康为中心,以解决社区主要卫生问题、满足基本卫生服务需求为目的,开展预防、医疗、保健、康复、健康教育、计划生育技术服务等为一体的基层卫生服务。

目前我国医院预防保健工作和社区卫生服务的主要任务有以下几个方面:

(一) 疾病筛检和健康检查

疾病筛检即疾病的普查普治,是指对社会某一人群的有关疾病,专门组织的医学检查,并对检查出的疾病给予相应的治疗。疾病的普查可以是对社会某一特定人群进行全面系统的检查,如老年病、妇女病等的普查,也可以是根据工作或科研的需要,对某种疾病的普查普治,如在学校中进行龋齿、沙眼、近视等单一疾病的普查,为降低中风发病率而对一定年龄的人群开展的高血压普查普治等。健康检查是指对个人或集团人群进行的身体健康情况检查。目的是早期发现、早期诊断、早期治疗疾病,早期采取措施预防疾病。

(二) 传染病管理

传染病管理的主要任务是:迅速掌握和报告疫情,及时处理疫源地,有效切断传播途径,保护易感人群,控制和消灭传染病的发生和蔓延。预防保健科应组织有关单位,定期检查医院内有关传染病疫情报告情况,并要定期进行统计和分析。

1. 疫情报告

医院报告是我国疫情信息的主要来源,疫情报告工作是各级医疗卫生单位的法定责任,当各级医疗卫生机构的医务人员发现传染病人或疑似传染病人、病原携带者时,应填写传染病报告卡,按国家规定时限,向当地防疫机构报告疫情,同时做好疫情登记。医院要定期检查院内有关传染病疫情报告情况,定期进行统计分析,防止漏报情况发生。

2. 传染病隔离

做好传染病管理,做到早发现、早治疗、早隔离。要对我国规定管理的甲、乙类传染病,按各种不同传染病访视常规进行家庭病床管理,并要根据不同传染病特点,做好传染源的隔离、消毒、护理等指导,以及做好接触者的检疫工作。

3. 制定措施

根据不同传染病的传播途径,要制定相应的措施,指导基层做好饮食、水源、粪便等卫生管理和消毒杀虫、灭鼠等工作。

4. 做好易感人群的保护工作

做好易感人群的保护工作,提高人群的非特异性和特异性防病能力。开展各种预防接种和预防服药等工作,并要加强卫生防病知识的宣传教育,培养人们良好的卫生行为和生活习惯,提高群众防病知识水平。

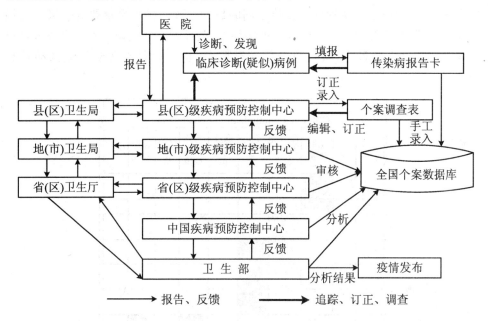

图6-8　传染病上报流程图

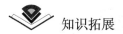　知识拓展

传染病分为甲类、乙类和丙类

甲类传染病是指:鼠疫、霍乱。

乙类传染病是指:传染性非典型肺炎、艾滋病、病毒性肝炎、脊髓灰质炎、人感染高致病性禽流感、麻疹、流行性出血热、狂犬病、流行性乙型脑炎、登革热、炭疽、细菌性和阿米巴性痢疾、肺结核、伤寒和副伤寒、流行性脑脊髓膜炎、百日咳、白喉、新生儿破伤风、猩红热、布鲁氏菌病、淋病、梅毒、钩端螺旋体病、血吸虫病、疟疾。

丙类传染病是指:流行性感冒、流行性腮腺炎、风疹、急性出血性结膜炎、麻风病、流行性和地方性斑疹伤寒、黑热病、包虫病、丝虫病,除霍乱、细菌性和阿米巴性痢疾、伤寒和副伤寒以外的感染性腹泻病。

上述规定以外的其他传染病,根据其暴发、流行情况和危害程度,需要列入乙类、丙类传染病的，由国务院卫生行政部门决定并予以公布。

《中华人民共和国传染病防治法》

（三）预防接种

预防接种是指将人工制备的某些生物制品接种于易感人群，使机体产生某种传染病的特异性免疫，达到预防该传染病的目的。预防接种是重要的一级预防措施，医院预防保健要建立儿童计划免疫接种卡，按计划开展预防接种。医务人员可以深入社区设立接种点，或提供上门接种服务，也可以是在医院设立预防接种门诊。

儿 童 计 划 免 疫 程 序 表
Clildren's lmmunization Schedule in

年龄	卡介苗	乙肝疫苗	脊髓灰质炎活疫苗	百白破	麻疹活疫苗	乙脑灭活疫苗	乙脑活疫苗	流脑疫苗	风疹
出生时	初种	第一针							
1足月		第二针							
2足月			初免第一次						
3足月			初免第二次	初免第一针					
4足月			初免第三次	初免第二针					
5足月				初免第三针					
6足月		第三针				初免两针*		初免两针*	
8足月					初免				
1岁						初免	加强		初免
1.5~2岁			加强	加强			加强		
3岁								加强	
4岁			加强		加强	加强			
5岁									
6岁						加强	加强	加强	
7岁				加强（白破）					
10岁									
预防的疾病	结核病	乙型肝炎	脊髓灰质炎	百日咳、白喉、破伤风	麻疹	乙脑	乙脑	流脑	风疹

图 6-9　计划免疫程序表

（四）家庭病床

家庭病床是指医院为方便病人,选择适宜在家庭环境中医疗和康复的病种,如慢性病、老年病、肿瘤病等,在病人家中建立病床,开展医疗保健服务。建立家庭病床可以缓解看病难、住院难的问题;方便病人就医,解决老龄慢性病人活动困难、就医不便等老年医疗康复问题;减少医疗费用,可减轻公费劳保医疗费用开支和家庭负担;也有利于医务人员树立良好的医德医风,深入社区为居民服务。

（五）老年保健和慢性非传染病的防治

老年保健是指 60 岁以上老人采取的各种医疗预防保健措施。包括了解社区老年人的基本情况和健康状况,指导老年人进行疾病预防和自我保健,建立健全老年医疗保健机构,有条件的医院应设立老年病科、老年病门诊等。开展重点慢性非传染性疾病的高危人群监测,进行健康指导、行为干预等。

（六）计划生育技术指导与优生学服务

要做好计划生育宣传工作,贯彻以避孕为主的方针,要做好节育科学知识的普及工作,帮助群众掌握节育知识,做到知情选择药物、工具或手术等适宜的节育措施。开展各种节育手术。开展优生学指导,提供遗传咨询、产前诊断、选择性流产和妇幼保健等。

（七）健康教育和医疗保健咨询

医院的健康教育包括院内患者健康教育和院外的社区健康保健。院内健康教育旨在劝告病人及其家属改变不良的个人行为和生活方式,以降低疾病的危害因素,并介绍当前常见病、多发病的防治方法。医院可根据条件设立健康咨询门诊,对群众关心的医疗保健问题予以解答和进行指导。

 思考题

(1) 简述中医学理论及诊病、治疗方法。

(2) 简述三级预防体系构成。

(3) 简述传染病疫情报告的基本要求。

(4) 简述医院预防保健机构的设置。

第七章　当今医学发展的重要课题

 本章提要

▲生物—心理—社会医学模式是以充分肯定生物因素为前提的，把生物、心理和社会因素作为一个坐标系，把人的心理活动纳入视野，把人的健康和疾病放在社会系统中去理解，使医学模式更加趋于合理和完善。

▲循证医学为："慎重、准确和明智地应用目前可获取的最佳研究证据，同时结合临床医师个人的专业技能和长期临床经验，考虑患者的价值观和意愿，完美地将三者结合在一起，制定出具体的治疗方案。"

▲临床路径是指针对某一疾病建立一套标准化治疗模式与治疗程序。

▲现代医学技术发展迅猛，介入医学、移植医学、人造器官、内镜技术等对临床医学的发展起到了极大的推动作用。

▲基因组医学、转化医学和"3P"医学等新兴的医学领域的兴起，拓展了传统医学领域，也可能带来医学的革命性进步。

第一节　重要的医学理念

一、现代医学模式

医学模式(Medical Model)是人类在医学科学的发展和医学实践活动过程中逐渐形成的观察和处理医学领域中有关问题的基本思想和主要方法。

医学模式又叫医学观,是人们从总体上认识健康和疾病以及相互转化的哲学观点,包括健康观、疾病观、诊断观、治疗观等,影响着某一时期整个医学工作的思维及行为方式,从而使医学带有一定的倾向性、习惯化了的风格和特征。

医学模式的演变经历了:神灵主义医学模式,自然哲学的医学模式,机械论的医学模式,生物医学模式和现代医学模式。现代医学模式即生物—心理—社会医学模式(也有人提出生物—心理—社会—环境四者相结合的新医学模式)。

(一)生物医学模式

生物医学模式(Biomedical Model)是指建立在经典的西方医学基础之上,尤其是细菌论基础之上的医学模式。由于其重视疾病的生物学因素,并用该理论来解释、诊断、治疗和预防疾病以及制定健康保健制度,故被称为生物医学模式。

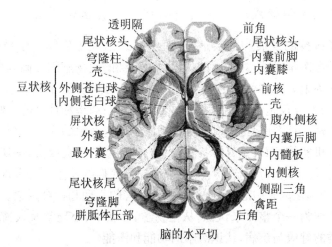

脑的水平切

图 7-1　脑切面图

生物医学模式的基本特征是注重人的生物学指标的测量,忽视病人的心理、行为和社会性;它认为任何疾病(包括精神病)都能用生物机制的紊乱来解释,都可以在器官、组织和生物大分子上找到形态、结构和生物指标的特定变化。

首先,生物医学模式广泛采用分析为主的方法,强调分科研究,从横向来看分科越来越细,从纵向来看分化日益深入,分支学科越来越多。这使近代医学在人体细节至细胞层次上的认识日益精确,又使对人体内在的有机联系和系统整体上的生命机制有所忽视。其次,使用还原方法探索生命过程中物理、化学变化的根据,对任何疾病都企图追求明晰的第一病因及实在对策。其三,在观察实验的基础上,从事实出发来认识生命现象。

生物医学模式对近代西方医学的发展起了巨大的推动作用,为现代医学奠定了强大的基础。如在这一时期,实验医学已发展成具有众多学科的庞大科学体系;它将人视为生物,强调各种理化检测手段和高技术医学领域渗透;将医学技术化,注重仪器设备的研制和开发应用,从而使医疗卫生领域成为技术竞争的巨大市场。在生物医学模式的指引下,人们在对抗传染病和主动预防某些疾病方面取得了巨大成果。在20世纪上半叶,人们广泛采用预防接种、杀菌灭虫和应用抗生素防止疾病,在短短几十年里明显降低了急、慢性传染病和寄生虫病的发病率和死亡率。它的另一个功劳是在普及生命科学的同时,开展社会卫生防疫方面取得了很大的成绩。生物医学模式中没有宗教迷信和神秘主义的位置,很大程度地消除超自然的因素,扫除宗教神学的影响,倡导科学的生命观、人体观和疾病观,促进了医学知识的普及。

(二) 现代医学模式——生物—心理—社会医学模式

随着医学科技的发展和社会进步,医学模式已经由生物医学模式发展为生物—心理—社会医学模式,对病因的认识也由单纯的生物病因提高到生物、心理和社会的综合病因上。无病就是健康已经成为传统的健康观,世界卫生组织对健康的定义为"健康不仅仅是没有疾病和衰弱,而是身体、心理和社会的完好状态"。

生物—心理—社会医学模式认为,作为医学研究对象的人,不仅是由各种器官组织构成的有机实体,而且是具有各种复杂心理活动的社会成员,一切不良精神刺激、不恰当的生活方式、行为与环境因素都可导致疾病的发生。许多疾病并不是细菌、病毒和各种理化因素引起的,而是根源于有害的心理和社会因素。它主张在更高层次上把人作为一个整体来认识,从生物学、社会学、心理学及人文学等诸多方面来考察人类的健康与疾病,认识医学的功能和潜能。

生物—心理—社会医学模式并不否认生物因素的重要性,并且是以充分肯定生物因素为前提的,它把生物、心理和社会因素作为一个三维坐标系,把人的心理活动纳入视野,把人的健康和疾病放在社会系统中去理解,使医学模式更加趋于合理和完善。

(三)影响生物—心理—社会医学模式形成和发展的因素

1. 疾病谱和死亡谱[1]的变化

目前,影响人类健康的主要疾病和死亡原因,已经由过去的以急慢性传染病为主,逐步转变为以慢性非传染病为主。世界各国都出现了以心脏病、脑血管病、恶性肿瘤占据疾病和死因的主要位置的趋势。据我国相关调查表明,在心、脑血管病和恶性肿瘤的病因中,生活方式和行为均占第一位,8 种主要死因中半数以上生活方式也占第一位。

2. 人类对卫生保健需求的提高

随着生活水平在不断提高,人们不仅仅满足对疾病的防治,对医疗卫生保健需求,已经超越了生物机体为维持生命的基本卫生需求,而上升到满足人类心理和社会的更高层次的卫生保健需求。据资料报道,美国近年来研究初诊病人中约有50%为心身性疾病。据报道我国约占 30%。

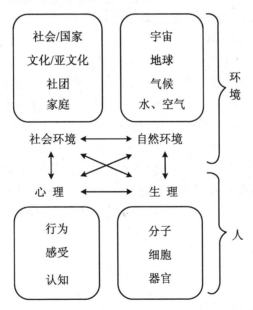

图 7-2　强调层次和连续体示意图

---

①　疾病谱是指将疾病按其患病率的高低而排列的顺序;死亡谱是各种死亡原因占总死亡原因的百分比,由高到低的排列顺序。

3. 医学发展的社会化

医学发展的社会化是指从个人分散医学活动转变为社会分工协作进行医学活动的过程。各种疫苗、预防接种、杀菌灭虫药物的广泛开展和应用,配合社会的政策,就能够有效地控制或减少疾病对人类的威胁。对待慢性非传染性疾病,如心脏病、原发性高血压、恶性肿瘤等的预防要靠社会措施。

4. 人类对生命认识的不断深化

人们在保护健康和与疾病作斗争中积累和总结经验,对生命的认识不断深化,许多疾病发生和变化的本质,也由生物本质发展到社会本质来认识。把人的健康、疾病现象与心理、社会因素联系起来考虑,并用心理与社会学方法来解决。

(四) 医学模式转变的意义

医学模式的转变,非常有利于医务人员从自然科学和人文社会科学汲取营养。现代医学模式主张在更高层次上把人作为一个整体来认识,从生物学、社会学、心理学及人文学等诸多方面来考察人的健康与疾病,认识医学的功能和潜能,从而对医务人员的综合素质提出了新的要求,注意自然科学与人文科学的融合:疾病不但是一种生物状态,也是一种社会状态;判定人是否患病,不仅要考虑生物学状态,还要考虑心理和社会学的变量。既符合了时代的要求,也是医学科学发展使然。

医学模式的转变最本质的意义是能促进医学更好的发展。过去,从生物学的观点出发,无病就是健康,侧重于有病治病,认为健康取决于好的医疗,只有医生才能把握你的健康,治病总是要用药的。现代的生物—心理—社会医学模式要求医疗卫生服务的任务不仅是在身体上恢复健康,而且要在心理上、社会上改造和完善人。医疗卫生服务必须从生理服务扩大到心理服务,从治疗服务扩大到预防服务,从院内服务扩大到院外服务,从技术服务扩大到社会服务,防治结合、预防为主,把预防和促进健康的服务放在卫生服务的首位。用新的医学模式指导个体和群体的预防、诊断、治疗与康复,促进治疗疾病和预防保健的统一,使医学更好地发展。

二、循证医学

(一) 循证医学的概念

循证医学(Evidence-Based Medicine,EBM),意为"遵循证据的医学",又称实证医学。循证医学是从 20 世纪 90 年代以来在临床医学领域内迅速发展起来的一门新兴学科,是一门遵循科学证据的医学,其核心思想是"任何医疗卫生方案、决策的确定都应遵循客观的临床科学研究产生的最佳证据。"

循证医学的定义为："慎重、准确和明智地应用目前可获取的最佳研究证据,同时结合临床医师个人的专业技能和长期临床经验,考虑患者的价值观和意愿,完美地将三者结合在一起,制定出具体的治疗方案。"

(二) 循证医学的证据

显然,现代循证医学要求临床医师既要努力寻找和获取最佳的研究证据,又要结合个人的专业知识包括疾病发生和演变的病理生理学理论以及个人的临床工作经验,结合他人(包括专家)的意见和研究结果;既要遵循医疗实践的规律和需要,又要根据"病人至上"的原则,尊重患者的个人意愿和实际可能性,尔后再做出诊断和治疗上的决策。

证据是循证医学的基石,遵循证据是循证医学的本质所在。临床研究者和应用者应尽可能提供和应用当前最可靠的临床研究证据是循证医学的关键。

临床证据主要来自大样本的随机对照临床试验(Randomized Controlled Trial,RCT)和系统性评价(Systematic Review)或荟萃分析(Meta-Analysis)。

循证医学提供的多种证据,其临床应用的价值并非都是相同的,因而需要对这些证据作评价分级。治疗研究依据按质量和可靠程度大体可分为以下五级(可靠性依次降低):

一级:按照特定病种的特定疗法收集所有质量可靠的随机对照试验后所作的系统评价或 Meta 分析。

二级:单个的样本量足够的随机对照试验结果。

三级:设有对照组但未用随机方法分组的研究。

四级:无对照的系列病例观察,其可靠性较上述两种降低。

五级:专家意见。

非治疗性的研究依据(病因、诊断和预后等)则不一定强调随机对照试验。

其中一级和二级为最佳证据,均来自大样本的随机对照临床试验,或对这些随机对照临床试验所作的系统性评价和荟萃分析。这类证据可认为是评价临床治疗效果的金标准,也是借以做出临床决策的可靠依据。在没有这些金标准的情况下,可依此使用其他级别的证据作为参考依据但应明确其可靠性依此降低,当以后出现更高级别的证据时就应尽快使用。

(三) 循证医学与传统经验的区别

传统医学强调的证据和循证医学所依据的证据并非一回事。在传统医学的模式下医师详细询问病史、系统做体检,进行各种实验室检查,力求从中找到有用的证据——阳性发现;医师试验性地应用治疗药物,观察病情的变化,药物的各种反应,从而获取评价治疗方法是否有效,是否可行的证据。利用这些证据,临床医师可以评估自己的处理是否恰当。如果效果不理想,则不断修正自己的处理方案。在实践中临床医师从正反两方面的经历中逐渐积累起临床经验,掌握了临床处理各种状况的方法和能力。这种实践仍然应该受到鼓励,这种个人的经验仍然值得重视,但此种实践存在局限性,因为它所反映的往往只是个人或少数人的临床活动,容易造成偏差,以偏概全。一些新的药物或治疗方法由于不为临床医师所了解而得不到应用;一些无效或有害的治疗方法,由于长期应用已成习惯,或从理论上、动物实验结果推断可能有效而继续被采用。理论上可能有效或动物实验中提示有效的治疗方法并不一定会在临床上产生有益的治疗效果。一种治疗方法的实际疗效,必须经过随机对照临床试验的验证,仅仅根据个人或少数人的临床经验和证据是不够的。

(四) 循证临床实践的基本步骤

循证医学在临床中实践包括 5 个步骤,有人用"FIREE"来概括:F:提出临床可回答的问题(Formulate an Answerable Question);I:寻找证据(Information Search);R:评价证据的可靠性(Review of Information and Critical Appraisal);E:将证据应用于临床实践(Employ Your Result in Your Clinical Practice);E:评价实践效果(Evaluate Your Performance)。

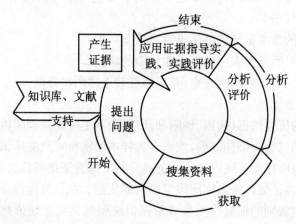

图 7-3　循证医学步骤

1. 提出临床问题

临床问题是医生在诊断和治疗患者的过程中遇到的实际问题。根据关注角度不同,可以分为 4 类:治疗问题、诊断问题、病因和不良反应问题、预后问题。医师需要将问题翻译成可检索、可回答的问题。

2. 寻找证据

目前医生常用的数据库可分为两大类:一类是原始文献数据库,如 Pubmed、Embase、Cochrane 图书馆等。使用这类数据库时效性强,免费检索,能获得最新、最前沿的临床研究证据,缺点是需要医生有较强的临床流行病学知识进行评价分析,比较费时费力。另一类是现代模式的数据库,也称为二次分析数据库,如 Up-ToDate、Best Evidence、EBM guidelines、MD consult 等。它的优点是由专家进行原始文献的筛选、评价和分析,临床医生检索到证据后可直接应用;缺点是时效性差些,往往不是免费的。

3. 评价证据

循证医学强调要使用当前最佳的临床证据。根据研究问题不同(治疗、诊断、预后、病因研究),按质量和可靠程度分级。EBM 并不排斥证据级别较低的研究,如果当前没有更高级别的研究证据,可依次使用其他证据。

4. 应用证据

单凭证据不可能做出临床决策。临床决策常受卫生政策、患者意愿、文化背景、可利用资源等多方面因素的制约。使用证据时需将证据、临床经验及患者的价值观结合起来综合考虑,并让患者理解权衡诊疗利弊的重要性,通过沟通和解释与患者共同作出最佳决策。

5. 效果评价

最后一步需了解应用证据进行临床实践后的效果,进一步指导今后的实践。临床医生需随诊患者,进行效果评价,好则推而广之,不好则分析原因,找出问题,并针对问题进行新的循证和实践。

循证医学带来了一场医学革命,但也不是完美无缺的,更不是万能的。在临床实践中不能夸大其作用,更不能生搬硬套。循证医学不能解决所有问题,多数临床问题尚无相应证据。不确定性是临床医学的基本特征,在科学性和不确定性之间寻求最佳平衡点,是临床医学艺术性的体现,也是医生综合素质的反映。

实践循证医学推动医生基于问题的学习,引导医生不断探索。作为一个当代的临床医师,应该学会在自己的临床工作中开展循证医学。

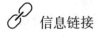 信息链接

如何在临床中实践循证医学

http://www.pumch.cn/Item/8931.aspx

三、临床路径

临床路径(Clinical Pathway)是指针对某一疾病建立一套标准化治疗模式与治疗程序,是针对特定疾病的诊疗流程、注重治疗过程中各专科间的协同性、注重治疗的结果、注重时间性。

传统诊疗路径是每位医师的个人路径,不同医院,不同医师个人针对某一疾病可能采用的不同治疗方案。临床路径通过设立并制定针对某个可预测治疗结果病人群体或某项临床症状的诊疗标准化规范,规范医疗行为,提高医疗执行效率,降低成本,提高质量。

(一)产生背景

1985 年美国马萨诸塞州波士顿新英格兰医疗中心(The New England Medical Center,NEMC)的护士 Karen Zander 第一个运用临床路径。其前提是美国政府为了遏制医疗费用的不断上涨,1983 年 10 月 1 日以法律的形式确定了"诊断相关分类为付款基础的定额预付款制(DRGs-PPS)",用于老年医疗保险(Medicare)和贫困医疗补助(Medicaid)方案的住院医疗费的支付,即同一种诊断相关分类(DRGs)病人均按同样的标准付费,与医院实际的服务成本无关。这样,医院只有在所提供服务花费的成本低于 DRGs-PPS 的标准时,医院才能盈利。新英格兰医疗中心采用临床路径方法被证实既可缩短住院天数,节约护理费用,又可以达到预期的治疗效果。此后,该模式受到了美国医学界的重视,许多机构纷纷效仿,并不断发展,逐渐成为既能保证医疗质量,又能节约资源的治疗标准化模式。

(二)临床路径的内容

临床路径是依据循证医学,针对某种疾病或某种手术方法制定的一种治疗模式,让患者从住院到出院都依此模式接受治疗。路径完成后,组织内成员再根据临床路径的结果分析和评价每一例患者的差异,以避免下一例患者住院时发生同样的差异或错误,依此方式来控制整个医疗成本并维持或改进医疗质量。

临床路径包含以下内容或执行流程:疾病的治疗进度表;完成各项检查及治疗项目的时间、流程;治疗目标;有关的治疗计划和预后目标的调整;有效的监控组织与程序。

临床路径的具体执行包含以下几方面内容:患者病历及病程记录,以日为单位的各种医疗活动多学科记录,治疗护理及相关医疗执行成员执行相关医疗活动后签字栏,变异记录表,分开的特殊协议内容。

　　临床路径所设立的内容应当不断更新,与疾病的最新治疗标准或治疗指南保持一致,同时临床路径也是整个治疗过程的行之有效的记录模式,该模式允许治疗方案根据病人的具体情况进行恰当的调整。

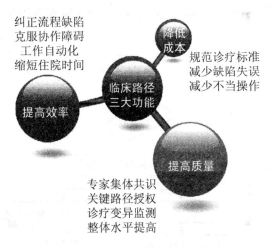

图 7-4　临床路径功能

(三) 临床路径实施要求

　　路径的制定是综合多学科医学知识的过程,这些学科包括临床、护理、药剂、检验、麻醉、营养、康复、心理以及医院管理,甚至有时包括法律、伦理等。路径的设计要依据住院的时间流程,结合治疗过程中的效果,规定检查治疗的项目、顺序和时限,其结果是建立一套标准化治疗模式。

　　实施临床路径,要求在实际应用中,不断遵循疾病指南、循证医学的进展调整路径的实施细则,使之符合医学科学的发展,从而提供给患者最新的治疗手段与最优化的治疗方案;实施临床路径,可以加强学科之间、医护之间、部门之间的交流;保证治疗项目精细化、标准化、程序化,减少治疗过程的随意化;提高医院资源的管理和利用,加强临床治疗的风险控制;缩短住院周期,降低费用;实施临床路径,还可以为无相关经验人员提供教育学习机会;同时,改善病人教育,提高病人及家属参与治疗过程的主动性也是实施临床路径的内容。

　　实施临床路径时有时会产生变异,即任何不同于临床路径的偏差。应对变异的措施包括:收集、记录变异,分析变异,确定是不是应该修改临床路径等。

(四) 我国临床路径建设

　　我国临床路径管理试点工作于 2009 年 12 月展开,为指导医疗机构开展临床路径管理工作,卫生部分别于 2009 年 10 月 13 日、12 月 7 日组织制定和颁发了《临床路径管理指导原则(试行)》《临床路径管理试点工作方案》,并于 2010 年1 月 5 日公布了《临床路径管理试点工作试点医院名单》。在卫生部指定和各省(市)推荐的基础上,经筛选,最终确定了 23 个省(市)110 家医院作为卫生部临床路经管理试点单位。

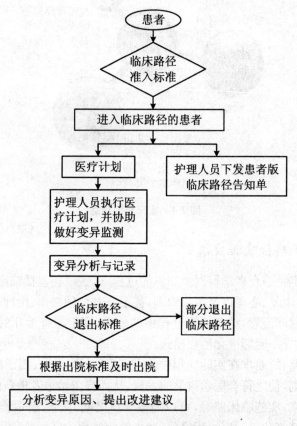

图 7-5 临床路径实施流程

截至 2011 年底,全国 3 467 家医院的 25 503 个科室开展临床路径管理,其中,医院数量占公立医院数量的 46.9%。2011 年,全国开展临床路径管理病例数为1 414 543 例,完成率达到 89.43%。

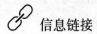 信息链接

中国临床路径网

http://www.ch-cp.org.cn/

第二节　先进的医学技术

一、介入医学

介入医学是依靠医学影像设备的引导,利用穿刺和导管技术对疾病进行诊断和治疗,并以治疗为主的一门学科。它具有定位准确、创伤小、并发症少、疗效高、见效快、可重复性强等特点。介入治疗已成为和内科治疗、外科治疗并列的第三大临床治疗手段。

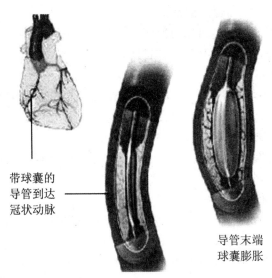

带球囊的
导管到达
冠状动脉

导管末端
球囊膨胀

图 7-6　介入

目前介入技术的应用已渗透到临床各学科,根据技术实施的途径不同,可大致分为血管内介入和非血管内介入两大类。按目的不同又可分为诊断性介入和治疗性介入。从影像导引设备来看,血管内介入主要是在数字减影血管造影机下进行;而非血管性介入的导引设备比较多,主要的有超声、血管或胃肠造影机、CT、MRI 等。

(一)介入医学的特点和作用

(1)它借助了现代科学技术的最新发明和一系列成果,如超声、磁共振成像、CT、数字减影血管造影等技术,使大夫们精确透视人体的愿望成为现实。在这些先进设备的引导下,介入医学可以将导管准确插入人体任意部位实施检查或治疗。

（2）它迎合了现代社会人们对于治疗技术创伤轻、痛苦小的要求,使手术范围越来越局限,损伤的组织越来越小,因此颇受欢迎。

（3）它可以解决内科药物治疗起来无能为力,外科手术已经失去机会的许多棘手问题,诸如晚期癌症、动脉栓塞、血管狭窄、肝内胆管结石等。

（二）目前临床上应用最广的几种介入治疗方法

1. 经导管动脉栓塞术和经导管动脉内化疗栓塞术

它主要用于晚期肿瘤的治疗。其特点是适应症宽,副作用相对较小,治疗效果可靠。因为它可准确地将药物注入病变部位,对全身其他组织影响不大。

2. 经皮血管成形术血管内支架术

它主要用于治疗冠心病,可以使狭窄或闭塞的冠状动脉再通,使病变心脏重获生机和活力。这种效果是任何先进的内科药物都无法达到的。

3. 动脉内溶栓术

可用于急性梗塞性脑卒中和急性心肌梗塞,使凝固的栓子彻底溶化,恢复血管畅通。这一技术挽救了很多人的生命。

4. 用于疑难病例的确诊

如经皮穿刺活检、血管造影术用于判断血管畸形等,可使诊断准确率大大提高。

5. 取代部分外科手术

避免手术带来的出血多、创伤大等问题,为病人准确而轻松地解决病情。如椎间盘切除术、胆道和泌尿系结石碎石术、深部组织引流术等。

未来通过介入医学的方法,不但可方便地获取人体任一组织、器官的标本,而且可准确地将治疗基因导入靶器官内,介入医学有美好的发展前景。

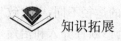 知识拓展

心脏支架

心脏支架又称冠状动脉支架,是心脏介入手术中常用的医疗器械,具有疏通动脉血管的作用。心脏支架最早出现在 20 世纪 80 年代,经历了金属支架、镀膜支架、可溶性支架的研制历程,主要材料为不锈钢、镍钛合金或钴铬合金。中国是心脏介入手术的大市场,然而,2012 年 10 月 14 日,著名心血管专家胡大一在第 23 届长城国际心脏病学会议上称心脏支架一半不靠谱,暴利达 9 倍。

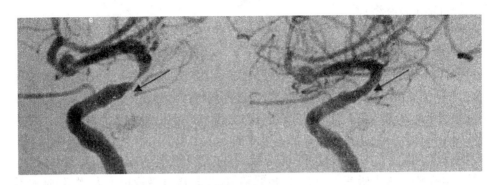

图 7-7　心脏支架

二、移植医学

移植医学是指各类组织和器官包括皮肤、脂肪、筋膜、肌腱、硬膜、血管、淋巴管、软骨和骨的移植。常用的移植器官有肾、心、肝、胰腺与胰岛、甲状旁腺、心肺、骨髓、角膜等。

(一) 器官移植分类

(1) 自体移植，指移植物取自受者自身；
(2) 同系移植，指移植物取自遗传基因与受者完全相同或基本相似的供者；
(3) 同种移植，指移植物取自同种但遗传基因有差异的另一个体；
(4) 异种移植，指移植物取自异种动物。

(二) 器官移植技术关键

器官移植是活性移植，要取得成功的技术关键，一是通过降温和持续灌流技术保持器官的活性；二是完善的血管吻合操作以血供使细胞得以存活；三是必须用强有力的免疫抑制措施逆转排斥反应。除同种皮肤移植属活性移植，其表现与上述器官移植特点相同外，其他各类组织移植则属于另一种类型，叫做非活性移植或结构移植。移植后不会发生排斥反应，因此，无须应用免疫抑制药物。

(三) 器官移植中的伦理问题

器官移植中主要的伦理学问题是提供器官的供者在什么情况下提供的器官：是否自愿或事先有无同意捐献器官的意愿？是否供者可以不需要这个器官而保持其生活质量？抑或供者已经不再需要所提供的器官？答复如果都是肯定的，器官移植就可视为符合伦理学。

（四）器官移植的发展问题

　　器官移植的技术要求较高,费用也很惊人,以最常见的肾移植为例,每例的费用约为 3～4 万元,还不算手术成功后终身服用的抗排异的免疫抑制剂。肝移植费用更数倍于此。当卫生资源有限时,器官移植病人的费用,往往会挤掉其他人可享用的卫生资源。这是从宏观上不能不考虑的一个伦理学问题,也是一个卫生经济和卫生政策问题。国外在 20 世纪 60 年代一度广泛开展器官移植,以后逐年减少,收缩到几个中心深入研究。当然,像角膜移植、皮肤移植等费用不大、贮存要求不高而疗效肯定的器官移植是值得推广的。

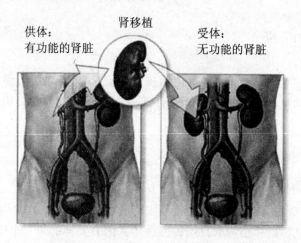

图 7-8　肾脏移植

（五）可以接受器官移植的脏器

　　心脏——由各种病因导致的心脏衰竭的病人,心脏移植是唯一的治疗方法。

　　肺脏——终末期良性肺部疾病的患者,经过传统内科治疗无法治愈,但估计尚有 1～3 年存活希望,可考虑进行肺移植手术来改善身体状况。

　　肝脏——处于良性肝病末期,无法用传统内科手术治疗的患者,肝脏移植是唯一的方法。

　　肾脏——挽救尿毒症患者生命的方法包括透析和肾脏移植。

　　胰脏——胰脏移植多数是与肾脏移植同时进行的,主要用于治疗晚期糖尿病、Ⅰ型糖尿病和胰切除后糖尿病。

　　除了上述器官,尚有患有脾脏、小肠等可以通过接受移植手术获得治愈。

（六）常见并发症

由于器官移植患者术前即存在器官功能不全，手术创伤大，术后需要常规应用免疫抑制药物治疗，术后早期容易发生感染性并发症和手术技术相关性并发症。

排斥反应是器官移植患者需要终生警惕的问题。目前临床上常规应用免疫抑制药物进行预防。由于长期应用免疫抑制药物，器官移植受者容易罹患移植术后新发肿瘤、移植术后新发糖尿病、高脂血症、高尿酸血症、心脑血管疾病等并发症。移植术后患者需定期门诊随访检查，以期早期发现和治疗上述并发症。

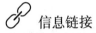 信息链接

人体器官移植条例

http://www.gov.cn/zwgk/2007-04/06/content_574120.htm

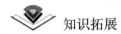 知识拓展

人体器官移植的有关规定

人体器官移植是指摘取人体器官捐献人具有特定功能的心脏、肺脏、肝脏、肾脏或者胰腺等器官的全部或者部分，将其植入接受人身体以代替其病损器官的过程。

人体器官捐献应当遵循自愿、无偿的原则。公民享有捐献或者不捐献其人体器官的权利；任何组织或者个人不得强迫、欺骗或者利诱他人捐献人体器官。任何组织或者个人不得以任何形式买卖人体器官，不得从事与买卖人体器官有关的活动。

捐献人体器官的公民应当具有完全民事行为能力。公民捐献其人体器官应当有书面形式的捐献意愿，对已经表示捐献其人体器官的意愿，有权予以撤销。公民生前表示不同意捐献其人体器官的，任何组织或者个人不得捐献、摘取该公民的人体器官；公民生前未表示不同意捐献其人体器官的，该公民死亡后，其配偶、成年子女、父母可以以书面形式共同表示同意捐献该公民人体器官的意愿。

任何组织或者个人不得摘取未满18周岁公民的活体器官用于移植。

活体器官的接受人限于活体器官捐献人的配偶、直系血亲或者三代以内旁系血亲，或者有证据证明与活体器官捐献人存在因帮扶等形成亲情关系的人员。

医疗机构从事人体器官移植，应当向所在地省、自治区、直辖市人民

政府卫生主管部门申请办理人体器官移植诊疗科目登记。

三、人造器官

人工器官（Artificial Organ）是用人工材料制成，能部分或全部代替人体自然器官功能的机械装置。

目前，除人工大脑外，几乎人体各个器官都在进行人工模拟研制中。不少人工制造的器官已经成功地用于临床，较为著名的人工制造器官包括人工肾、人工心肺、人工晶体、人工耳蜗、人工喉等，这些人工器官修复了病人病损器官功能，挽救了病人的生命。

人造器官在生物材料医学上是指能植入人体或能与生物组织或生物流体相接触的材料；或者说是具有天然器官组织的功能或天然器官部件功能的材料。

人造器官主要有三种：机械性人造器官、半机械性半生物性人造器官、生物性人造器官。

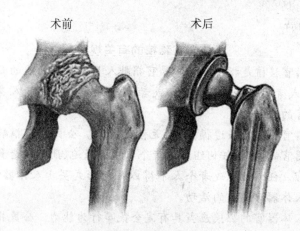

术前　　　　　　　术后

图 7-9　人工股骨头置换

（一）机械性人造器官

机械性人造器官是完全用没有生物活性的高分子材料仿造一个器官，并借助电池作为器官的动力。

（二）半机械性半生物性人造器官

半机械性半生物性人造器官是将电子技术与生物技术结合起来。

（三）生物性人造器官

生物性人造器官则是利用动物身上的细胞或组织，"制造"出一些具有生物活性的器官或组织。生物性人造器官又分为异体人造器官和自体人造器官。比如，在猪、老鼠、狗等身上培育人体器官的试验已经获得成功；而自体人造器官是利用患者自身的细胞或组织来培育人体器官。前两种人造器官和异体人造器官，移植后会让患者产生排斥反应，因此科学家最终的目标是患者都能用上自体人造器官。

诺贝尔奖获得者吉尔伯特认为："用不了 50 年，人类将能用生物工程的方法培育出人体的所有器官。"科学家乐观地预料，不久以后，医生只要根据患者自己的需要，从患者身上取下细胞，植入预先有电脑设计而成的结构支架上，随着细胞的分裂和生长，长成的器官或组织就可以植入患者的体内。

目前使用较广泛的有：人工关节、人工肺（氧合器）、人工心脏（血泵）、人工肾（血液透析器）。

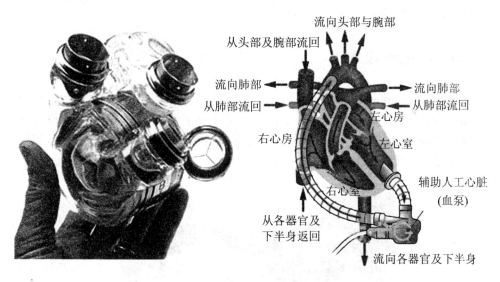

图 7-10　人工心脏

1. 人工关节

人工关节是人们为挽救已失去功能的关节而设计的一种人工器官，它在人工器官中属于疗效最好的一种。一般来说，其使用年限可达 20 年以上。人工关节手术已经是一种十分成功和有把握的手术：它可以即刻消除关节疼痛、恢复关节的正常活动功能，使长期受关节病痛折磨的人们再次获得新生，手术后可以像正常人那样，行走、爬楼、外出旅行、外出工作、购物和体育锻炼等。

2. 人工肺

模拟肺进行 O_2 与 CO_2 交换的装置,通过氧合器使体内含氧低的静脉血氧合为含氧高的动脉血。

3. 人工心脏

代替心脏排血功能的装置,结构与泵相似,能驱动血流克服阻力沿单向流动。人工心脏与人工肺合称人工心肺机,于 1953 年首次用于人体,主要适用于复杂的心脏手术。

4. 人工肾

模拟肾脏排泄功能的体外装置。

人工器官目前只能模拟被替代器官 $1\sim2$ 种维持生命所必需的最重要功能,尚不具备原生物器官的一切天赋功用和生命现象,但它拓宽了疾病治疗的途径,使越来越多的患者受益。使用人工肾业已成为肾功能衰竭末期病人的常规治疗手段,埋藏式人工心脏正逐步走向临床试用阶段。人们目前已经制成的人工器官有心脏、皮肤、骨骼、肾、肝、肺、喉、眼、血液等。

四、内窥镜技术

内窥镜术(Endoscopy),是应用可送入人体腔道内的窥镜在直观下进行检查和治疗的技术。分为无创伤性和创伤性两种。前者指直接插入内窥镜,用来检查与外界相通的腔道(如消化道、呼吸道、泌尿道等);后者是通过切口送入内窥镜,用来检查密闭的体腔(如胸腔、腹腔、关节腔等)。

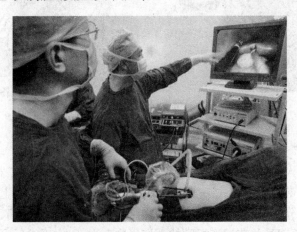

图 7-11 腹腔镜手术

内窥镜从应用方面可以简单地分为工业用内窥镜和医用内窥镜。

医用内窥镜按其发展及成像构造，可大体分为 3 大类：硬管式内镜、光学纤维（软管式）内镜和电子内镜。

按内窥镜所到达的部位不同进行分类，分为耳鼻喉内窥镜、口腔内窥镜、神经镜、尿道膀胱镜、电切镜、腹腔镜、胸腔镜、关节镜等。

临床应用包括上述部位疾病的检查和治疗。

在内窥镜及特殊手术仪器的辅助下，传统需要大切口的手术，只需细微的伤口即可完成。不但减少了手术的创伤性，亦可增加手术的精确性及安全性，从而使病人对手术的接受程度大大提高。

医用内窥镜促进了医学技术的发展。多功能的电子内窥镜，不但能获得组织器官形态学的诊断信息，而且也能对组织器官各种生理机能进行测定，实现定量分析和诊断，并可进行远程会诊。

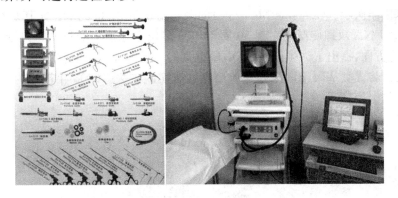

图 7-12　电子内窥镜

第三节　新兴的医学领域

一、转化医学

转化或转换医学（Translational Medicine）是医学研究的一个分支，试图在基础研究与临床医疗之间建立更直接的联系。重视将基础研究的成果转化成为患者提供的真正治疗手段，强调的是从实验室到病床旁的联结，这通常被称为"从实验台到病床旁"。

转化或转换医学是近年来国际医学健康领域出现的新概念，同个性化医学、可预测性医学等一同构成系统医学（Systems Medicine）的体系，系统医学包括系统病理学、系统药物学、系统诊断与综合治疗等;建立在基因组遗传学、组学芯片等系统生物学与技术基础上的现代医学,系统科学应用于医药学导致基础与临床之间的距离迅速缩短。

转换医学倡导以患者为中心,从临床工作中发现和提出问题,由基础研究人员进行深入研究,然后再将基础科研成果快速转向临床应用,基础与临床科技工作者密切合作,以提高医疗总体水平。因此,转换医学研究主张打破以往研究课题组单一学科或有限合作的模式,强调多学科组成课题攻关小组,发挥各自优势,通力合作。

二、基因组医学

"基因组医学"(Genomic Medicine)的概念出现于 20 世纪末。尤其是在 2003年为纪念 DNA 双螺旋结构发现 50 周年,600 多位全球顶尖的科学家讨论后基因组的研究方向,提出了许多设想,其中最重要的一个方面,就是将生命科学和临床医学结合,将人类基因组成果转化应用到临床实践中去。2003 年被称为是"基因组医学"的诞生日。

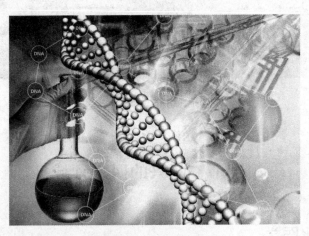

图 7-13　基因组医学

基因组医学是将生命科学和临床医学结合,将人类基因组成果转化应用到临床实践中去。深入解读人类基因组,从结构基因组,功能基因组和蛋白质组水平上认识疾病;从基因和环境相互作用水平上研究疾病;通过疾病基因组早期诊断、预防、治疗疾病;通过药物基因组、环境基因组深入到个体化医疗。

随着遗传医学的发展已经确认与特定疾病相关的基因约 1 000 多个。目前,遗传医学在临床中的最大应用是基因诊断和遗传筛查。基因诊断(包括产前诊断和植入前诊断及其遗传咨询)对医学的最大贡献是在儿科和妇产科,很大程度上降低了出生缺陷和严重遗传病。病理科也有很大改变,包括对遗传病、血液病、实体瘤和传染病的分子病理早期诊断。

许多病人都有复杂性疾病或多因子疾病。所以,以单基因病和染色体病为对象的遗传医学必然要发展成为以所有疾病为对象的基因组医学。通过预测性遗传检查,基因组医学在诊断和预防方面的应用已经开始。尽管基因治疗可能成为对遗传病的一种治疗手段,但不会成为主流。相比之下,基因疫苗、干细胞治疗很有前途。

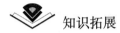 知识拓展

人体器官移植的有关规定

基因治疗在 1999 年经历了最痛苦的阶段。一位病情并不致命的志愿病人接受治疗后死于病毒载体诱发的自身免疫,美国当即下令暂停所有基因治疗的临床试验。另外,在对 10 位 SCID 的志愿病人成功地做了基因治疗后,其中两位病人却在三年内患白血病。这说明虽然在基因转移、表达等技术上过关了,但是还有许多问题需要研究。所以基因治疗的起伏还是很大。尽管基因治疗可能成为对遗传病的一种治疗手段,但不会成为主流。

以特定基因为目标的药物研发和针对特定基因型的个体化用药必将大力推动基因组医学的发展。将来,人们不仅要预防传染病,还可能预防很多常见病。

以解剖学为基础的现代医学(根据疾病症状做诊断和治疗),正在逐步迈向基因组医学(可以在疾病症状出现前开展预测、诊断、治疗和预防)。在诊断方面,预测性遗传检查能够将诊断和预防联系在一起;在治疗方面,基因疫苗和干细胞治疗是新兴的,但药物治疗还是主流。以特定基因为目标的药物研发和针对特定基因型的个体化用药必将大力推动基因组医学的发展。将来,人们不仅要预防传染病,还可能预防很多常见病。医学各科的医生都需要了解他们的病人可能涉及的与疾病相关的遗传因素和环境因素。基因和基因组不再是时新概念,而是日常医疗实践的基础。科学家预期,到 2050 年,一个较全面、完整的以基因组为基础的医疗实践和卫生保健体系将有可能在发达国家成为标准和规范。

WHO 已经关注这个问题,他们预测在 20 年之内基因组医学在发达国家将得到很大的发展和应用。几个重大国际合作项目(如 HGP、Hap Map、Proteomics、CGP)中国都积极参与。

🔗 信息链接

走进基因组医学时代
http://tech.163.com/04/1115/12/157R1V640009rt.html

三、"3P"医学

"3P"医学即预防(Preventive)医学、预测(Predictable)医学和个性化(Personal)医疗,是一些科学家推崇的未来医学模式。

目前的医学往往是反应性的,医务工作者在等待病人发生疾病以后才给予治疗。"3P"医学时代将是预警和预防性的,即通过提前检查和建立个体的健康档案(包括基因信息等),从而对个体进行预先的生物学检测,以评价其未来发生各种疾病的可能性,甚至在疾病发生前就进行适当治疗。目前的临床实践往往是根据几项检测来诊断疾病,而未来的医学将应用更多、更全面、更高级的检测对个体健康状况做出更加精确而全面地评价,真正实施个体化治疗。

所谓预警(Prediction)是通过检查某个体全部的基因组,医师将能够全面而广泛地对其未来的健康状况做出判断和预测,同时通过检测其血液中某些蛋白质标记物,医师能够准确地判断病人目前的健康状况,包括任何异常基因目前的效应,以及目前对任何环境毒素或致病微生物的反应情况。

所谓预防(Prevention)就是根据个体基因组学提供的信息,推测其将来罹患某种疾病的可能性,并提供患者对不同治疗或干预的反应情况,从而提供针对不同个体专门的治疗指南。换言之,系统生物学提供的技术和工具,可以针对基因组学信息及各种血液蛋白质标记物等对不同个体潜在的健康问题,开发预防性的治疗措施和药物。

事实上,目前系统生物学领域的科学家正在探索某些复杂疾病,如Ⅰ型糖尿病、乳腺癌、前列腺癌、心脑血管病等顽症的血液学诊断标记物,通过这些血液蛋白质标记物便能更好地明确个体何时发生癌症、转移的可能性及其可能的病程,最终目标是开发更有效的治疗手段或药物。

医学实践发展的最终目的是治疗个体化,这也是系统生物学的主要任务,也是预警、预防的目的。一般而言,个体之间存在着显著的生物学差异,这主要与基因组的多态性有关,正是由于这些基因组的多态性,导致个体身体素质,包括对不同疾病易感性的显著差异,因此,检查不同个体独特的基因组并实施个体化医疗保健是"3P"医学新时代重要的特征和组成部分。对疾病的系统性处理是基于个体的疾病相关性蛋白和基因调控网络发生了异常改变,而反映这些异常改变的简单方法就是对患者的血标本进行多参数指标的测定。生物信息包括基因组的数字信息和基因组以外的环境信息,通过对这些信息的整合,可以动态执行与有机体发育和对环境的生理性反应有关的指导。基因组的数字信息最终必将变成完全可知,这就使得生物学在所有科学分支中显得尤其独特。

个体化医疗的另一基础是药物基因组学的发展,从广义的角度看,个体化医疗包含六维概念,即疾病(D1)、环境(D2)、基因(D3)、药物治疗(D4)、医疗保健(D5)和信息(D6)。上述个体化医疗包含的六维概念之间存在相互联系和相互影响。

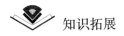 知识拓展

"3P"医学

科学迅猛发展,各学科都向医学渗入、促进、融合,使它得到了长足进步。基础医学家们可以很有信心地说:"我们有'3P'医学——预防(Prevention)、预测(Prediction)、个体化(Personalization)。"这无疑是医生的一种理想追求、对公众的一种巨大鼓舞!

从理论上说,"3P"医学似乎可以达到。比如基因检测、疾病或肿瘤标志物。现在有的领域可以做到,但多数做不到;能做到的,也没有达到理想的准确性。预防在于病因的明确。比如我们知道人乳头瘤病毒(HPV)是子宫颈癌的致癌病毒,那么预防 HPV 感染,就可以预防宫颈癌。甚至有了 HPV 疫苗,注射后几乎有100%的保护率。这已经达到了一级预防的水平,但如此成功的方法少之又少,多数还是"养生""劝慰"式的。个体化尤为重要,也尤为复杂。因为个体对遭遇疾病、疾病表现、治疗反应、预后都是千差万别,对每个人的个体化方案乃为医疗之本,更为医疗之难。

因此,当我们为基础医学研究的"3P"欣喜若狂之时,临床医生不得不低下头正视医疗现状,"很没出息"地说出这样的"3P"——大概(Probably)、可能(Possibly)、期望如此(Prospectively)。

为什么这么没出息、没底气呢?就是因为临床上遇到的疾病太复杂多变,很难用一种检验技术、一项结果报告来论定。说一种诊断方法100%准确、抽一滴血可以查出50种癌、一种治疗技术100%有效,在临床医生看来,大概都是值得怀疑的。说一种机器能治愈任何疾病,而没有任何副作用,在临床医生看来,什么都能治,大概什么都不能治,没有任何副作用,大概是没有任何作用!

　　各种技术纷至沓来,古今中外各种学说层出不穷,但在临床上,患者比什么都重要。我们常常把梦想遗弃,只是为了追逐这个时代飞转的车轮。但我们务必看准方向,知道自己该上哪里去。

　　(郎景和:中国工程院院士,中国医学科学院北京协和医学院北京协和医院妇产科主任、教授,中华医学会妇产科分会主任委员,中国医师协会妇产科分会会长。)

(江南时报,2013-07-03)

 思考题

　　(1) 简述"生物—心理—社会"医学模式。
　　(2) 谈谈循证医学的最佳研究证据与应用。
　　(3) 简述我国临床路径的实施现状。
　　(4) 了解介入医学、移植医学、人造器官、内窥镜技术等医学技术。
　　(5) 对基因组医学、转化医学和"3P"医学等概念有何认识。

第八章　医疗服务质量

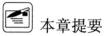 本章提要

▲医疗服务质量,主要是指医疗服务的及时性、有效性和安全性,又称诊疗质量。医疗服务质量管理需要建立完善以病人为中心的质量管理的制度体系。医疗服务质量的形成是一个过程,可以分解为结构质量、过程或环节质量、医疗终末质量三个质量层次。

▲医院核心制度是确保医院医疗护理质量,规范诊疗行为,杜绝医疗事故发生的重点规范制度,也是医务人员正常医疗活动中必须遵守的工作规则。

▲医院感染管理是当今医院管理中的一项重大课题。

第一节　医疗服务质量概述

质量是指产品和服务的优劣程度,它是满足规定和顾客潜在需要的特征总和。

一、医疗服务质量的定义

医疗服务质量,从狭义角度,主要是指医疗服务的及时性、有效性和安全性,又称诊疗质量。有医学专家把医疗服务质量定义为:以最小的危险与最少的成本给予病人最适当的健康状态。从广义角度,医疗服务质量不仅涵盖诊疗质量的内容,还强调病人的满意度、医疗工作效率、医疗技术经济效果(投入—产出关系)以及医疗的连续性和系统性,又称医院(医疗)服务质量。

世界卫生组织(WHO)提出卫生服务反应性的概念,它是指卫生系统在多大程度上满足了人们对卫生系统非医疗服务改善的普遍合理期望。反应性一般包括:受到尊重、得到及时治疗、具有自主权、对个人信息保密、具有选择医疗服务提供者的权利、医疗服务提供者以能够理解的方式与患者交流、在卫生服务过程中能够得到社会支持以及就医环境的舒适度。

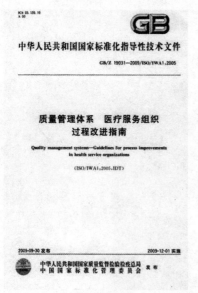

图8-1　技术标准

二、医疗服务质量的主要内容

医疗质量是医疗技术、管理方法及其经济效益概念的综合体现。反映在:诊断是否正确、及时、全面;治疗是否及时、有效、彻底;诊疗时间的长短;有无因医、护技和管理措施不当给病人带来不必要(心理或生理)的痛苦、损害、感染和差错事故;医疗工作效率的高低;医疗技术使用的合理程度;医疗资源的利用效率及其经济效益;病人生存质量的测量;病人的满意度(医疗服务与生活服务)。从构成要素上看,上述内容归结为四个方面:

(1)服务过程的有效性与舒适性(技术质量);

（2）资源的利用效率（经济效益）；

（3）危险管理（发现和避免与医疗服务相关的损害、伤害和疾病）；

（4）病人的满意程度。

三、医疗服务质量的结构

医疗服务质量的形成是一个过程，可以分解为结构质量、过程或环节质量、医疗终末质量三个质量层次。

（一）结构质量

结构质量是指医疗机构的基本情况，反映了医疗服务的基础性条件。包括人员配备（各专业医务人员资格要求、配备数量等）、建筑和设备（如病房、手术室的建筑条件，检验或放射线检查的设备能力等）及组织情况（如各类人员职责分工等），支持并制约着医疗活动的开展和医疗服务质量的实现。

（二）过程或环节质量

医疗服务一般根据病人的就医流程划分为众多医疗环节，环节质量重点体现在诊疗、护理和医技服务过程等方面。实施过程是指按照技术管理要求，如诊疗常规、操作规程、工作制度等的实施情况。这些规范都是依据当时比较成熟的科学技术制定的。使取得医疗成效和避免风险方面都有较大的可能性。评价方法可以是现场观察，也可以通过检查有关的医疗活动记录，可以了解实施过程的一般情况。

（三）医疗终末质量

医疗终末质量是医疗服务的结果评价，主要是以数据为依据综合评价医疗效果的优劣，起到质量反馈控制的作用。通常对已完成的医疗活动效果进行回顾性检查，从中发现问题。对已完成部分不再有改变的余地，但对今后工作可以改进或补救。

第二节　医疗服务质量管理体系

狭义的医疗服务质量管理是以临床医疗科室作为主要对象，主要通过医生执行医疗制度、常规和自我评价进行医疗服务质量控制，以医疗指标作为医疗终末质量统计评价指标,是医疗技术和医疗效果的管理。广义的医疗服务质量管理包含基础质量、环节质量和终末质量以及医疗技术质量和服务质量的全方位系统化的,全面、全程、全员参与的质量控制。

一、医疗服务质量管理的基本原则

(1) 树立病人至上,质量第一,费用合理的原则;

(2) 预防为主,不断提高质量的原则;

(3) 系统管理的原则,强调过程,全部门和全员的质量管理;

(4) 标准化和数据化的原则;

(5) 科学性与实用性相统一的原则。

二、医疗服务质量管理的主要内容

医疗服务质量管理需要建立完善以病人为中心的质量管理的制度体系,建立统一的医疗服务质量标准,加强医务人员及管理人员的质量意识和技能培养,明确并落实相应的质量管理职责,持续的医疗服务质量监控和分析评价。通过强化临床各科和医技科室技术项目和医疗功能达标、"三基"培训、系统化整体护理等基础质量的管理;规范化三级医师查房、护理查房、手术、急救等医疗技术全过程的质量控制及医技专业的室内质控;以病种医疗服务质量为重点的终末医疗服务质量管理等,实现医疗服务质量持续改进。保证医疗安全、防范差错事故、减少医疗纠纷是医疗服务质量管理不可缺少的重要方面。

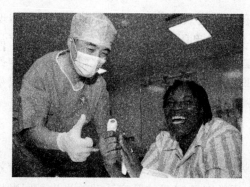

图 8-2　优质服务

三、医疗服务质量管理机构

医院应成立医疗服务质量管理及考核组织。

（一）医院医疗质量管理委员会

医院医疗质量管理委员会由院长负责,分管院长、医务科、医院专家和临床、医技科室负责人组成。主要任务有建立、修改年度质量控制目标;医疗环节(流程)质量实时检查监控;病历书写质量检查;医疗质量专题调研评价;医疗质量量化综合考评;医疗纠纷、医疗过失、医疗事故分析、考核等。

（二）科室医疗质量管理控制小组

科室医疗质量管理控制小组由科主任、科秘书、副主任职称以上医师和护士长组成。主要任务是对本科室医疗质量进行经常性检查。重点是质量上的薄弱环节、不安全因素以及诊疗操作常规、医院规章制度、各级人员岗位职责的落实情况。做好检查、考核、奖惩、整改和建议等工作。

四、医疗服务质量标准体系

（一）医疗技术标准

医疗技术标准包括基础标准:如计量单位标准、共同的技术语言等;原则标准:各种疾病的诊断标准、治疗原则、疾病转归判定标准、疾病护理常规和医疗事故判定标准;操作标准:如一般、专门和专科诊疗技术操作常规,基础、专科和特别护理技术操作常规和医技部门各项技术操作常规;质量标准:包括反映诊断、疾病转归、工作效率和卫生工作质量的各类标准,安全、卫生、环境保护等保护标准。

（二）医疗管理标准

医疗管理标准包括基础标准:组织、人员、医疗、药剂、设备、经济、信息、后勤和建筑标准;工作标准:医院工作条例、工作制度、人员职责和管理等;考评标准:检查考评制度、质量奖惩办法等。

（三）服务标准

服务标准主要存在于医务人员和病人相互接触的服务过程中,服务标准包括:医务工作人员职责、职业道德、行为规范、廉洁行医准则及各种服务满意标准等。

五、医疗服务核心制度

医疗核心制度是医院常规管理规范,是确保医院医疗护理质量,规范诊疗行为,杜绝医疗事故发生的重点制度,也是医务人员正常医疗活动中必须遵守的工作规则。

医疗核心制度主要有13项:首诊负责制度,三级医师查房制度,护理分级制度,疑难、危重病例会诊讨论制度,会诊制度,危重患者抢救制度,手术分级管理制度,查对制度,术前讨论制度,死亡病例讨论制度,病历书写规范与管理制度,医师交接班制度,手术安全核查制度。其基本内容是:

(一) 首诊负责制度

(1) 第一次接诊的医师或科室为首诊医师和首诊科室,首诊医师对患者的检查、诊断、治疗、抢救、转院和转科等工作负责。

(2) 首诊医师对诊断明确的患者应积极治疗或提出处理意见;对诊断尚未明确的患者在对症治疗的同时,及时请上级医师或有关科室医师会诊。

(3) 对急、危、重患者,首诊医师应采取积极措施负责实施抢救。危重症患者如需检查、住院或转院者,首诊医师应陪同或安排医务人员陪同护送。

(二) 三级医师查房制度

医疗机构应建立三级医师治疗体系,实行主任医师(或副主任医师)、主治医师和住院医师三级医师查房制度。主任医师(副主任医师)查房每周两次;主治医师查房每日1次。住院医师对所管患者实行24小时负责制,实行早晚查房。

(三) 分级护理制度

1. 特别护理

适应对象是病情危重,需随时观察,以便进行抢救的病人,如严重创伤、各种复杂疑难的大手术后、器官移植、大面积烧伤和"五衰"等。需要设立专人24小时护理,严密观察病情及生命体征。

2. 一级护理

适应对象是病情危重需绝对卧床休息的病人,如各种大手术后、休克、瘫痪、昏迷、出血、肝肾功能衰竭和早产婴儿等。需要每15~30分钟巡视病人一次,观察病情及生命体征。

3. 二级护理

适应对象是病情较重,生活不能自理的病人,如大手术后病情稳定者,以及年老体弱、幼儿、慢性病不宜多活动者等。需要每1~2小时巡视病人一次,观察病情。

4. 三级护理

适应对象是轻症病人,生活基本能自理,如一般慢性病、疾病恢复期及手术前准备阶段等。需要每日两次巡视病人,观察病情。

(四)疑难、危重病例会诊讨论制度

凡遇疑难病例、入院 3 天内未明确诊断、治疗效果不佳、病情严重等均应组织会诊讨论。

(五)会诊制度

医疗会诊包括:急诊会诊、科内会诊、科间会诊、全院会诊、院外会诊等。急诊会诊相关科室在接到会诊通知后,应在 15 分钟内到位。科内会诊原则上应每周举行 1 次,全科人员参加。科间会诊,应邀科室应在 24 小时内派主治医师以上人员进行会诊。

(六)危重患者抢救制度

对危重患者应积极进行救治,正常上班时间由主管患者的三级医师医疗组负责,非正常上班时间或特殊情况由值班医师负责,重大抢救事件应由科主任、医政(务)科或院领导参加组织。

(七)手术分级管理制度

根据手术过程的复杂性和手术技术的要求,把手术分为四类:四类手术过程简单,技术难度低,一类手术过程复杂,技术难度大。

(八)术前讨论制度

术前讨论由科主任或副主任医师主持,对拟进行的危重、疑难、致残、新开展手术及 70 岁以上患者进行讨论。科主任最后指导制定、完善治疗方案。各级医师必须遵守、落实讨论制定的诊疗方案。

(九)死亡病例讨论制度

患者入院 24 小时后死亡,必须有死亡病例讨论,特殊情况下,入院不足 24 小时死亡者,也应讨论。死亡病例讨论应在患者死亡后 1 周内(特殊情况立即讨论)在科内进行,由各病区主任或副主任医师主持,全体医护人员参加。

(十)查对制度

所有医疗过程都应重视查对,防止错误。如执行医嘱时要进行"三查七对":操作前、操作中、操作后;对床号、姓名、药名、剂量、时间、用法、浓度等。

（十一）病历书写规范与管理制度

完善医院"三级"病历质量控制体系并定期开展工作。每季度至少进行一次全院各科室病历质量的评价。

（十二）医师交接班制度

各科在非办公时间及节假日，须设有一线值班医师、二线值班医师和应诊班医师。接班医师接受各级医师交办的医疗工作。交接班时，力求做到全面、准确。对于危重病人、新入院病人、当日术后病人以及有医疗纠纷隐患的病人要求床旁交班，并在交接班登记本上据实记录。

（十三）手术安全核查制度

手术安全核查是由具有执业资质的手术医师、麻醉医师和手术室护士三方，分别在麻醉实施前、手术开始前和患者离开手术室前，同时对患者身份和手术部位等内容进行核查的工作。

六、医疗质量的持续改进

（一）重视医务人员的教育和培训

医务人员要学习医德规范，相关法律、法规，医院规章制度和岗位职责；加强业务技能训练；对医疗服务工作进行不定期抽查，发现问题及时处理并加以改进。通过检查、反馈、评价、整改等措施，持续改进医疗质量。

（二）严格执行诊疗护理操作常规

加强基础医疗质量、环节医疗质量和终末医疗质量管理；认真执行医疗质量和医疗安全的核心制度。对容易发生医疗问题或纠纷的诊疗操作、技术项目等制定有针对性的防范、处理措施和应急预案。

（三）加强重点部门、重点环节、重要岗位的质量控制和医疗安全防范

重点部门如急诊科、重症监护室等；重点环节如危重病人管理、围手术期病人管理、合理检查、合理用药等；重要岗位如临床值班、三级医师查房等。

（四）做好流程质量控制

（1）现场实时控制：医疗过程中医务人员的自控和互控，及时发现医疗偏差；

（2）预见性控制：通过分层掌握病人的有关信息，在医师做出主要治疗前（如手术等）发现医疗偏差；

（3）反馈性控制：通过各项诊疗活动结果的分析，总结经验教训，不断提高诊疗水平。

第三节　医疗服务质量控制

一、单病种管理

单病种的质量控制是通过对单病种从诊断、检查、治疗、治疗效果以及成本费用实行较全面的监控，以达到提高医疗服务质量、降低成本、减少不合理费用，充分利用卫生资源增强服务效益的目的。病种的质量控制评估内容及项目包括：诊断

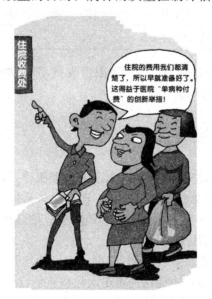

图 8-3　单病种管理

依据、入院指标、疗效标准、出院标准、临床评定指标（包括疗效、平均住院日）、平均医疗费用等。医院可根据卫生部《病种质量控制标准》中的病种，或根据自身医院收治病种的情况，选择若干样本量较大的常见病，复发病或费用较高的病种作为重点进行控制。医院在对单病种质量进行控制时，必须重视住院费用的统计分析工作，通过住院费用的分析，可从中找出不合理的因素进行改进，尽量做到收费合理，

做到病人满意。临床路径可为单病种诊治的成本提供较为真实而客观的直接成本依据。

表 8-1　某省人民医院 10 种单病限价收费表

病　　　种	去年平均费用	限价收费	下降
腹腔镜单纯胆囊摘除术	9 402 元	6 500 元	31％
小儿腹股沟斜疝(手术治疗)	3 807 元	3 000 元	21％
无妊娠合并症及并发症的剖宫产	6 013 元	4 800 元	20％
单眼老年性白内障(传统手术加晶体)	3 834 元	2 800 元	27％
原发性低血钾周期性麻痹	1 853 元	1 570 元	15％
小儿支气管肺炎	1 843 元	1 560 元	15％
单纯中度支气管哮喘急性发作	5 619 元	4 770 元	15％
局麻扁桃体切除术(无并发症)	2 910 元	1 200 元	59％
单纯腰椎间盘突出症(手术治疗)	10 140 元	7 800 元	23％
单侧精索静脉高位结扎术(手术)	5 720 元	4 300 元	25％

某省 2006 年各家医院执行的单病种限价收费,都在去年的平均费用上有不同幅度的下降,最高降幅达 59％。

二、医疗缺陷控制

医务人员在医疗活动中,因违反医疗卫生管理法律、行政法规、部门规章和诊疗护理规范、常规而发生诊疗过失的行为。医疗过失造成的一切不良后果都属于医疗缺陷。医疗缺陷是医疗问题、缺点、差错和事故的总称,多发生在检诊、用药、手术、抢救、医院感染、病历书写等环节上。

医疗缺陷控制重点是医疗核心制度、围手术期管理制度的落实和诊疗操作常规的执行情况。如三级查房不能保证查房次数和质量,首诊负责制、会诊、值班、交接班制度执行不到位,死亡病例讨论、疑难危重病例讨论、术前讨论未按规定落实,医嘱、病历质量欠缺,患者知情同意书缺项,遗失标本、误送报告等。

医疗服务质量管理委员会负责对全院医疗缺陷管理工作进行检查、指导和考核。各科室成立医疗护理质量管理小组,为科室医疗缺陷管理具体实施组织。各临床、医技科室行政主任为科室医疗缺陷管理第一责任人。通过开展现场检查、医疗终末质量管理、下发《医疗缺陷整改通知书》,加强日常管理。建立医疗缺陷管理档案,记录全院个人医疗缺陷和奖罚情况。医疗缺陷认定结果与科室评优和科主任考核挂钩,与医师个人绩效挂钩。

三、业务流程再造

通过对医院原有业务流程的重新塑造,包括进行相应的资源结构调整和人力资源结构调整,将以职能为中心的传统形态转变为以流程为中心的新型流程向导型医院。门诊是医院面向社会的窗口,病人集中且流量最大的部门。现行的门诊流程基本是以医务人员为中心的工作流程,"病人围着医生转,检查围绕设备转,一切围着收费转",流程设计在给病人就诊带来诸多不便的同时也影响到医院服务质量和工作效率。门诊业务流程优化是当前各医院实施流程改造的重点。

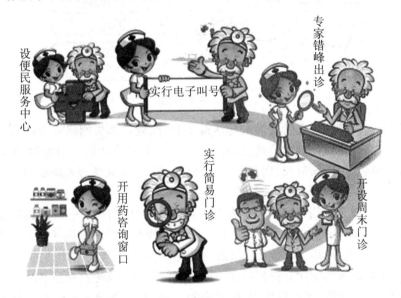

图 8-4　医疗流程改进

随着信息网络、人工智能和数字化等技术的发展,医疗服务质量管理也将走向数字化管理;医院走向以临床信息系统为应用核心的数字化医院,从管理信息系统(MIS)转向临床信息系统(CIS)、实施电子病历(Computer based Patient Records,CPR)系统,数字化管理将成为业务流程再造和医疗服务质量管理的基础。

四、病案与医疗评价

病案是指医务人员记录疾病诊疗过程的文件,完整、连续地记录了病人的病情变化、诊疗过程、治疗效果及最终转归,是医疗、教学、科研的基础资料,是考查医疗服务质量、人员素质和医院管理水平的依据。按照卫生部对病案管理工作的要求，所有在医院就诊的病人(包括门诊病人)都应建立完整的病案。住院病案原则上永久保存。对有价值的病案，如医教研典型病案、疑难病例、典型病例、罕见病例或者终身难治的病案应长期保存。很多医院管理建立了电子病案系统，不仅包括了纸质病案的内容，还包括声像、图文等信息，实现了数据网络传输处理、诊疗支援、计算机统计分析等。电子病历要求证数据的安全与完整，防止重要的数据信息泄漏。

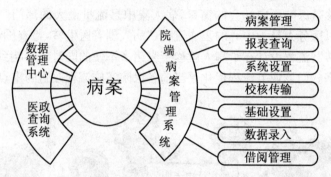

图 8-5　病案管理

我国现有医院的病案管理多数与医院统计、医院计算机网络管理结合形成信息科。医院有病案质量管理委员会，由各临床科主任或高年资主治医师、护理部主任、医务科科长、病案科科长、病案质量控制师等组成，全面掌握本院病案质量的好坏，定期组织病案分析等。

医疗评价就是以临床医疗科室为单位，对一个时期内出院病人的诊疗工作情况和医疗效果所作的检查和评价。医疗评价是比较经典的医疗服务质量控制的方法，它有两种形式，即病例评价方法和统计指标评价法，前者是对个案的典型评价，后者注重病例评价和统计分析相结合。评价的信息和数据来自病历。

最初的医疗评价，是通过病历、记录资料、治疗经过和效果的检查、讨论，对医疗服务质量进行分析。往往只能对部分重点病例加以讨论分析。随着医疗统计的出现，医疗评价逐渐将病案讨论与医疗指标的统计分析结合起来。日本三藤宽氏提出的13项医疗统计评价指标。近年来，作为医疗服务最终产物的健康结果(Health Outcome)的改善，已成为医院质量评价的焦点。评价中常用的指标仍是患病率、死亡率、合并症发生率、医疗失误及住院天数等指标。

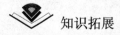　知识拓展

日本三藤宽氏提出的13项医疗统计评价指标

① 平均病床利用率；

② 病床周转率；

③ 平均住院日数；

④ 手术麻醉死亡率；

⑤ 院内分娩死亡率；

⑥ 手术后死亡率；

⑦ 院内新生婴儿死亡率；

⑧ 尸检率；

⑨ 会诊率；

⑩ 院内感染率；

⑪ 合并症发生率；

⑫ 不需要手术率；

⑬ 诊疗协议会次数。

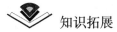 知识拓展

国际疾病分类（ICD-10）

国际疾病分类（International Classification of Diseases，ICD），是依据疾病的某些特征，按照规则将疾病分门别类，并用编码的方法来表示的系统。目前是第 10 次修订本《疾病和有关健康问题的国际统计分类》。

ICD 分类依据疾病的 4 个主要特征，即病因、部位、病理及临床表现。每一特性构成了一个分类标准，形成一个分类轴心，是一个多轴心的分类系统。ICD 分类的基础是对疾病的命名，疾病又是根据它的内在本质或外部表现来命名的，分类与命名之间存在一种对应关系。当对一个特指的疾病名称赋予一个编码时，这个编码就是唯一的，且表示了特指疾病的本质和特征，以及它在分类里的上下左右联系。

ICD 使得疾病名称标准化、格式化。这是医学信息化、医院信息管理等临床信息系统的应用基础，使得疾病信息得到最大范围的共享，可以反映国家卫生状况，还是医学科研和教学的工具和资料。ICD 是医院医疗和行政管理的依据。疾病分类是医疗经费控制的重要依据之一。

五、病人满意度评价

病人满意度是社会及病人对医院提供的医疗服务质量公信度的客观评价和衡量标准。它反映了病人就医的主观感受，同时病人满意度也和其他的医疗服务产生紧密联系，如医疗投诉、病人回头率等。病人的满意情况在提高医院社会声誉和

增加经济收入方面起着重要作用。

　　医院运用科学的方法,调查测量和分析病人对自己技术或服务的满意度,并据此不断改进和完善医院的医疗技术、服务质量和组织文化。医疗服务满意度的测量已成为医疗服务效果评价中最直接、应用最广泛的评价内容之一。

　　病人满意度主要收集数据的方法有:自填问卷、直接观察、参与观察、电话或信函调查、专题组访谈、半结构访谈、结构访谈、开放式访谈、特殊事件访谈和内容分析(投诉信或感谢信)。这些方法可以结合在一起使用。调查表是常用的方法,但调查表的设计必须经过周密的设计,调查时间的确定也很重要。要避免调查表的测量误差,就必须保证其信度和效度。调查要注意既全面深入,又要简捷方便,因此,问卷经常使用选择题,辅以开放问题。在对病人调查的时间选择上最好是在病人接受完服务,即将离开医院之时,减少病人的不必要的顾虑。在调查员的选择上,必须注意调查员代表调查组织者的观点和利益。新一轮的医院评审工作改变了常规的满意度调查方式,由第三方在病人出院后采用邮寄方式进行问卷调查,结果更能真实反映病人的期望与需求。

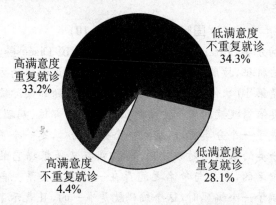

图 8-6　某第三方公司对病人满意度与复诊率的调查

六、质量体系认证

　　质量体系认证已成为当代各行业与国际标准接轨、实现现代化质量管理的基本制度。有些是国际统一的,如 ISO9000 族认证,JCI;有些是根据国家自身的需要开展的,如 JCAHO,HQS,ACHS 等。虽然这些认证体系名称不一,形式不同,但基本上的原则是一致的,都是参考制造业中普遍应用的质量认证体系,但又针对各国具体情况进行修改和调整以适应各国的具体要求。

　　医院质量认证的真实含义就是要求医院把日常的医疗行为,医院管理活动标准化、规范化。医院实施质量认证不仅有利于转变管理者的角色，强调医务劳动的团队合作精神，也有利于提高医院质量管理的能力，降低医疗成本，实现"优质、低耗、高效"的管理目标，更重要的是为医院从传统的经验管理向现代化的科学管理转变创造了条件。

ISO9000 族标准是国际标准化组织所制定和颁布的质量管理体系的通用要求和指南，得到了世界各国的普遍采用，已被视为通向国际市场的"通行证"。目前，国内已有多家医院相继通过认证。医院要加强质量管理、开拓国际市场，则需要引入这种先进的管理思想与方式，以建立医疗服务质量保证体系。

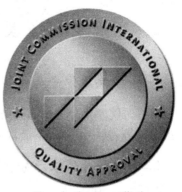

Organization Accredited
by Joint Commission International

图 8-7　JCI 认证标志

JCI 是美国的医疗机构评审联合委员会（Joint Commission Accreditation of Healthcare Organizations，JCAHO），负责美国各类医疗机构的鉴定的国际鉴定部门，专门为美国以外的国际医院做国际医院质量资质认证。JCI 评审的标准是依据国际公认的标准来衡量医院品质的结构、过程及结果，并强调病人安全及持续质量改善，可帮助医疗提供者衡量、提升并自我挑战医疗服务质量和安全。

第四节　医院感染管理

一、医院感染的定义

医院感染是指病人在入院时不存在，也不处于潜伏期而在医院内发生的感染，同时也包括在医院内感染而在出院后才发病的病人。

医院感染的对象包括住院病人、医院工作人员、门急诊就诊病人、探视者和病人家属等，这些人在医院的区域里获得感染性疾病均可以称为医院感染，但由于就诊病人、探视者和病人家属在医院的时间短暂，获得感染的因素多而复杂，常难以确定感染是否来自医院，故实际上医院感染所指的对象主要是住院病人和医院工作人员。

二、医院感染的分类

（一）按病原体分类

可将医院感染分为细菌感染、病毒感染、真菌感染、支原体感染、衣原体感染及原虫感染等，其中细菌感染最常见。

（二）按病原体来源分类

1. 内源性感染

内源性感染又称自身感染，是指患者在医院内遭受自身固有病原体侵袭而发生的医院感染。病原体为寄居在患者体内的菌群，通常是不致病的，当个体的免疫功能受损或抵抗力下降时则会成为条件致病菌发生感染。

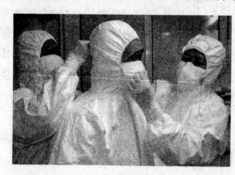

图8-8 防护

2. 外源性感染

外源性感染又称交叉感染，是指患者在医院内遭受非自身固有的病原体侵袭而发生的感染。病原体来自患者身体以外，包括从其他个体和通过物品、环境传播而引起的间接感染。

（三）按感染部位分类

按感染的器官和部位可分为呼吸系统医院感染、手术部位医院感染、泌尿系统医院感染、血液系统医院感染、皮肤软组织医院感染等。

（四）医院感染诊断鉴别

1. 属于医院感染的情况

（1）无明确潜伏期的感染，规定入院48小时后发生的感染为医院感染；有明确潜伏期的感染，自入院时起超过平均潜伏期后发生的感染为医院感染。

（2）本次感染直接与上次住院有关。

（3）在原有感染基础上出现其他部位新的感染（除外脓毒血症迁徙灶），或在原感染已知病原体基础上又分离出新的病原体（排除污染和原来的混合感染）的感染。

（4）新生儿在分娩过程中和产后获得的感染。

（5）由于诊疗措施激活的潜在性感染，如疱疹病毒、结核杆菌等的感染。

（6）医务人员在医院工作期间获得的感染。

2. 不属于医院感染的情况

（1）皮肤黏膜开放性伤口只有细菌定植而无炎症表现。

（2）由于创伤或非生物性因子刺激而产生的炎症表现。

（3）新生儿经胎盘获得（出生后 48 小时内发病）的感染，如单纯疱疹、弓形体病、水痘等。

（4）患者原有的慢性感染在医院内急性发作。

三、医院感染管理机构

医院感染管理是各级卫生行政部门、医疗机构及医务人员针对诊疗活动中存在的医院感染、医源性感染及相关的危险因素进行的预防、诊断和控制活动。

卫生部发布《医院感染管理办法》规定：住院床位总数在 100 张以上的医院应当设立医院感染管理委员会和独立的医院感染管理部门。住院床位总数在 100 张以下的医院应当指定分管医院感染管理工作的部门，其他医疗机构应当有医院感染管理专（兼）职人员。

医院感染管理委员会由医院感染管理部门、医务部门、护理部门、临床科室、消毒供应室、手术室、临床检验部门、药事管理部门、设备管理部门、后勤管理部门及其他有关部门的主要负责人组成，主任委员由医院院长或者主管医疗工作的副院长担任。

医院应按每 200～250 张实际使用病床，配备 1 名医院感染专职人员；专职人员应接受监测与感染控制知识、技能的培训并熟练掌握。

四、医院感染监测

医院感染监测是指长期、系统、连续地收集、分析医院感染在一定人群中的发生、分布及其影响因素，并将监测结果报送和反馈给有关部门和科室，为医院感染的预防、控制和管理提供科学依据。

医院感染监测方法根据监测范围，分为全院综合性监测和目标性监测。

（一）全院综合性监测

全院综合性监测是指连续不断地对所有临床科室的全部住院患者和医务人员进行医院感染及其有关危险因素的监测。

（二）目标性监测

目标性监测是指针对高危人群、高发感染部位等开展的医院感染及其危险因素的监测,如重症监护病房医院感染监测、新生儿病房医院感染监测、手术部位感染监测、抗菌药物临床应用与细菌耐药性监测等。

医院要建立医院感染监测和通报、报告制度。及时诊断医院感染病例,分析发生医院感染的危险因素,采取针对性的预防与控制措施。医院经调查证实发生:5例以上医院感染暴发;由于医院感染暴发直接导致患者死亡或导致 3 人以上人身损害后果时,应当于 12 小时内向所在地的县级地方人民政府卫生行政部门报告,并同时向所在地疾病预防控制机构报告。发生 10 例以上的医院感染暴发事件;发生特殊病原体或者新发病原体的医院感染;可能造成重大公共影响或者严重后果的医院感染,应当于 2 小时内报告。

国家《预防与控制医院感染行动计划(2012～2015 年)》要求,到 2015 年建立符合我国国情的医院感染监控体系,初步形成国家、省级、医疗机构三级医院感染监控网络。

五、医院感染控制

医院感染控制的方法主要是消毒、隔离、净化媒介因素、易感人群等采取相应的措施。主要任务有:

(1) 重点部门和重点环节管理。医院感染管理的重点部门包括:重症医学科(监护病房)、手术室、血液透析室、消毒供应中心、新生儿室、产房、内镜室、口腔科和导管室等;重点环节有:各种插管、注射、手术、内镜诊疗操作等。

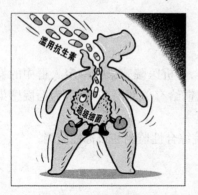

图 8-9　滥用药物

(2) 建立完善的规范和技术标准等,制定并落实符合本单位工作实际的标准操作规程(SOP)。

(3) 加强清洁、消毒灭菌、隔离、医务人员手卫生以及医院感染监测等工作。

(4) 多重耐药菌医院感染预防与控制。认真落实抗菌药物临床合理使用的有关规定,加强多重耐药菌监测工作,降低多重耐药菌医院感染。

(5) 开展人员培训、指导评估、督导考核等。

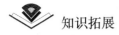 知识拓展

医院感染的危害

医院感染的危害不仅表现在增加患者发病率和病死率,增加患者的痛苦及医务人员工作量,降低病床周转率方面,还给患者及社会造成重大的经济损失。据报道:医院感染造成的额外病死率为 4%~33%。据报道,美国每年发生医院感染超过 200 万例,引起 40 亿美元的额外费用和 8 万病例死亡;英国估计每年发生 10 万例医院感染,造成 5 000 病例死亡,额外支出 16 亿欧元。

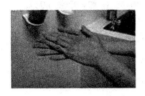

第一步
掌心相对,手指并拢相互摩擦

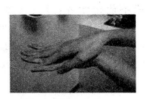

第二步
手心对手背沿指缝相互搓擦,交换进行

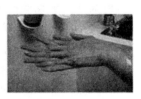

第三步
掌心相对,双手交叉沿指缝相互搓擦

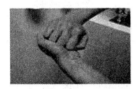

第四步
双手指交锁,指背在对侧掌心旋转搓擦,交换进行

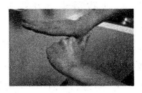

第五步
一手握另一手大拇指旋转搓擦,交换进行

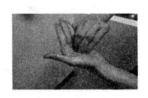

第六步
指尖在对侧掌心前后擦洗,搓洗手腕,交换进行

图 8-10 六步洗手法

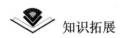 知识拓展

手卫生的重要性

大量资料显示,保持手卫生是有效预防控制病原体传播,从而降低医院感染发生率的最基本、最简单且行之有效的手段。有文献报道,在一般护理操作中,手部细菌污染数量一般为 $(103\sim105)$ cfu/cm^2;工作繁忙时,手部细菌量成倍增加,护士为患者吸痰手沾细菌达 106 cfu/cm^2,给患者清洗会阴手污染细菌多达 1 010 cfu/cm^2 以上。医护人员接触患者或污

染后未洗手,其细菌总数超标率为100%,ICU工作人员中革兰阴性杆菌携带率可达80%以上。1/3的医院感染可通过严格的手卫生来得到有效控制,用肥皂洗手后医护人员手部菌量比操作中手部的带菌量下降了65%～84%,而且洗手次数越多,手部细菌减少越明显,因此重视手卫生是控制医院感染的关键。

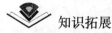 知识拓展

卫生部医院感染监控协调小组提出以下合理使用抗生素的建议(节选)

① 病毒性感染或病毒感染可能性较大的患者,一般不使用抗生素。

② 对发热原因不明,且无可疑细菌感染征象者,不宜使用抗生素。对病情严重或细菌性感染不能排除者,可针对性地选用抗生素,并密切注意病情变化,一旦确认为非细菌性感染者,应立即停用抗生素。

③ 凡怀疑细菌感染的病例,应力争在使用抗生素前按疾病诊疗常规采集标本(包括血、痰、尿、脓汁、咽拭子及各种体腔液标本等),进行细菌培养和体外药敏试验。

④ 根据细菌学检查结果,结合临床选用敏感的抗生素,或对原来使用的抗生素进行必需的调整。

⑤ 联合使用抗生素应有严格的指征。

⑥ 要避免外用青霉素类、头孢菌素类及氨基糖苷类抗生素;对眼科、耳鼻喉科、外科、妇产科及皮肤科使用的外用抗生素也应严格管理,掌握适应症,避免滥用。

⑦ 细菌性感染所致发热,经抗生素治疗体温正常、主要症状消失后,及时停用抗生素,蛋白血症、骨髓炎、细菌性心内膜炎、化脓性脑膜炎、伤寒、慢性肾盂肾炎、弥漫性腹膜炎、急性梗阻性化脓性胆管炎、结核及某些重症感染可视情况而定。

⑧ 一般情况不因预防目的而使用抗生素。

⑨ 必须认识到人体免疫力的重要性,强调综合治疗,不要过分依赖抗菌药物。

思考题

(1) 简述医疗服务质量的概念。

(2) 简述医疗服务质量控制与医疗评价。

(3) 简述病人满意度的主要环节。

(4) 简述医院感染控制的方法和主要任务。

(5) 谈谈手卫生的重要性。

第九章 医 疗 安 全

 本章提要

▲医疗安全是指医院在实施医疗保健过程中,患者不发生法律和法规允许范围以外的心理、机体结构或功能损害、障碍、缺陷或死亡。

▲医疗事故是指医疗机构及其医务人员在医疗活动中,违反医疗卫生管理法律、行政法规、部门规章和诊疗护理规范、常规,过失造成患者人身损害的事故。医疗事故分为四级。

▲医疗差错是发生诊疗护理过失,给病人造成一定的痛苦,延长了治疗时间或增加了不必要的经济负担,但后果较事故轻。医疗差错按不良后果的程度,又分为严重差错和一般差错。

▲医疗事故鉴定部门为县级以上医学会。

▲医疗纠纷是指在医院诊疗活动中,医患双方对医疗服务行为或诊疗后果的合理性存有分歧,一般是患者方面提出追究责任或赔偿损失要求,需要经过医院内部组织调解或医院外部行政、法律的调解或裁决,才可解决的医患矛盾。

▲过度医疗是指医疗机构或医务人员在医疗过程中,不恰当、不规范甚至不道德,脱离病人病情实际需求而进行的检查、治疗等医疗行为,包括过度检查、过度治疗。

▲医疗陷阱是指合法或非法的医疗行为人,利用广告、推销、试用、体验、诱骗等手法,虚假宣传或刻意夸大药品、器械、治疗手段等的疗效,引导患者使用其产品、接受治疗、参与医疗活动或医学实验,以获取非法或不合理经济或其他利益的行为。

第一节　医疗安全概述

一、医疗安全的概念

医疗安全是指医院在实施医疗保健过程中,患者不发生法律和法规允许范围以外的心理、机体结构或功能损害、障碍、缺陷或死亡。病人在医院医疗过程中,凡是由于医疗系统的低能状态或医疗管理过失等原因而给病人造成允许范围以外的心理、机体结构或功能上的障碍、缺陷或死亡,均属医疗不安全。

医疗安全或不安全是相对的,不同时期,不同的主客观条件有不同的标准,在评价医疗安全与不安全时,不能超越当时所允许的范围和限度,如限于当时的医疗技术水平和客观条件,发生难以预料的意外或难以避免的后遗症时,不能认为是医疗不安全。

医疗安全直接影响社会与经济效益。不安全医疗会导致患者病程延长和治疗方法复杂化等后果,不仅增加医疗成本和经济负担,有时还导致医疗事故引发纠纷,影响医院的社会信誉和形象。

二、医疗安全管理

安全是医院管理的永恒主题,医疗安全是医院安全的核心。

医疗安全管理是指通过科学有效的管理措施,预防和减少不良因素对医疗服务质量的影响,防止医疗不安全事件的发生。

医疗安全管理涉及医院所有工作环节和流程,主要包括诊疗、护理、医技、药品、器械、血液、物品、环境等。影响医疗安全的因素很多,可以分为医源性和非医源性两类。

一是医源性因素,主要是指因医务人员的言语和行为不当或过失而给病人造成不安全感或不安全结果,包括医务人员医疗技术水平低下,经验不足,或协作不好等因素。影响医疗安全的医源性因素就是医疗缺陷。

二是非医源性因素包括药品、环境和病人方面的因素造成。如用药不当、院内感染、食品污染、射线损伤等,也包括病人干扰或破坏正常医疗过程的行为。

加强医疗安全管理,需要重视做好以下工作。

（一）医疗安全管理体制建设

医疗机构负责人是医疗安全工作的第一责任人,在院级建立专门负责医疗安全的职能部门,如医患关系科,或在医务处配专职管理人员。临床、医技、后勤等科室的负责人对科室医疗安全负责。医院要制定医院安全管理的制度措施和医院安全突发事件的应急处置预案。

（二）核心制度和诊疗规范建设与执行

医疗安全是建立在严格执行医疗质量管理核心制度和诊疗规范基础上的,医院应该加强制度建设,对医务人员进行基础知识、基本理论和基本技能的训练,使医务人员注重医患沟通、防范医疗风险,自觉做到依法行医、规范服务。

（三）日常医疗管理和监督检查

一是落实逐级责任制,使医疗安全的责任落实到每一个岗位和员工。二是医院对科室的绩效考核重点在于医疗质量和安全,合理配置人员和设施,病区不得过度加床。三是加强医疗质量检查和考核奖惩。

（四）重点部位和重点环节的管理

医疗风险较高的科室和部门主要有:临产室、新生儿室、手术科室、重症医学科、血液透析室、高压氧治疗室、供应室等;医疗安全的重点环节有:围产期、围手术期安全管理,手术分级管理、医疗技术准入、关键流程的患者识别措施、危急值报告、实验室安全管理、辅助科室病人抢救、抗菌药物合理应用、临床用血安全、医院感染控制和突发事件应急处置等。

（五）医疗纠纷调处机制建设

着力于构建和谐医患关系,建立健全医患沟通制度、分级预警和投诉处理制度、医患沟通评价制度、医疗服务信息公开制度、医疗安全事件报告机制和应急处置机制,有效防范和及时化解医患矛盾纠纷。

第二节　医疗事故与医疗差错

一、医疗事故与医疗差错的定义

《医疗事故处理条例》规定：医疗事故是指医疗机构及其医务人员在医疗活动中，违反医疗卫生管理法律、行政法规、部门规章和诊疗护理规范、常规，过失造成患者人身损害的事故。

医疗差错是发生诊疗护理过失，给病人造成一定的痛苦，延长了治疗时间或增加了不必要的经济负担，但后果较事故轻。

医疗事故的后果必须达到一定的严重程度，如残废、伤残、组织器官损伤导致功能障碍，对于没有达到事故程度的医疗过失，均应认定为医疗差错。换言之，医疗差错与医疗事故的特征基本相同，两者之间的唯一不同是损害后果程度上的差异。

医疗事故根据对患者人身造成的损害程度分为四级：

一级医疗事故：造成患者死亡、重度残疾的；

二级医疗事故：造成患者中度残疾、器官组织损伤导致严重功能障碍的；

三级医疗事故：造成患者轻度残疾、器官组织损伤导致一般功能障碍的；

四级医疗事故：造成患者明显人身损害的其他后果的。

医疗差错按不良后果的程度，又分为严重差错和一般差错。

二、医疗事故的认定条件

认定医疗事故必须同时具备下列条件：

(1) 医疗事故的主体是合法的医疗机构及其医务人员；

(2) 医疗机构及其医务人员违反了医疗卫生管理法律、法规和诊疗护理规范、常规；

(3) 医疗事故的直接行为人在诊疗护理中存在主观过失；

(4) 患者存在人身损害后果；

(5) 医疗行为与损害后果之间存在因果关系。

只有同时符合以上条件的情况才属于医疗事故，下列情况不属于医疗事故：

(1) 在紧急情况下为抢救垂危患者生命而采取紧急医学措施造成不良后

果的；

　　（2）在医疗活动中由于患者病情异常或者患者体质特殊而发生医疗意外的；

　　（3）在现有医学科学技术条件下，发生无法预料或者不能防范的不良后果的；

　　（4）无过错输血感染造成不良后果的；

　　（5）因患方原因延误诊疗导致不良后果的；

　　（6）因不可抗力造成不良后果的。

三、医疗意外、并发症和后遗症

　　发生医疗事故是非常严重的事，但医疗事故与医疗差错、医疗意外、并发症和后遗症应当加以区别。

（一）医疗意外

　　医疗意外是指在医疗过程中，由于无法抗拒的原因，使病人出现了难以预料和防范的不良后果，包括死亡、残疾或者功能障碍等。

　　医疗意外多是由于患者自身的体质的特殊性与特殊病种结合在一起发生的，医务人员根据当时的情况，对可能出现的不良后果不可能预料到，不属于医务人员的过失所致。

　　对于医疗意外，医疗机构不承担责任。

（二）并发症

　　并发症是指一种疾病在发展过程中引起另一种疾病或症状的发生，后者即为前者的并发症。如消化性溃疡可能有幽门梗阻、胃穿孔或大出血等并发症。

　　并发症的基本特征：后一种疾病的发生是由前一种疾病所引起的；前后疾病之间不具有必然的因果关系，后一种疾病的出现属偶发事件；不是因医务人员的过失所致。

　　对于并发症的出现，判断医护人员有无过错主要看医务人员是否尽到了风险预见、风险告知、风险防范和医疗救治义务。医务人员应当将患者的病情、医疗措施、医疗风险等如实告知患者。如果应当预见而未能预见，或告知不全，或未能采取措施防止并发症的发生及扩大，则构成医疗过错。但对已经充分的注意并采取预防措施仍难以避免的并发症，医务人员无需承担责任。

（三）后遗症

　　疾病好转或治愈后遗留下来的组织、器官缺损或功能障碍。如小儿麻痹后的下肢瘫痪,不属于医疗事故。

四、医疗事故和医疗差错的处理

(一) 事件报告与处置

发生医疗事故或事件(包括科室处理不了的纠纷和可能的医疗差错),当事的医务人员应将真实情况主动汇报给科主任;科主任应积极了解情况,尽量使其解决在科室;科室解决不了的立即向医务科报告,并将医疗事件发生过程形成书面材料;医务科接到报告后,立即调查、核实,将有关情况如实向主管院长报告,并向患者通报、解释;对可能是医疗事故的,医院在 12 小时内向卫生局报告。

发生或发现医疗过失行为,科室应立即采取有效措施,避免或者减轻对患者身体健康的损害,防止损害扩大;可能是医疗事故的,病历立即交医务科,医务科与患者共同封存或启封;疑似输液、输血、注射、药物等引起的不良后果的医院与患者共同对现场实物进行封存或启封;死者家属不同意尸检,应有签字;医患协商解决医疗事故争议,需要进行医疗技术鉴定的,由双方共同委托医疗事故鉴定委员会鉴定。

发生医疗差错或医疗事故后牵涉赔偿的,医患双方可以协商解决,一方不愿协商或协商不成者,可以申请行政调解,也可以直接诉讼法院调解或判决。

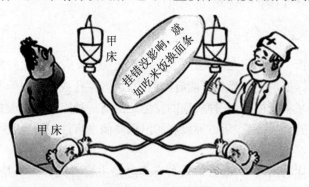

图 9-1　医疗差错

(二) 对责任人的处理

医疗机构发生医疗事故的,由卫生行政部门根据医疗事故等级和情节,给予警告;情节严重的,责令限期停业整顿直至由原发证部门吊销执业许可证,对负有责任的医务人员依照刑法关于医疗事故罪的规定,依法追究刑事责任;尚不够刑事处罚的,依法给予行政处分或者纪律处分。对发生医疗事故的有关医务人员,除依照前款处罚外,卫生行政部门并可以责令暂停6个月以上1年以下执业活动;情节严重的,吊销其执业证书。刑法关于医疗事故罪的规定要求"医务人员由于严重不负责任,造成就诊人死亡或者严重损害就诊人身体健康的,处3年以下有期徒刑或者拘役"。

医疗差错的处理由各医疗机构依照内部管理规定进行,根据差错的性质、造成损害程度等,对责任科室和责任人进行处理。

(三)赔偿的费用

医疗事故和差错的赔偿由医患双方协商解决,也可由卫生行政部门调解处理,还可以通过民事诉讼途径解决。

医疗事故赔偿,应当考虑下列因素,确定具体赔偿数额:① 医疗事故等级;② 医疗过失行为在医疗事故损害后果中的责任程度;③ 医疗事故损害后果与患者原有疾病状况之间的关系。医疗事故赔偿的项目包括:医疗费、误工费、住院伙食补助费、陪护费、残疾生活补助费、残疾用具费、丧葬费、被扶养人生活费、交通费、住宿费、精神损害抚慰金等。每一项目的计算方法《医疗事故处理条例》都有具体规定。

发生医疗事故或医疗差错,根据性质和情节轻重,给予当事人行政处分和经济处罚的同时,有的医院还规定责任人要负担给患者赔偿金额的一定比例,有的全部由责任人承担。

第三节　医疗事故鉴定与诉讼

医疗事故鉴定有利于查清医疗行为是否存在过错、与患者损害后果之间是否存在因果关系,有利于解决医疗纠纷。

一、医疗事故技术鉴定

医疗事故鉴定部门为县级以上医学会。

鉴定可以通过下列方式提起:医、患双方当事人共同委托,县级以上地方卫生行政部门交由人民法院委托。

医学会自收到医、患双方当事人提交的有关鉴定材料之日起45日内组织鉴定并出具医疗事故技术鉴定书。鉴定书按照委托或交由单位,分别送达医、患双方、卫生局、法院。

　　医患双方任何一方对首次医疗事故技术鉴定结论不服的,可以自收到首次医疗事故技术鉴定书之日起 15 日内,向原受理医疗事故争议处理申请的卫生行政部门或法院提出再次鉴定的申请,或由医、患双方当事人共同委托省、自治区、直辖市医学会组织再次鉴定。

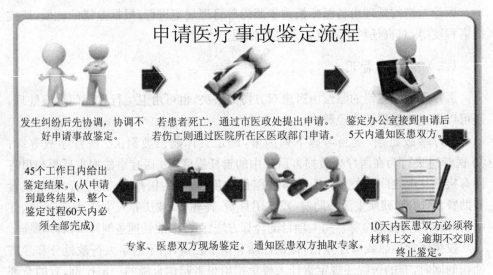

申请医疗事故鉴定流程

发生纠纷后先协调,协调不好申请事故鉴定。

若患者死亡,通过市医政处提出申请。若伤亡则通过医院所在区医政部门申请。

鉴定办公室接到申请后5天内通知医患双方。

45个工作日内给出鉴定结果。(从申请到最终结果,整个鉴定过程60天内必须全部完成)

专家、医患双方现场鉴定。　通知医患双方抽取专家。

10天内医患双方必须将材料上交,逾期不交则终止鉴定。

图 9-2　医疗事故鉴定流程

二、医疗事故司法鉴定

　　在法院诉讼过程中,对不构成医疗事故的医疗纠纷,患方大多提出要求再次进行司法鉴定,法院一般也予以支持。法医进行临床医学的鉴定,目前法律尚没有明确规定,按照现有《医疗事故处理条例》规定,应当由临床医学专家和法医结合进行。

　　在法院诉讼中,法院一般应当事人的申请委托进行。非诉讼时,根据《司法鉴定程序通则》规定,司法鉴定机构接受司法机关、仲裁案件当事人的司法鉴定委托。在诉讼案件中,在当事人负有举证责任的情况下,司法鉴定机构也可以接受当事人的司法鉴定委托,一般情况下是通过律师事务所。

三、医疗事故的法律诉讼

　　医疗机构接到人民法院的通知、起诉传票及患方起诉书后,职能部门应当组织当事科室相关人员与律师进行开庭的准备,针对原告的起诉要点讨论、分析医疗机构是否存在问题,准备答辩状,提交相关证据(病历、相关教科书、文献)、医疗事故鉴定申请书等。

进入法律诉讼程序后主要由律师进行代理,但诉讼代理人一般应由相关科室的专业专家和律师共同担任并一起出庭,专家对专业问题进行答辩,有利于帮助法官和律师了解医学专业问题,同时向法官提供相关的资料(教科书、文献等)。

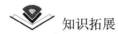 知识拓展

举证责任

2002 年 9 月 1 日国务院制定的《医疗事故处理条例》把医疗事故民事责任的性质归属于民法上的侵权责任。2002 年 4 月 1 日《最高人民法院关于民事诉讼证据的若干规定》第 4 条规定由医疗行为引起的侵权诉讼,由医疗机构就医疗行为与损害结果之间不存在因果关系及不存在医疗过错承担举证责任。最高人民法院这一司法解释将过错推定原则作为医疗事故民事责任的归责原则,明确了在医疗事故纠纷案件中实行举证责任倒置。但在 2010 年 7 月 1 日实施生效的《侵权责任法》再次调整了医患双方的举证责任。《侵权责任法》第七章规定举证责任一般情况下由患者及其家属承担,仅在三种情况下(即院方违反法律、行政法规、规章以及其他有关诊疗规范的规定、隐匿或者拒绝提供与纠纷有关的病历资料、伪造、篡改或者销毁病历资料的情况)才推定是院方的过错。因此,当前医患纠纷中的举证责任实际上已经转移至患方。

第四节 医 疗 纠 纷

一、医疗纠纷的概念

医疗纠纷是指在医院诊疗活动中,医患双方对医疗服务行为或诊疗后果的合理性存有分歧,一般是患者方面提出追究责任或赔偿损失要求,需要经过医院内部组织调解或医院外部行政、法律的调解或裁决,才可解决的医患矛盾。

医疗纠纷通常是由医务人员在诊疗护理过程中出现过错和过失,导致病人的不满意或造成对病人的伤害而引起。也有的情况是医方在医疗活动中并没有任何疏忽和失误,仅仅是由于患者单方面的不满意,也会引起纠纷。这类纠纷可以是因

患者缺乏基本的医学知识,对正确的医疗处理、疾病的自然转归和难以避免的并发症以及医疗中的意外事故不理解而引起的,也可以是由于患者的毫无道理的责难而引起的。

医疗纠纷分为医源性和非医源性纠纷两种:医源性纠纷是指违反医疗卫生管理法律、行政法规、部门规章规定的诊疗护理规范、常规,过失造成患者人身损害的事故和(或)纠纷;非医源性纠纷是指病人或家属因缺乏医学知识和因服务态度等所致的纠纷。

二、医疗纠纷的处理

医疗纠纷一旦发生,应争取在科室内解决。可能是医疗事故或重大医疗纠纷者,责任科室应同时向医务科报告,并按重大医疗事故及纠纷应急预案处理。科室内不能解决的纠纷,由医务科会同责任科室和相关部门解决,医务科同时向分管院长、和/或院长汇报,可能是医疗事故或重大医疗纠纷的要同时向卫生局汇报。院内无法解决的医疗纠纷,或申请通过卫生局主管部门协调解决或行政处理;或建议患者和/或其代理人按法定程序进行医疗鉴定。

医疗纠纷的处理一般程序如下。

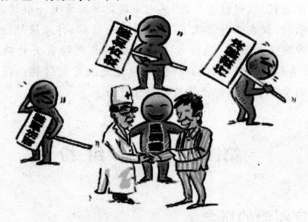

图 9-3　纠纷处理方式

(一)患方投诉

患方(患者及其家属)对医疗过程、结果有异议时,可以与临床医师及科室领导沟通,也可以向门诊部、医务处(科、部)、医患关系办公室等职能部门以及院领导投诉。投诉方式可以是口头或者书面。

（二）院方接待

对于简单投诉,临床医师及科室领导临床科室或职能部门应认真、快速和负责任地处理,避免问题升级。复杂或争议较大的医疗纠纷,应及时向主管医疗纠纷处理工作的职能部门移转相关材料和投诉信息,使医疗纠纷进入规范的处理程序中。

（三）处理程序

1. 做好投诉接待记录

做好投诉接待记录包括患者基本情况、反映相关科室和个人的主要问题、投诉要求等。妥善保存患方提供的相关证明资料。向患方提供《医疗纠纷告知书》,说明医疗纠纷的解决途径和流程及答复时间。

2. 汇总分析问题、与患方沟通

根据投诉,了解相关科室的有关负责人和当事医务人员,收集诊断治疗情况等资料,在认真分析问题性质基础上,形成纠纷的处理意见,与患方进行沟通,争取达成共识。

3. 保存医疗纠纷所涉及的证据

保存医疗纠纷所涉及的证据包括病历、护理记录、实物、X 光片等,应患方要求或主动向患方建议封存病历,封存病历可以是复印件,也可以是原件。患者死亡的医疗纠纷,职能部门应当向患者近亲属提出尸检建议,告知其有要求尸检的权利。尸检应当在患者死亡后 48 小时以内进行,具备尸体冻存条件,尸检可以延长至 7 日。

4. 医院内部调查

当事医务人员或相关人员,整理有关事件经过,书写病历摘要或诊疗经过。组织相关人员就患方投诉所涉及问题,进行科学、客观、认真的分析讨论,明确诊疗过程中存在问题和处理意见。职能部门对医疗纠纷可以进行必要调查,包括咨询相关临床专家、法律顾问（律师等）。

5. 医疗服务质量管理委员会提出结论性意见

医疗服务质量管理委员会讨论分析并做出医疗行为是否存在过错的结论性意见。结论性意见一般在患者投诉书提出之日起 30～60 日内做出,送达患方。结论性意见不是医疗事故技术鉴定。患方仍有权利申请医疗事故技术鉴定。

6. 医患双方的和解

医患双方通过沟通,遵循合法、合理的原则,互谅互让,达成一致和解意见。应当签订一式两份的协议书,由医患双方签字盖章（和解协议书最好经法院出具调解书）。

7. 第三方调解

目前社会有多种第三方的调解机构,由政府联合机构、司法局、各种学会、协会、保险公司、保险经纪代理公司等,成立医疗纠纷调解中心,作为第三方进行医疗纠纷调解工作,缓和医患双方"非此即彼"的尖锐矛盾,医疗机构可以根据医疗机构具体情况分析、研讨,选择相应方式实施。

三、医疗纠纷的防范

医疗纠纷严重影响正常的医疗秩序,损害医患关系,影响医院和医务人员在社会上的声誉。

(一)加强医疗管理,提高医疗服务质量

首先,医务人员要以病人为中心,关注病人需求,维护病人利益;增强工作责任心,规范服务语言,积极提倡礼貌用语。其次,要加强对病人疾病知识的健康教育、解释沟通、心理护理等,建立融洽的医患关系,努力提高对病人的服务满意度。第三,建立健全医疗服务质量控制体系,对违反诊疗护理规范的人员要认真查处。第四,医疗机构和医务人员要奉法守纪,不能把病人当成获取利益的对象,杜绝失职行为。

(二)改善就诊环境,方便病人就诊

根据患者的需要,调整门诊布局,方便病人就诊,创建"花园式环境,宾馆式服务"的现代化医院。建立便民服务措施,设立健康教育咨询台、值班主任及时解决病人的需求等,形成便民服务流程和网络。

(三)强化法律意识,树立法制观念

医护人员自觉的依法行医,应具备纠纷意识,有举证责任意识。在诊疗活动中不能重治疗、轻病历。病历是记载病人病情和医务人员诊疗活动的医疗文书,也是医疗纠纷处理时的法律证据。

(四)把握医疗关键,做好纠纷预防

医院要加强对重点病人、重点科室、重要环节的控制。对重点疾病和人群加强管理和防范:如酒后之人、经济拮据者、慢性复发性疾病患者;医务人员或家属就医,本院职工的熟人,往往减少医疗程序,留下了纠纷隐患。

（五）认真对待纠纷，及时有效处理

一些纠纷初起时，病人或家属往往情绪激动，要充分重视、处理及时，防止事态扩大。处理过程中要有理有节，顾及病人及家属的心理反映；处理结束要认真总结，防止再发生。现在医疗纠纷的处理往往涉及"医闹"等，需要与公安机关、社会组织、法院等配合处理。

第五节　过度医疗与医疗陷阱

一、过度医疗

医院和医务人员应该为患者提供适度的医疗。适度医疗具备优质、便捷、可承受性三要素的医疗活动。在条件允许下疗效是最好的（疗效要根据不同情况来评定，不一定是当代医学水平最高的）。安全、便捷、痛苦小或无痛苦、无伤害或将伤害限定在最小范围。经济和心理可承受性。

过度医疗是指医疗机构或医务人员在医疗过程中，不恰当、不规范甚至不道德、脱离病人病情实际需求而进行的检查、治疗等医疗行为。简单地说，过度医疗是超过疾病实际需求的诊断和治疗的行为，包括过度检查、过度治疗。

（一）过度医疗的基本特征

（1）过度医疗的主要动因是医疗机构或医务人员对经济利益的过度追求，把诊疗作为生财之道。

（2）过度医疗不能为患者提高诊治价值，徒增医疗资源耗费，甚至给患者造成伤害。

（3）过度医疗一般都存在违背临床医学规范和伦理准则的现象。

（二）过度医疗的主要表现

直接表现为大处方、多检查、高档设备、进口器材、非适应性治疗等。表现比较突出的有五种典型"怪

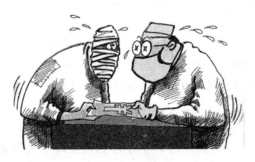

图 9-4　医患矛盾

相"①。

1. 抗生素药品滥用

卫生部一项调查显示,我国使用量、销售量列在前 15 位的药品中,有 10 种是抗菌药物。近 5 年国内医院抗菌药物的使用率是英美发达国家医院内使用率的 2～3 倍。在基层医疗机构中抗生素、激素、维生素输液滥用的情况比较严重。

2. 重复检查

过度检查在一些医院也很普遍。对别的医疗单位的检查结果不认同、普通设备检查能确诊的,必须再经高档设备进一步佐证等。

3. 小病也住院

医疗保险对门诊报销比例很少,为了报销,门诊便可治疗的小病也跑去住院。医院为求收入,人为放宽住院标准,以获取医保基金的均次定额。

4. 乐于给病人安支架

心内科、心外科、骨科等凡需要植入医疗器械领域,几乎都存在过度植入。每使用一个支架,医生能拿到一定的回扣。这是导致支架等介入性医疗器材使用量越来越大的重要原因。

5. 遇肿瘤用贵药

病人一旦检查出肿瘤,家属都会倾尽所有治疗。医生迎合这种需要,用费用高的药物。

有一项调查显示,目前医院有 70% 的患者存在过度医疗,其中大医院的医疗费用中有 20%～30% 属于过度医疗获取。

(三)过度医疗在临床上难以界定

(1)临床医学非常复杂,患者情况不一,病情表现各异,治疗方法多样,医生经验和水平有差异,哪些检查和诊疗必需的、哪些是多余的,难以形成量化指标。

(2)当过度医疗成为普遍现象时,过度的诊疗方式反而成为了医学标准。如抗生素药品滥用问题,实际上很多医生已经视为标准的医疗常规了,不这样反而不会治病了。

(3)很多时候贵的药物确实疗效好,贵的进口器械确实在治疗上与国产器械有较大差别。不同患者要求也不一样。一些有钱人希望能得到更好的治疗主动要求多花钱这也是过度医疗的推力之一。

(四)过度医疗形成原因

(1)医疗过于市场化,医院实际上是自我生存发展创收的营利性机构,科室医

---

① 全国人大代表陈万志在向全国人大提交关于遏制过度医疗的建议中,历数过度医疗五大"怪相"。

疗收入与医务人员收入挂钩,实际上鼓励了医生想方设法增加诊疗项目、次数,以期获得满意的收益。

(2) 医药、器械、设备、试剂、备品供应等各种利益最终通过医疗活动得到实现,各方力量通过回扣、提成等抢夺入场权,干涉采购权,左右处方权,刺激药品和器械的过度使用。

(3) 有些医院缺乏合理临床流程和诊疗常规,医疗活动随意性大;部分医生临床基本功差,过分依赖辅助检查;有些辅助检查科室技术水平低,存在误报、漏报,导致不必要的重复检查等。

(4) 医疗纠纷的增多,医生实施"防御性医疗",对病人实施过度检查。一些享受全免医疗,用药、检查无节制;一些患者不理解某些疾病目前无法根治,要求进行"没必要"的手术和检查等。

(5) 政府和社会缺乏对医院医疗行为的监管。医疗保险制度中缺乏对收费合理性审查,第三方制约机制不健全。

(五) 过度医疗是世界性问题

美国一家医院对 15 周内所有住院患者调查显示,11 609 次检查中,939 次是不必要的,其中尿常规、生化检查和尿培养占 80%。西班牙的一家医学杂志做的一项调查显示,有 60 种疾病的最佳治疗办法是不治疗,让其自然康复,但是这些疾病都在临床进行治疗。

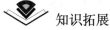 知识拓展

滥用抗生素的危害

① 诱发病原体耐药。"抗生素"对病原体的效果有"杀死(或杀灭)"或者"抑制"之分,任何一种"抗生素"对病原体的"杀灭作用"并不是"百分百的杀灭",如果滥用抗生素,会使病原体产生耐药性变异,抗生素治疗效果降低。

② 损害人体器官。抗生素也会引起很多的不良反应。我们国家的药物不良反应三分之一是由抗生素引起的。能引起耳聋的抗生素就有 60 多种。一项由加拿大马尼托巴大学和蒙特利尔的 McGill 大学共同进行的研究揭示,在 1 岁内曾接受抗生素治疗非呼吸道感染的小孩在其 7 岁时罹患哮喘的风险增加 2 倍,接受治疗的次数越多,其罹患哮喘的风险越大。

③ 导致体内菌群失调,诱发二重感染。在正常情况下,人体的皮肤黏膜和与外界相通的腔道,如口腔、鼻、咽、肠道、泌尿生殖道等处,都寄生

着大量的细菌,寄菌群在互相拮抗下维持着平衡状态。滥用抗生素导致体内菌群失调,未被抑制的细菌、真菌及外来菌也可乘虚而入,诱发又一次的感染。

④ 对人体免疫系统不利。滥用抗生素将导致"过敏"等免疫系统疾病,现在的人群出现某种或多种物质过敏的比例可以达到 90% 以上,这比 40 年前的人群高了 5 倍,同时我们也发现:在越发达的国家,其居民出现过敏的比例就越高,其中的一种原因就是"外界太干净",使人体的免疫系统"无所事事"而出现异常。

⑤ 浪费资源。比如现在耐药的结核菌非常多,治疗耐药性结核花费是治疗一个非耐药结核的 10 倍以上。新抗生素的研发,需要巨大投入,价格昂贵,造成治疗费用居高不下。

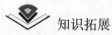 知识拓展

美国国家药监局早在 2007 年就曾发出警示,两岁以下的小孩,原则上不使用抗感冒药。至于通过输液治疗感冒,更是难以想象。"能吃药不打针,能打针不输液"的世界卫生组织用药原则,在中国早已被颠覆。中国成为世界首屈一指的"输液大国"。2010 年 12 月,国家发改委副主任朱之鑫在十一届全国人大常委会第十八次会议上透露出来的几个数字:2009 年我国医疗输液 104 亿瓶,相当于 13 亿人口每人输了 8 瓶液,远远高于国际上 2.5 至 3.3 瓶的水平……另一种广为流传的说法是,中国人均抗生素的使用量是美国的 10 倍。

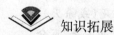 知识拓展

全国人大常委会副委员长、中国科协主席韩启德认为,医院的分科越来越细,一个医生往往只需面对一个器官,甚至一个器官的一部分,并且把人看成机器,可以大切、大换、介入、组装。而现在的医疗事故 60%~70% 是由于分科太细造成的。医生过分依赖仪器设备、药物和手术,却忽视了医生的智慧。

二、医疗陷阱

医疗陷阱是指合法或非法的医疗行为人,利用广告、推销、试用、体验、诱骗等手法,虚假宣传或刻意夸大药品、器械、治疗手段等的疗效,引导患者使用其产品、

接受治疗、参与医疗活动或医学实验,以获取非法或不合理经济或其他利益的行为。

医疗陷阱与过度医疗都是为了获取不正当利益而伤害患者的行为,但两者性质又有所区别。过度医疗多以正常医疗行为为基础,是过度的治疗和检查;医疗陷阱主要特点是诱骗。过度医疗可以发生在各类医院中,医疗陷阱主要发生在私立医院、个体诊所、各类医疗器械体验中心等。

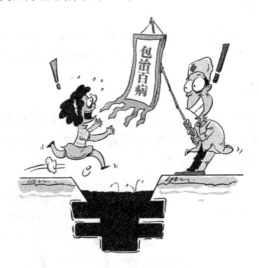

图 9-5　包治百病

医疗陷阱也称医疗骗局,其对象主要是老年人、慢性病患者、疑难杂症患者、性病患者等。越是病难治,骗局越多。越是不愿意到正规医院就医,越是容易上当受骗。

医疗陷阱的主要形式如下。

(一) 大做广告

据北京的一次调查统计,医疗广告几乎全部虚假夸大。这几年国家加大整顿力度,但问题仍然层出不穷。

(二) 专攻老人

在晨练的地方,在社区里,用各种各样的方法向他们推销保健品,包括各种治疗机和药品。有的以"义诊"形式,使用所谓先进仪器进行检查,受检者一般都有问题,引诱购买"神药"。

（三）免费体验

多是医疗器械，保健器械，治疗机，气血循环什么的，很多人自认为不花钱又做治疗，到最后大多都要掏钱买下来。很多老人被宣教洗脑以后，不惜重金购买这些保健品和医疗器械，回家后大多闲置不用。

（四）免费检查

免费检查包括免费体检，义诊普查，药价打折等。患者虽然享受到了免费化验，但是化验的报告单却往往是某些人炮制的假化验单，没病说有病，轻病说重病。

（五）免费治疗

打着包治的旗号，或先交押金，或免费试用，见效了再交费治疗，其实是先大量用止痛和激素类药物治疗，见效很快，结果是上了钩，花了钱，病没治好，还会因大量口服止痛和激素类药物损害身体。

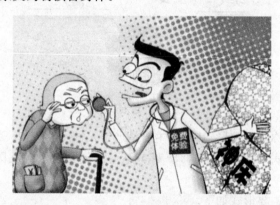

图 9-6　免费陷阱

（六）打着专家的旗号

有的承包一专家门诊，自己违规造药。有的以"中国糖尿病协会""冠心病治疗协会"等所谓民间协会"唯一指定""推荐产品"为噱头，有的以"权威专家"等名义，推销医疗。

（七）医托骗人

医托经常出没于医院挂号处、医院大门附近、地铁口、火车站、汽车站、各大网络论坛、健康交流网站、正规医院及周边旅馆的人，他们用欺骗的方法引诱患者及家属误入歧途，把患者骗到一些无医疗资格的小诊所去看病，对患者进行恐吓、敲诈,甚至抢夺财物。

信息链接

过度医疗与医疗陷阱相关资料

http://news. 163. com/special/reviews/excessivemedical

http://news. sina. com. cn/c/sd/2009-04-03/111817542731. html

http://www. familydoctor. com. cn/Topics/html/guoduyiliao. html

http://news. 163. com/special/reviews/reformation03. html

思考题

(1) 简述医疗安全、医疗事故、医疗差错的概念。

(2) 简述医疗纠纷处理的一般程序。

(3) 简述过度医疗和医疗陷阱的主要表现形式。

第十章　医患关系

本章提要

▲医患关系就是指在医学实践活动中,医方与患方所发生的人际关系。

▲病人享有平等的、公正的医疗权利,任何人都无权拒绝病人的就医要求。病人有就有关自身医疗问题做出决定的权利。

▲医疗机构和执业医师有权在其执业许可范围内开展医疗活动,包括疾病的调查权、自主诊断权、医学处方权、强制治疗权和紧急治疗权。

▲在一般情况下医生的权利要服从于患者的权利,但是在特殊情况下,医师的特别干预权利则对患者的自主权利形成一种限制或者一种优先。

▲"正常的医患关系是委托关系,现在变成买卖关系,这是一个严重的问题""医患关系达到历史最差时期"。

▲促进医患关系良性发展,维护正常医疗秩序,既是医改的重要命题,也事关社会和谐稳定大局。建立新型医患关系需要医、患双方和政府、社会的共同努力。

第一节　医患关系概述

每一个医学行动始终涉及两类当事人:医师和病员,医学无非是这两群人之间的多方面关系。我们可以把以医生为主体的与从事医疗实践活动有关的一方称为"医方",把以"患者"为中心的与求医行为有关的一方称为"患方"。医患关系就是指在医学实践活动中,医方与患方所发生的人际关系。

一、医患关系的含义

医患关系是指在医疗活动中,通过医患互动建立起来的一种人际关系。医生与患者在非医疗活动中而建立的人际关系,不能称作医患关系。

狭义的医患关系是特指医生与患者之间相互关系;广义的医患关系指以医生为主的群体(医疗者一方)与以患者为中心的群体(就医者一方)在治疗或缓解患者疾病过程中所建立的相互关系。"医"主要是医生和直接为患者提供服务的其他工作人员,也包括医疗机构和机构中的相关人员;"患"主要是病人及病人家属、亲戚、朋友、同事等,也包括其他寻求医院服务的体检、咨询等相关人员。尤其是患者失去或不具备行为判断力时(如昏迷休克的患者、婴儿等),与患者有关的人往往直接代表患者的利益。

医患关系是医疗中医患双方互动的结果。著名医学史学家西格里斯认为:"医学的目的是社会的,它的目的不仅仅是治疗疾病,使某个机体康复;它的目的是使人调整以适应他的环境,作为一个有用的社会成员。每一种医学行动始终涉及两类当事人:医生和患者,或者更广泛地说,医学团体和社会,医学无非是这两群人之间多方面的关系。"

医患关系是一种特殊的人际关系,是包含医疗关系、经济关系、道德(伦理)关系、法律关系等的集合。医患关系相对于一般人际关系有其特殊性,主要表现在以下几个方面:

首先,目的的同一性。从根本说,医患双方是为了诊治疾病,确保机体的健康而建立关系的。一般说来,无病求医者并不多见,不想治疗好疾病的医生也不多见。

其次,地位的不平衡性。从人格地位及法律地位而言,医患之间是平等的,都应该受到同等的尊重。地位不平衡主要表现在医疗过程中,无论是诊疗方案的选择,还是个人隐私的保护,医方都处于主导地位,患方比较被动。

二、医患关系的基本模式

医患双方围绕着病人的疾病诊疗和健康维护而形成的,但医患双方的关系又存在着求医与施治的地位不平衡;对医学知识掌握的能力不平衡等因素,所以医患关系也就发展出以下类型:

(一) 主动与被动型

医师完全主动,病员完全被动;医师的权威性不受任何怀疑,病员不会提出任何异议。

(二) 引导与合作型

医师和病员都具有主动性。医师的意见受到尊重,但病员可有疑问和寻求解释。

(三) 共同参与型

医师与病员的主动性等同,共同参与医疗的决定与实施。医师此时的意见常常涉及病员的生活习惯、方式及人际关系调整,病员的配合和自行完成治疗显得尤为重要。

三、医患关系的实质

对医患关系本质属性的定位是医患关系研究的逻辑起点。对于医患关系的本质定位存在分歧,主要有契约关系论、信托关系论和特殊的消费关系论等。

(一) 契约关系论

契约关系中的契约是一切经由当事人双方或数方为确立和实现各自权利和义务而订立的共同遵守的协议,主要包括口头契约和文字契约。由订立这种契约而形成的人与人之间的关系,就是我们所说的契约关系,如君子协定、合同关系等。

医患关系是建立在平等基础上的契约关系。患者挂号、就诊即是要约,医疗机构接诊和就治就属承诺,承诺一旦作出,医患关系即告成立,也就是履行契约关系之始。医生以救死扶伤、防病治病为己任,国家赋予了医生以某种特权(对疾病诊治权和特殊干涉权等)并以医疗技术为保证,为病人提供服务;病人出于信任或与医生充分协商,接受医生的服务。医务人员尊重病人的医疗权利,一视同仁地提供医疗服务;病人尊重医务人员的劳动,并密切配合诊治,共同完成维护健康的任务。

(二)信托关系论

信托关系是指一方基于对另一方的信赖将自己的特定财产或权益交于另一方管理,另一方则承诺为对方的最佳利益而行为或为了双方的共同利益而行为。信托关系通常产生在一方因知识或专业方面的原因而在某种程度上必须信赖于另一方。受托人为了他人的利益履行职责因而要求更高的行为标准。

鉴于医患双方的不平等性,患者自由、自主甚至自愿性的有限性,患者出于信任把自己的生命与健康托付给医务人员,医务人员有义务去争取与维持患者的信任与依赖,为了患者的利益履行职责。医生应恪守职责、钻研技术,以高尚的医德、精湛的医术全心全意为病人服务,不辜负病人之信任。

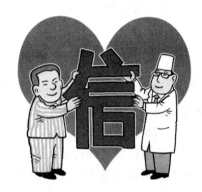

图 10-1 医患互信

(三)特殊的消费关系论

消费关系是在生活消费过程中形成的自然因素之间、人们相互之间以及人们与自然之间的关系总称为消费关系。

反对者认为:医疗机构是不是经营者? 患者是不是消费者? 医患关系是不是消费关系? 医患关系是否适用《消费者权益保护法》一直是学界争论的焦点问题。总体而言,批判声可谓一浪高过一浪。其观点主要集中在:医疗机构作为社会公益事业,不具有赢利性,医疗消费也不是生活消费,因此,医院不是经营者,患者也不是消费者;生命和健康是无价的,生命健康的价值和其接受诊疗所付出的费用不可等价交换,医患关系不符合消费关系最基本的平等、自愿、等价有偿精神;把医患关系定位在消费关系上,必然使医患之间那种神圣性的关系蒙上铜臭的污垢,实质是把患者推到了一个不利的处境。

赞成者认为:医患关系事实上就是一种特殊的消费关系。身体健康是生活的基础,看病吃药是生存消费,不能把医疗服务排除在生活消费之外。医疗行业作为非营利的社会公益事业,也要考虑经济利益。病人医疗费用的支出直接与患者个人利益挂钩,说明经济利益是连接医患关系的纽带,医患关系是表现为特殊的服务消费关系。患者到医疗机构挂号看病实际上就构成了患者和医院之间的契约关系,完全符合《消费者权益保护法》立法的基本精神,也符合保护弱者利益的立法初衷。

（四）"利益共同体"论

因为"医"和"患"不仅有着"战胜病魔、早日康复"的共同目标，而且战胜病魔既要靠医生精湛的医术，又要靠患者战胜疾病的信心和积极配合。对抗疾病是医患双方的共同责任，只有医患双方共同配合，积极治疗，才能求得比较好的治疗效果。医患双方在抵御和治疗疾病的过程中都处于关键位置，患者康复的愿望要通过医方去实现，医方也在诊疗疾病的过程中加深对医学科学的理解和认识，提升诊疗技能。在疾病面前，医患双方是同盟军和统一战线，是"利益共同体"，医患双方要相互鼓励，共同战胜疾病。

四、医患关系中医生应遵循的原则

在医患关系建设中医生处于主导地位，要求以病人利益优先，提供优良的环境与服务，在医疗服务中扮演指导者和帮助者的角色，提供技术、同情与关怀，同时注意医学伦理原则的把握。具体做好以下几点：

（1）要重视交流和沟通，建立彼此信任的关系；

（2）不以医生本人的价值取向评判患者的价值观和生活态度，尊重患者的人格、信仰和文化；

（3）充分理解患者及家属的疾病行为和情绪反应；

（4）在诊断和治疗过程中，以人文关怀的态度给患者切实的医疗帮助；

（5）医患关系是一个动态的关系，医生应根据情况适时做出调整；

（6）医患关系是围绕着疾病的诊疗而形成的，也只应局限于求医和提供医疗帮助的过程，审慎发展超出此范围的人际关系。

第二节　医患双方的权利和义务

一、病人的权利和义务

（一）病人的权利

病人拥有的基本权利包括医疗权、自主权、知情同意权和隐私权等。

1. 获得基本医疗保健的权利

病人享有平等的、公正的医疗权利，任何人都无权拒绝病人的就医要求。平等的、公正的医疗权是指在国家规定的基本医疗服务范畴内，相同的疾病应获得相同的医疗服务。

2. 人格受到尊重的权利

人格受到尊重的权利包括不得歧视、遗弃、侮辱等。尤其是对严重缺陷、残疾者以及性病、艾滋病患者，更应当注意其人格权的保护。

3. 病人的自主权

病人有就有关自身医疗问题做出决定的权利。如果病人是未成年人或精神病患者则由其监护人做出决定。病人有权拒绝治疗和拒绝参加医学实验。病人拥有要求节省医疗费用并了解费用花费情况的权利。但是病人的自主权不得干预医生的独立处置权。

4. 知情同意权

病人有权获知有关自己的诊断、治疗和预后的最新信息，医生应如实介绍病情、医疗措施及医疗风险，但是，应当避免对患者产生不利后果。

5. 隐私权

隐私权是指公民享有的个人不愿公开的有关私生活的事实不被公开的权利。病人的病情资料、治疗内容和记录应如同个人隐私，不允许对无关治疗人员泄露，包括病例讨论、会诊、检查和治疗时都应审慎处理。

6. 病人有服务的选择权和监督权

病人有比较和选择医疗机构、检查项目、治疗方案的权利。医务人员应力求较为全面细致地介绍治疗方案，帮助病人了解和作出正确的判断和选择。病人同时还有权利对医疗机构的医疗、护理、管理、后勤、管理医德医风等方面进行监督。

（二）病人的义务

（1）如实陈述病情，遵守医嘱，配合医务人员进行检查治疗。
（2）遵守医疗制度与相关规定，不影响正常的医疗环境。
（3）支付医疗费用及其他服务费用。
（4）尊重医务人员的人格与劳动。

二、医疗机构和医务人员的权利和义务

（一）医疗机构和医务人员的权利

1. 医疗权

医疗机构和执业医师有权在其执业许可范围内开展医疗活动，包括疾病的调查权、自主诊断权、医学处方权、强制治疗权和紧急治疗权。

2. 特别干预权

在一般情况下医生的权利要服从于患者的权利,但是在特殊情况下,医师的特别干预权利则对患者的自主权利形成一种限制或者一种优先。特别干预权关键是要合乎法律的要求,只有当患者的自主决定权与法律要求发生冲突,医生行使干预权才是合法的。

如患者拒绝治疗,若拒绝治疗将给患者带来严重的后果或不可挽回的损失,或者这种决定是无行为能力或限制行为能力人所做出的,再或患者的精神情绪处于极不稳定状况,或在药物对思维认识能力产生影响作用下所做出的。但对一些高度危险的医疗实验,即使患者出于某种目的同意,但医生认为患者不适宜的,医生应该拒绝。善意的隐瞒病情对患者是非常有好处的,在征得家属同意的情况下实施,也属于一种特别的干预权利。

3. 行为限制权

医院和医生在特定的情况下,可以对病人进行一定的限制。

(二) 医疗机构和医务人员的义务

1. 诊疗义务

所谓诊疗义务是指医师根据患者的要求,用医学技术和技能正确地诊断患者所患疾病,并施以适当的治疗。在特殊情况下,这种诊疗义务有一种强制性。比如,对于急危病人,即使患者身无分文,医生也必须进行抢救。

2. 遵守医疗原则和技术规程的义务

医疗服务有严格而详细的标准,如各种疾病的诊断标准、治疗原则、疾病转归判定标准、疾病护理常规和医疗事故判定标准;诊疗技术操作常规;管理和服务标准等。医院和医务工作应严格执行标准和技术规程,提供合规范的医疗服务。

3. 妥善保存医疗文件的义务

医疗机构的门诊病历的保存期不得少于 15 年,住院病历的保存期不得少于 30 年。病历的书写要符合规范,不得篡改。

4. 取得患者有效承诺的说明义务

医务人员开展特殊诊疗活动需要取得患者的有效的承诺或同意,为此必须进行充分的说明,以使患者的知情同意权得到落实。

5. 安全保障义务

医院应尽可能给患者提供安全保障,医务人员在医疗活动中给予患者充分的人格尊重,对患者的利益给予维护。

第三节 医患关系的历史演变

在不同的历史时期,由于社会经济发展水平、科学技术水平、人们的认识能力、思想道德观念、价值追求等因素不同,从而就形成了不同的医患关系,表现出不同的历史特征。

一、古代的医患关系是亲密的

古代行医往往都是医者亲自诊察,医患双方直接交往关系容易密切,医生对患者的任何疾病都需要全面考虑和负责,患者往往把自己的生命和健康寄托于医生,而该医生也就单独地承担起诊治患者的全部医疗责任。而从医者把"仁爱救人"作为行医的基本信条,把治病救人作为自己应尽的义务和美德,认为精研医学之目的就是"上以疗君亲之疾,下以救贫贱之厄,中以保身长全,以养其生"(《伤寒杂病论》序)。这种思想道德观念成为从医者积极、主动医治患者的内在动力。

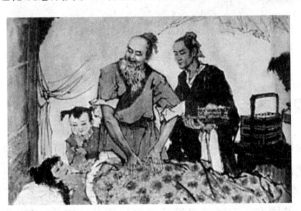

图 10-2 亲密关系

二、近代医患关系是分离的

近代医学的分科越来越细,医生日益专科化,这就势必造成一个医生只对某一种疾病或患者的某一部位病变负责,而不能对患者整体负责,患者的健康和生命需要由多个医生、护士和其他人员共同承担。往往把某种疾病的特定疾病因素从患者整体中分离出去,舍去了疾患的社会、心理因素,孤立地研究病因。医患双方人与人之间的关系被医术与疾病的关系代替了。

三、现代医学模式有利于医患关系回归和谐

生物医学模式正在向生物—心理—社会医学模式转变,这种转变使现代医患关系的发展出现了新的趋势。主要表现为强调尊重患者的生命价值,尊重人的医疗权利,把患者看作是一个完整的人,既重视生理治疗,也重视心理和社会因素的作用。现代医学模式有利于构建和谐的医患关系。

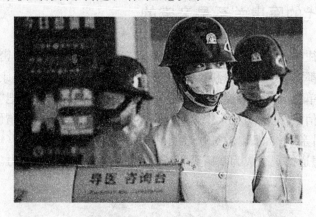

图 10-3　带头盔的医护人员

四、我国医患关系现状

在改革开放以前始终处于比较和谐的状态,很长一段时间里医务人员被称为"白衣天使"。然而改革开放以来,政府对医疗的支付在较长时间里是逐年减少,把医院推向市场,当成企业来办,使医疗服务商品化,医院和医务人员逐渐把病人看成可以带来利益的顾客。但国家又管住了医疗服务的定价,以事业单位编制、工资标准等管住了医务人员的编制及正常收入,而且服务定价和工资标准又近乎荒唐的低,社会较长时间里出现了拿手术刀不如剃头刀的社会病态现象。由于医疗服务需求的特殊性,社会少不了医院,患者离不开医生,社会进行了自动调节。医院被迫靠卖药获取收入,走上"以药养医"的道路;病人或主动或被动地向医生输送利益,以平衡国家规定给予的不足,医生的"红包"和"开单提成"等非正当收入渐成收入的主要来源。由于医疗服务存在的信息、权力不对等,非法的收入来源又被国家所默许,于是医院和医务人员的"贪婪"之欲迅速膨胀,患者被"掠夺"的现象愈演愈

烈。近十多年来,医院急速扩张,医生迅速富裕,医患关系日趋紧张,医患矛盾层出不穷,针对医院以及医务人员的暴力攻击愈演愈烈,医生被患者家属殴打侮辱,致伤、致残、致死屡见不鲜,由医患纠纷引发的恶性刑事案件不时见诸媒体。"正常的医患关系是委托关系,现在变成买卖关系,这是一个严重的问题""医患关系达到历史最差时期①。"

第四节　当今医患矛盾的主要原因

医生和患者共同的敌人本来是疾病,为什么关系却如此紧张,甚至扭曲到势同水火、频酿血光之灾的地步?深入探究分析起来,医患关系紧张,出现纠纷是由政府、患方和医方、媒体以及法律等诸多因素共同作用而成的。

一、政府原因

主要是政府对医疗卫生投入、医疗保障体制建设、医院体制改革以及对药品价格监管不到位、不健全,群众"看病难""看病贵"的问题虽然在不断缓解,但仍然比较突出,容易产生矛盾引发纠纷。

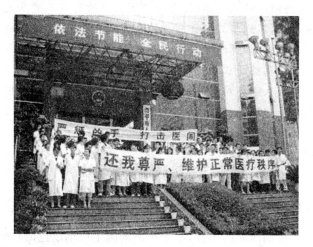

图 10-4　医生上访

---

① 王陇德——原国家卫生部副部长,中国工程院院士。

较长一段时间里,医保覆盖面小,保障水平低,个人医疗卫生支出比重过高。很多困难群体医疗费用自己部分负担甚至是完全负担,很多家庭会因病致贫、返贫,间接或直接对医患关系产生负面影响。

政府把医疗机构推向市场,对医疗机构的财政拨款逐年递减,并且严格限制医疗服务价格,导致医疗服务价格无法体现医务人员的技术劳务价值,因此,药品收入就成为医院收入的重要来源,形成以药养医的局面。这为医疗机构的趋利行为提供了滋生、发展的环境和条件。加之政府对药品价格监管不到位,管理不规范,许多药品一出药厂价位就被抬高,在流通领域层层加码后才进入医院这个消费终端。由于最后的环节是由医院和患者双方完成的,患者自然将药价虚高的账记在医院身上。

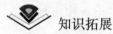 知识拓展

我国当今社会对医生、教师和官员的不满成普遍化、激烈化,其中根本性的原因是这三者的服务在现代社会条件下都打上了深刻的商品烙印,医生、教师和官员已经成为商品化了的医疗、教育和管理的服务提供者,但作为服务者,本应以服务对象为上帝,可是这三者或因垄断知识、技能,或因垄断权力都处于强势地位,对"服务价格"具有"定价权"——很多情况是以隐性的、非规定性途径来实现的,所以被服务的"上帝"越来越不满,在我国这种问题特别突出;还有一个因素是所有这三者法定的合理收益都特别低,远达不到与其工作相称的合理收入水平,这就形成社会自动调节,以获取"分外利益"的方式补偿不足,社会因而也在一定程度上认可了他们实现非法利益的正当性,政府也处于半放任的状态。由于所有利益几乎都是直接从服务对象身上"掠夺",而且欲望不断放大,很多情况已经远超出其职业合理的、可被社会默认的程度,矛盾冲突直接,容易恶化。

二、患者的原因

(一) 患者对医疗工作的特殊性缺乏了解,期望值过高

医疗事业是一项高风险的事业,水平再高的医生也难以包治百病,人才和设备再优越的医院也不是保险箱。国际认可的医疗确诊率仅为70%,各种急症抢救的成功率只在70%～80%之间。在诊疗护理过程中,患者会因自身体质变化和特殊病种结合在一起,出现并发症或不良后果是难以预见和完全避免的。但一些患者和家属有一个明显的误区:只要进了医院,既然花了钱,就要达到期望的目的。治

疗效果不理想或产生医疗意外,就迁怒于医院,产生纠纷。严重的还会施加暴力,酿成血案。

(二)患者的维权意识、对医疗过程参与意识在增强

社会的发展一方面使患者较为关注自身的隐私权、知情权、同意权,是否得到保护和尊重,要求更多地了解自己的治疗方案、用药及愈后情况。另外,信息社会患者能够更方便地了解到与疾病相关的信息,更多地干预治疗过程,当医院、医生稍有不妥即持怀疑或对立的态度,认为自己权利被损害引起纠纷。

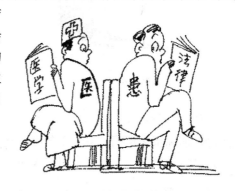

图 10-5　医患互不信任

(三)部分病人将一些矛盾转嫁给医方

部分病人出于经济承受力的问题、家庭关系问题有意把矛盾转嫁给医方,试图减免费用或发泄不满。还要提及的是,有一些存在某种不良动机的人,有意制造纠纷或使纠纷升级,以谋取钱财。现在流行的“要想富,做手术,做了手术告大夫”的顺口溜就反映出这种现实。

三、医方的原因

(一)以经济效益为中心,一切向钱看

从医院的角度来讲,受市场经济条件下社会大环境以及不合理的补偿机制的影响,医院发展需要钱,开展新项目、新技术,引进新设备需要钱,稳定职工队伍,留住人才需要钱,医院只能以经济效益为中心,院长最关心的一定是收入。很多医院以“大处方”“过度检查”、乱收费来创收,甚至将科室对外承包,允许挂靠,让一些不具备行医资格的人钻空子,夸大医术,销售假药,欺诈患者,获取不义之财。

从医务人员的角度来讲,专业要求高,教育经费和精力投入大,职业风险高,但作为公立医院事业编制人员,工资收入低,加之业务技术优秀的医务人员不足,病人为求好的医疗服务有的主动送,长期下来“红包”成了“行业规范”。医患关系中的利益交换因素越来越突出。另外,一些医务人员业务水平不高或责任心不强,工作失职,发生误诊、误治及手术失败等问题,引发医患纠纷。一些医务人员对病人

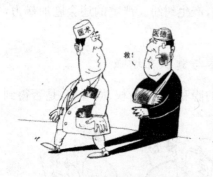

图 10-6　红包

"生冷硬顶",不尊重病人的人格。部分医务人员索要"红包",开大处方,搞开单提成,损害了医务人员和医院的公众形象。

(二)分科过细,医疗服务系统性差

现在越是大医院分科越精细,越是高职称专业越狭窄。非医学人员很难搞清分科关系,经常是就医找不对科室。不少医院实行科室经济核算,科室之间存在抢病人现象,有时即使非本科疾病也不愿转科,何况很多疾病是有复杂的多科病征表现的,现在普遍缺乏具有综合专业能力的医生,导致误诊误治现象时有发生。

(三)服务水准低,医患关系不平等

虽然提倡现代医学模式,重视病人心理和社会因素,但在我国实际上各医院还是以疾病为中心的模式,大医院人满为患,专家坐诊一号难求,医生在看病时难以顾及病人心理反应,见病不见人实属无奈。小医院资源匮乏,医疗水平、就医环境很难令人满意。病人在就医过程中很难得到舒心的服务,增加了医患纠纷的发生。

四、"医闹"兴风作浪

现在出现了一个新的行业——"医闹"。由于长期以来,在发生纠纷后,医院为息事宁人,多以赔钱了事,而且闹得越凶,赔得越多。这样就形成了恶性循环,并因此催生了"医闹"。一些专门围绕医院寻找事端,打着病人家属、亲戚、朋友、同事的幌子专门组织、策划并怂恿家属采用各种恶劣手段闹事,以达到从医院获得经济赔偿的目的,"医闹"则抽取提成或拿到"报酬"。这些人以聚众闹事的手段,往往组织人披麻戴孝,在医院设灵堂,扰乱医院

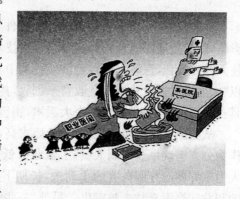

图 10-7　医闹

正常秩序,更有甚者殴打、伤害医务人员。

五、法规不健全,执法不力

我国卫生立法速度近几年明显加快,但仍远远不能适应不断发展变化医患关系。司法机关处理案件时,同一类医疗纠纷适用不同的法律,赔偿金额出现天壤之别,影响法律的严肃性。很多患者或家属对医疗事故鉴定制度以及司法机关公正和效率的怀疑,不通过法律途径解决纠纷,而是采取一些过激或暴力的方式胁迫医院经济赔偿。严重医患纠纷发生时,执法人员常认为病人及家属是"弱势群体""闹事终有原因",往往只是劝解,不能及时采取必要的强制措施,打击不力。

 信息链接

2013 年医患关系舆情报告:杀医案之后,谁还愿意做医生

中青舆情监测室对 2013 年 1 月以来媒体报道的 20 件伤医事件进行了统计。从受害者的职业身份来看,一线医生首当其冲,占到 75.0%,护士占比为 25.0%。

与之相对,患者家属是最主要的伤医者,比重高达 60.0%,家属一般是因对医护人员的服务、医疗方案等不满,对医护人员下重手。其次是患者本人,占比为 30.0%。

从遇害地点来看,八成以上的事件在医院发生。医院外发生的伤医事件,也占到 15%。

2012 年 12 月至 2013 年 7 月间,中国医院协会等机构的调查表明,中国医院场所暴力伤医事件逐年递增,每年每所医院发生的平均数从 2008 年的 20.6 次上升到 2012 年的 27.3 次。2013 年,三甲医院伤医案占比高达八成。

"中国医生目前正处于危机之中。"连英国著名医学杂志《柳叶刀》也在去年特别刊出了这篇不涉及医学科技的长文,"最近几年,他们在自己的工作中,正面临着越来越多地涉及个人人身安全的威胁。中国需结束医生面临的暴力威胁。"

"白衣天使"这个职业,在中国年轻一代心中已经不再光鲜。最为突出的现象是,中国医师协会的调查数据表明,78% 的受访医生表示,不希望自己的孩子再穿上白大褂。

实际上,中国医师协会此前曾做过 4 次调查:在 2002 年的首次调查

中,不愿意自己子女报考医学院校的占 53.96%;2004 年,这一比例升到 63%;2009 年基本持平,为 62.49%。但在 2011 年的第四次调查中,不愿意的比例陡升至 78.01%。

从这 4 次不同时段的调查来看,随着医患矛盾的日益突出、医疗纠纷与冲突的逐步升级,"医不过二代"的现象愈加深化。

《柳叶刀》文章列举了中国医患关系紧张的一系列原因:政府对卫生系统的投资不够、医生薪水及业务培训费用不高、媒体对医生的过多负面报道、公众对医学知识缺乏了解、患者对疗效的期望不切实际以及很多贫困家庭支付不起高额的医疗费用。

温岭杀医案后,自 2013 年 1 月 1 日零点至 10 月 28 日 23 时,中青舆情监测室共监测到"伤害医生"事件相关信息,在随机抽样的 2 000 条舆情信息中,对医护人员的贬义信息超过八成,中性信息占 11.0%,褒义信息比重仅为 5.0%。频发的伤医案,让医生凋零的不仅是尊严,更是生命。

医患之间需重建信任关系。

——http://zqb.cyol.com/html/2013-10/30/nw.D110000zgqnb_20131030_1-03.htm

(中国青年报,2013-10-30)

第五节 新型医患关系建设

促进医患关系良性发展,维护正常医疗秩序,既是医改的重要命题,也事关社会和谐稳定大局。建立新型医患关系需要医患双方和政府、社会的共同努力。

一、加强医务人员的人文素质培养,要"见病更见人"

医患关系中的很多问题来源于患者对医生态度的不良感受,很多医生护士态度冷淡,语言生硬,医患之间如同隔了一层看不见的墙。这种医生的"职业性冷漠",源自医学生人文教育缺失。我国现行的医学教育模式过于注重训练专业技能,缺乏人文教育内容。医学教育(包括继续教育)应渗透人文精神,培养医生有一颗博爱的心,敬畏生命,尊重病人,乐于并擅长与患者沟通。

二、加强民众的医学和文明素养,尊重科学,善待医生

医学是一门实践性较强的经验科学,不存在百分百没有缺陷的治疗方案。患者应有科学的认识和理性的期待,给医生一个宽容的执业环境。看病难、看病贵也主要是体制机制不完善带来的问题,不完全是医生的过错,拿医生当出气筒或者替罪羊会加剧矛盾,最终受损害的还是患者自身。

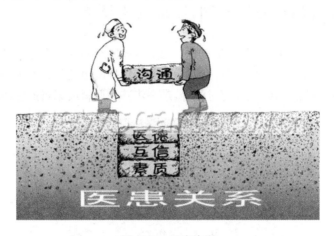

图 10-8　医患沟通

三、建立分级诊疗,增加医患沟通时间

加强分级就诊,引导患者小病在社区看病。"排队 3 小时,看病 3 分钟",导致医患沟通时间严重不足诱发矛盾。应完善社区卫生服务网络,病人初诊找家庭医生,疑难杂症再转诊到专科医院,从而缓解大医院的"重压"。

四、改变分科太细,方便患者问诊

现在医学分科太细,常让人"丈二和尚摸不着头脑"。医学分科细化是发展趋势,但接诊医生在熟谙本专科知识的同时,也应有全科医学观念和本领,指导病人及时转诊。医院要为这些转科患者提供方便,免去他们重复挂号、排队之苦,让病人"进一个门"就能解决问题,减少折腾。

五、破除以药补医,建立医患互信基础

应尽快破除目前公立医院"以药补医"机制,逐步取消在药品进价上加成,由此造成的收入缺口由财政投入和提高服务收费予以补偿。这样,医生靠自己的技术得到合理酬劳,患者也不必担心"挨宰",医患互信基础才能夯实。

六、完善医疗鉴定机制,创造公正环境

临床难免出现医疗意外,相应的医疗鉴定必须公正客观,才能获得患者信任,缓和紧张的医患关系。可通过实行医疗"异地鉴定",提高鉴定的透明度,如病史向患者公开,患者可了解鉴定步骤、评定过程等,进一步减少患者或家属猜忌,增强公信力。

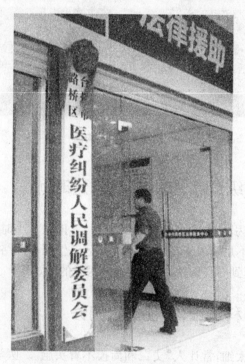

图 10-9　人民调解

七、推广"第三方"调解,将纠纷引出医院

现在很多地区启动了医患纠纷人民调解机制,引入"第三方"为医患沟通建立

了一个公正平等的平台。这有利于将纠纷及时引出医院,维护医疗正常秩序;处置方式灵活高效,有利于缓和医患的激烈冲突。

八、建立医疗责任险,规避医疗风险

导致纠纷难以解决的关键之一,是医患双方对是否赔偿、赔偿多少相持不下。借鉴国际做法完善医疗责任险,发生事故或意外后,由保险公司赔付患者。此外还可探索研究建立医疗意外险,在进行有较大风险的治疗前,政府、医院和患者一起出资投保,多方共担责任,规避风险。医患关系一旦系上"保险带",纠纷必将大幅减少。

九、增加优质资源供给,缓解看病难

当前医患关系紧张的根源,在于医疗资源尤其是优质资源严重短缺,好医生太忙太累,大医院管理也难免百密一疏,导致医疗服务质量存在隐患,服务水平也难以提高。各级政府应当明确责任,加大对医疗卫生事业投入,努力增加资源供给,这是减少医患纠纷的根本之策。

十、强化防治减少看病,为医患关系减压

要重视健康防病体系的发展。尤其是我国正迈入老龄化社会,问诊高峰还将持续不断出现,再加上现有医护人员捉襟见肘,只会令医患关系雪上加霜。动员全社会力量,推行健康膳食、合理运动、控制烟草等措施,已刻不容缓。

 信息链接

建立新型医患关系十策
http://cpc.people.com.cn/GB/87228/18253281.html

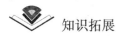 知识拓展

医患双方不收和不送"红包"协议书
国家卫生计生委要求从 2014 年 5 月 1 日起,在二级以上医院就医,医患双方要签署协议书,承诺不收和不送红包和贵重礼品。国家卫生计生委要求,医疗机构应在患者入院 24 小时内,由经治医师向患者或患方

代表提供《医患双方不收和不送"红包"协议书》，并认真解答其疑问。二级以上医院（含开设住院床位的妇幼保健院、专科疾病防治院等）必须开展，其他医疗机构可参照执行。主管医师或病区主治医师代表医方在协议书上签字，患方由患者或其家属签名。

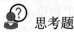 思考题

 （1）谈谈医患关系的本质属性。

 （2）谈谈当今医患矛盾的主要原因。

 （3）简述促进医患关系良性发展的路径。

第十一章　医院人力资源

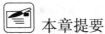 本章提要

▲医院的人事管理是对工作人员的录用、聘任、任免、调配、培训、奖惩、工资、福利、退休等的管理。

▲医院用工方式：管理人员实行职员聘任制，卫生专业技术人员实行专业技术职务聘任制，医院工勤人员实行合同制，还有人事代理制，合同用工等其他形式。

▲医院工作人员所涉及的职称系列有卫生技术、工程技术、图书资料、档案、会计、统计等。专业技术人员要先通过评审或者是考试获得专业技术职务任职资格，在被单位聘任后取得相应的专业技术职务，享受相应待遇。

▲医学院的在校教育、毕业后教育和继续医学教育。

▲医学科学研究分基础研究、应用研究和开发研究。

　　人力是相对于物力而言。医院人力资源是指一定时期内医院所拥有且可以运用的智力、体力以及有助于智力、体力再生和发展的知识、技能、经验资源等的总称。人力资源管理,就是一个人力资源的获取、整合、保持激励、控制调整及开发的过程。现代医院管理多把人事管理称为人力资源管理,从宏观作用和主导性方面提升了人事管理的作用。医院人事管理职能主要由人事部门负责实施。由于人事管理的重要性,一般医院的人事部门都由院长亲自分管。

　　医院的人事管理是对工作人员的录用、聘任、任免、调配、培训、奖惩、工资、福利、退休等的管理。人力资源管理以传统人事管理业务为主体,但又有所区别。从以“事务”为中心,扩展为更加注重人力产出和开发;注重人与事的匹配;高层管理者和更多的部门参与到人力资源管理活动中来。

第一节　医 院 用 工

一、医院用工类别

　　现代医学涉及学科、专业越来越多,医院所需要的人才也涉及医、工、商、法、管理等各类专业,随着医疗设备、技术和管理进步,原本只有大医院才需要的特殊专业人才在很多中小医院也有了需求。公立医院对于不同类别的人员,人事管理制度中又规定了不同的用工形式。

　　（一）医院管理人员实行职员聘任制

　　卫生事业单位中层以上领导干部实行任期目标责任制,可以用直接聘任、招标聘任、推选聘任、委任等多种任用形式。

　　（二）卫生专业技术人员实行专业技术职务聘任制

　　卫生专业技术人员实行执业准入制,按照评聘分开的原则,实行专业技术职务聘任制。

　　（三）医院工勤人员实行合同制

　　卫生工勤人员根据其职业工种、技能等级、实际能力等条件,采用竞争上岗、择优聘用、定期考核、合同管理。

（四）人事代理制

医院由于受编制限制,往往对普通技术人员实行人事代理。目前二级以上医院录用本科生基本都是采用人事代理。人事代理是指由政府人事部门所属的人才服务中心,按照国家有关人事政策法规要求,接受单位或个人委托,在其服务项目范围内,为各类人才提供人事档案管理、职称评定、社会养老保险金收缴、出国政审等全方位服务,是实现人员使用与人事关系管理分离的一项人事改革举措。人事代理的方式有委托人事代理,可由单位委托,也可由个人委托;可多项委托,将人事关系、工资关系、人事档案、养老保险社会统筹等委托区人才服务中心管理,也可单项委托,将人事档案委托区人才服务中心管理。

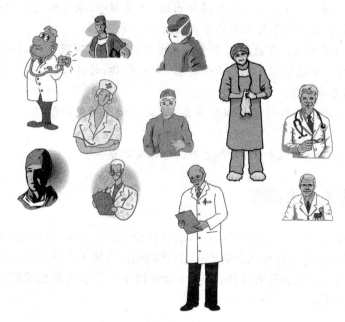

图 11-1　医院用工

（五）合同用工等其他形式

合同工是指与用人单位建立劳动关系并依法签订书面劳动合同的劳动者。目前医院对工人身份人员和一些技术低层次医务岗位使用合同工或劳务派遣工(也称协议用工)。

合同工与劳务工的区别是:合同工是用人单位直接与劳动者签订劳动合同,员工在与自己有劳动合同关系的单位工作。劳务派遣工,劳动者是与劳务派遣公司签订劳动合同,与派遣公司是劳动合同关系,在派遣公司安排下到用人单位工作。

用人单位不与劳动者直接签订劳动合同,而是与派遣公司签订用工合同,该用工合同即为劳务合同。

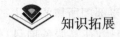 知识拓展

人事代理的具体内容

人事代理的具体内容由代理方和委托方协商确定,代理方主要提供以下服务:

① 为委托方管理人事关系、人事档案。办理专业技术人员专业技术职务任职资格的申报工作;办理大中专毕业生见习期满后的转正定级手续,调整档案工资;出具因公或因私出国、自费留学、报考研究生、婚姻登记和独生子女手续等与人事档案有关的证明材料。

② 为国家承认学历的大中专毕业生提供人事代理服务,从签订人事代理合同之日起按有关规定承认身份,申报职称,计算工龄,确定档案工资,办理流动手续。

③ 为委托方接转党团组织关系,建立流动人员党团组织,开展组织活动。

④ 为委托方代办失业、养老等社会保险业务等。

二、医务人员招聘

公立医院需要增加人员时,要公布缺员岗位的用人条件和职责,实行公开招聘,招聘采取考试与考核相结合的方式,择优聘用。应聘卫生技术岗位必须具备相应的专业学历或规定的资格条件,非卫生专业技术人员不得参加应聘进入卫生专业技术岗位工作。

(一)招聘的方式

人员招聘是一项常规性工作,一般每年组织一次到两次的集中招聘。医院为了保持人才队伍的梯队结构,每年都要招聘一批新人,主要是医学院校的毕业生。招聘也会发生在医院出现岗位职务空缺或新设岗位时。招聘的方式有两种:一种是在医院内部面向员工进行调剂、选聘或竞聘;一种是面向社会的外部招聘。

(二)招聘的程序

招聘人员应本着公开、公正的原则,首先适用内部选聘,在内部缺乏合适人选时,向社会公开招聘。向社会招聘医务人员,可以自己组织,也可委托中介完成。

有些地区对招聘具有事业单位编制的人员,需要上报招聘计划到地方人事、卫生主管部门,由政府统一组织招聘活动。

1. 制定招聘计划

根据医院各部门人才需求制定招聘的岗位、人员要求和招聘方法等。较小的医院一般由人事部门在征求相关部门意见的基础上,直接提出方案;较大的医院各科室对人员需求计划有很大的发言权。方案要经医院领导班子会议研究同意后才能成为计划。有的医院招聘计划还要报上级主管部门请求审批。

2. 公告招聘信息

一般通过广告、布告、网络发布等形式,发布招聘人员的范围、岗位名称、应聘条件、薪酬待遇、应聘程序等。一般应聘者在申请中必须提供以下信息:应聘职位、个人简历(包括学历、工作经历、技能特长、所获成果等)、对招聘单位的基本要求(期望)等。

3. 选拔录用

选拔是员工招聘的中心环节,包括初选、笔试、面试、综合测试几项内容。

(1) 初选:现在医学院校毕业生就业压力也在增大,二级以上医院在公布招聘信息后,一般都会收到大量应聘申请,人事部门把应聘者的应聘申请与招聘要求进行对照,对符合条件人员发出应试邀请。为保证招聘人数,参加应试者要适当多于招聘人数。

(2) 笔试:测量应聘者的基本知识、专业知识、管理知识、综合分析能力和文字表达能力等。

(3) 面试:目的在于医院了解应聘者的能力、气质、修养、动机等。面试可以一对一、多对一、一对多地交谈。面试有的设考题,有的则是自由交谈。

(4) 综合测试:综合测试是利用各种量表或工作情景模拟等,对应聘者的智能(智力、技能、专业知识)和心理(个性、价值观念、情商)进行测试。包括智力测试、能力测试、心理测试。

(5) 公示和录用。对于通过测试的拟录用人员一般要进行公示,对于公示通过人员进行录用。录用包括初始安置、试用(一般一年)、正式录用等。

(三) 医学生的就业方式

医院是医科院校学生就业的主要去处,但也不是这一条独木桥,现在医学本科生从学校毕业后的出路大体有以下一些选择。

1. 就业

到医院就业,这是医学生就业的主要方向,每年吸纳的毕业生最多;社区卫生服务中心,近年来江浙沪等发达地区给予到社区卫生服务中心从业的大学生很多优惠措施,吸引了很多人才;卫生行政部门或其他卫生单位,如卫生主管单位、卫生监督部门、疾病控制中心、血液中心;医疗器械、药品、血液制品公司等。就业形式有编制的正式工、人事代理、合同工、临时工等区别。本科生在发达地区公立医院基本是人事代理。

2. 考研

有科学学位和专业学位两种。目前很多医学院校医学本科毕业生考研比率能达到 30% 以上。

3. 参军

近年来国家加大了从本科和研究生中招收军人的力度,各高校每年都有一定数量的学生通过考核选拔参军。

4. 选调生与选聘生

这是中组部主导的目的在于培养面向基层和农村管理干部的举措。选调生是国家公务员,选拔严格。选聘生是"村官",任职期两年,结束后考研加 10 分,报考本省乡镇公务员,笔试每科加 2 分(各省有异),同等条件优先录取。2010 年 10 月政策变动,不再实行加分等优惠政策。

5. 创业

个人创业也是大学生毕业后的一个选项。

目前硕士研究生想进入三级医院已经比较困难,想进入发达地区的二级医院多为人事代理,竞争也十分激烈;博士研究生进入发达地区三级医院也不容易,专业方向和个人专业能力考核严格,进入内地三级医院的优惠条件也在减少。

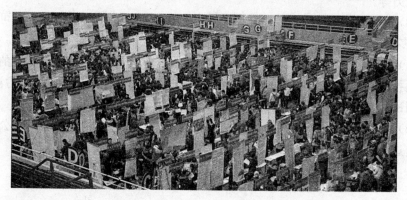

图 11-2　安徽省 2014 届医药类毕业生招聘会现场

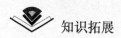知识拓展

选调生

选调生是国家公务员,但是大部分省市区的选调生比其他公务员少

一年的试用期,因此选调生的工资定级比其他公务员要快一年。同时,选调生的个人档案名义上属于地方党委组织部门管理,而公务员档案一般属于人事部门公务员局管理。近年来选调生已经从早年党政干部后备人选的培养方式,逐步演变成了县乡基层充实普通工作人员的招聘方式。

三、医务人员的待遇

我国公立医院医护人员的薪酬待遇,实行的是职务工资制度。不同职组、不同职系、相同职级的人员,享受相同职等的职务工资。

国家改革方向是扩大单位的分配自主权,建立起重实绩、重贡献,自主灵活的分配激励机制。对于主要依靠国家拨款的卫生事业单位,实行有控制的单位工资总额包干形式,在工资总额包干范围内,对活的工资部分进行重新分配。对于国家定额或定项补助的卫生事业单位,在执行事业单位工资制度和工资政策的基础上,根据核定的工资总额,自主确定各类人员的内部分配办法。对于有条件的、经费完全自给的卫生事业单位,在坚持工资总额增长幅度低于经济效益增长幅度,职工实际平均工资增长幅度低于本单位劳动生产率增长幅度原则的前提下,确定工资分配办法。

医院根据不同岗位的责任、技术劳动的复杂和承担风险的程度、工作量的大小等不同情况,将管理要素、技术要素、责任要素一并纳入分配因素确定岗位工资,按岗定酬。拉开分配档次,向关键岗位和优秀人才倾斜,对于少数能力、水平、贡献均十分突出的技术骨干和管理骨干,可以通过一定形式的评议,确定较高的内部分配标准,体现效率优先、兼顾公平的基本原则。

政府负责其举办的乡镇卫生院、城市社区卫生服务中心(站)按国家规定核定的人员经费。基层医疗卫生机构医务人员的工资水平,要与当地事业单位工作人员平均工资水平相衔接;对乡村医生承担的公共卫生服务等任务,政府也要给予合理补助。

医务人员收入来源主要有三块:

一是常规性收入,包括:工资、奖金、加班费、夜班费、各类补助、各类津贴、福利等。

二是能力增值性收入,主要由个人特殊的能力和贡献获得的收入。包括:出诊费、会诊费、研究合作费、讲课费、咨询费、著作费、科研经费提成、学术交流等。

三是非合法性收入,主要包括:红包、药品回扣、器械回扣、开单提成、走穴费、好处费、吃喝娱乐、犯罪红利等。这方面收入占医务人员总体收入比重越来越大,严重侵害医德医风,伤害医患关系。这些收入有的是灰色的,有的是黑色的。对灰色的,社会和医院处于默许状态,如红包、走穴费、回扣和提成等;对黑色的,如犯罪性的收入,社会也缺乏治理。

表 11-1 医务人员收入构成

常规性收入	能力增值性收入	非合法性收入
工资	出诊费	红包
奖金	会诊费	药品回扣
加班费	研究合作费	器械回扣
夜班费	讲课费	开单提成
各类补助	咨询费	好处费
各类津贴	著作费	吃喝、娱乐
福利	科研经费奖励	犯罪红利
	学术交流	

医务人员待遇不仅反映在收入上,还体现在社会认同和政治地位等方面。医务人员(主要是医生)社会形象总体不佳,但由于医务人员近些年来个人收入大幅提高,医务人员特别是医生的职业价值迅速提升。医学院校已经成为热门专业,医生已经成为社会羡慕的高收入职业。高职称医生群体通过政协、人大等途径参政、议政机会增加,不少高级医务人员在政治参与方面的欲望增强。

四、医务人员的培训与考核

(一)医务人员的培训

医院应重视医务人员业务技能、职业素养和法律意识的培训。主要形式有三种:岗前培训、岗位培训、进修培训。

1. 岗前培训

岗前培训是为了使新进医务人员快速适应工作环境,达到工作要求而实施的培训。岗前培训的内容可分为:① 一般内容:组织概况、规章制度、行为规范、共同价值观等。其中行为规范和共同价值观属于医院文化的内容。② 专业内容:包括新岗位的业务知识、基本技能等,医院要建立严格的岗位责任制和医疗常规等规章制度,促使医务人员在实践中努力学习。

2. 岗位培训

(1) 转岗培训:是针对医院内部流动的医护人员进行的,旨在使其达到新岗位要求的培训。

（2）晋升培训：是对拟晋升人员或后备人才进行的，旨在使其达到更高一级岗位要求的培训。

（3）岗位资格培训：许多岗位需要通过考试取得相应资格证才能上岗，而且资格证一般几年内有效。资格证到期时，医务人员需再接受培训并再参加资格考试。

（4）更新知识、掌握新技能的培训：医院内、外部环境的变化，需要医务人员更新知识，或者引进新的仪器设备，掌握其技术特点、功能等。

（5）以改善绩效为目的的培训：一是针对绩效未达到要求者，二是针对绩效下降者，三是绩效虽达到要求，但医务人员希望改进其绩效。

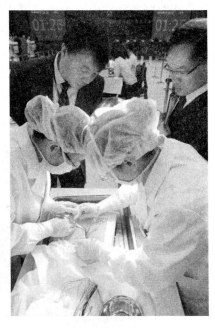

图 11-3　技能比赛

3. 进修培训

进修培训是指医务人员暂时离开工作岗位，参加培训班、研讨会、考察、进修、攻读学位等形式的培训方式。

自学是医务人员提高的一种最佳的学习方式，医院的管理者应该引导医务人员认识到结合自己的工作实践，不断地学习的必要性，让医务人员体会到学习化的社会是使个体创造性才能得到充分发挥的根本途径。

（二）医务人员绩效考评

医院医务人员绩效考评，是指医院人事部门和医务人员主管部门根据职责要求对医务人员的工作行为、工作态度以及工作效果等进行考核和评估。考核的内容一般包括德、能、勤、绩四个方面。考核的方法，一是定性考评：通过自我考评、民主评议、上级考评等对考核对象形成评鉴意见。二是定量考评：如基础医学和临床医学理论知识、外语水平考核等；工作技能如床旁考试、临诊表演等；评分量表定量评价。考核有一般考核、阶段考核（按季度或半年）、年终考核、特殊事件考核、随时考核等。

（三）医院医务人员的医德医风

所谓医德就是指医生的职业道德，所谓医风就是医疗作风，是医务人员在为病人提供医疗服务活动中所表现出来一贯的态度和行为。医德是医风的思想基础，医风是医德的具体表现，两者既有区别又有联系。医德医风的内容涉及医疗卫生服务活动的各个方面和各个环节。概括有以下几方面：热爱医学事业，体现人道主义，对人一视同仁，行为文明礼貌，心底无私正派，保守医密隐私，同行关系融洽，技术精益求精。

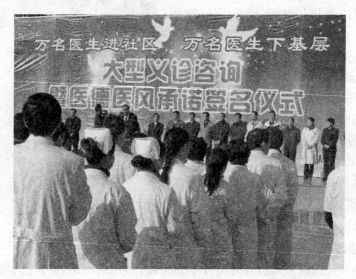

图 11-4　义诊活动

五、医生走穴与人才流动

有计划、有步骤地实行人才合理流动，才能使医院的人才队伍处于生机勃勃的状态，才能富有活力。首先医院要能够吸引人才，留住人才。要用事业、环境、待遇、情感和制度去吸引和留住人才。其次是要建立人才自由流动的用人机制。医务人员流动分为三种情况：院内流动、院外流动、院外兼职。医生流动的主要类型有两种：一是向大城市、大医院的流动。人往高处走，这基本上属于是合乎体制要求的流动。二是院外兼职或"走穴"，这基本上是属于不合规的流动。

医生通过应聘等形式到大城市、大医院就职，始于改革开放，沿海开放地区通过招聘，吸引了大量内地高层次医务人员，有的医务人员是经过原医院同意调动的，很多是在原就职医院不同意的情况下辞职应聘的。在这方面内地很多医院成了发达地区医院人才培养基地。这种现象到今天有所减缓，但也没有根本改变。沿海吸内地优秀人才，内地大城市、大医院又吸小城市、小医院的优秀人才。基层、乡村缺医现象依然突出。

医生私自外出诊治病人，收取利益称为"走穴"，因为"走穴"大多利用周末休息时间，所以人们又把这些医生称为"周末医生"。从 20 世纪 80 年代开始，各大医院就开始有高水平的医生到外院或者外地走穴，而且已经形成了约定俗成的价目表。"走穴"是院外行医，可分三种情况：一是院外危急疑难重症病人，医生被指派外出诊治，少量收取或不收出诊费用；二是医生本人应其他医疗机构或病人书面邀请，向所在医院申请出诊，按医院规定交纳会诊费，并从中提取劳动报酬；三是医生与院外医生或病人私下联系，外出诊治，费用由患方或经当地医生之手交给出诊医生。

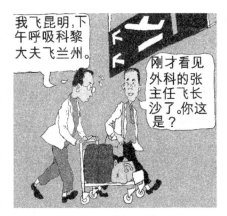

图 11-5　医生走穴

　　按现行规定，除"会诊"和政府指派的任务，医生只能在注册医疗机构为患者治病，异地执业属于"非法"。不过长期以来，"医生走穴"实际上处于政府和医院的默许状态下。这是因为医生走穴有强大的社会需求，我国优质医疗资源、优秀医务人员都集中在大城市、大医院，医生走穴客观上满足了基层和落后地区对优质医疗资源的渴求，但也经常出现医疗纠纷和事故。目前卫生部和很多地方政府在探索"注册医师多点执业"，试图稳步推动医务人员的合理流动，促进不同医疗机构之间人才的纵向和横向交流。

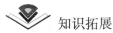　知识拓展

　　北京同仁医院首位眼科临床硕士研究生刘保松通过"走穴"创办了武汉艾格眼科医院。他一年要飞行 200 次，在北京、广州、武汉、郑州等地开展眼科手术。刘保松只负责手术的关键环节，平均大约 3 分钟一台，一个上午，可做 50 名病人。

　　一位专门介绍医生"走穴"的中介人士告诉记者，医生走穴的行情一般根据手术类型有所区别，耗时较短、一天能操作多台的眼科手术，每台收费大约 500～2 000 元，医生一次能开展十几台到几十台；而复杂的心脏、脑外科等手术，一天只能做一两台，费用则为 5 000～20 000 元。不过也有例外，曾有经济条件好的病人开到 10 万元一台的手术价码。

第二节　专业技术职务聘任

医院工作人员中绝大多数属于专业技术人员。专业技术人员实行专业技术职务聘任制度。

一、专业技术职务

专业技术职务,俗称为职称。专业技术职务是针对需要专门知识和技术能力的工作岗位设置的有任期的岗位职务。不同于一次获得后而终身拥有的学位、学衔以及其他各种学术、技术称号等。在岗(被聘用)则有职,并享受相应的待遇;不在岗(未被聘用),则无职,不享受相关待遇。专业技术职务不同的系列有不同的叫法。如教授、副教授、讲师、助教;主任医师、副主任医师、主治医师、医师等。

医院医务人员所涉及的职称系列有卫生技术、工程技术、图书资料、档案、会计、统计等。专业技术人员要先通过评审或者是考试获得专业技术职务任职资格。取得专业技术职务任职资格,表明具有从事该等级专业技术工作的能力,但只有在被单位聘任后才取得了相应的专业技术职务,享受相应待遇。

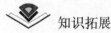

知识拓展

目前,医生只能在一个医疗机构注册执业。医改探索放开医师多点执业,主要内容:医师已注册执业地点为第一执业地点,增加注册的执业地点依次为第二、第三执业地点,最多可以登记 3 个执业点。医师多地点执业限于本省辖区内,医师必须具有副高级医学专业技术职务任职资格并在该技术职务上连续任职工作 3 年以上,同时经第一执业地点的医疗机构同意才可以申请多地点执业。

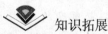

知识拓展

卫生技术职务分为医、药、护、技 4 类:
① 医疗、预防、保健人员:主任医师、副主任医师、主治(主管)医师、医师、医士;
② 中药、西药人员:主任药师、副主任药师、主管药师、药师、药士;

③护理人员：主任护师、副主任护师、主管护师、护师、护士；

④其他卫生技术人员：主任技师、副主任技师、主管技师、技师、护士。

主任医(药、护、技)师、副主任医(药、护、技)师为高级技术职务；主治(主管)医(药、护、技)师为中级技术职务；医(药、护、技)师、医(药、护、技)士为初级技术职务。

二、专业技术岗位

人事部规定，事业单位岗位分为管理岗位、专业技术岗位和工勤技能岗位三种类别。专业技术岗位分为 13 个等级，包括高级岗位、中级岗位、初级岗位。高级岗位分为 7 个等级(1～7 级)(正高级岗位 1～4 级，副高级岗位 5～7 级)；中级岗位分为 3 个等级(8～10 级)；初级岗位分为 3 个等级(11～13 级，13 级是员级岗位)。高级、中级、初级岗位之间的结构比例，根据医院的功能、规格、隶属关系和专业技术水平，实行不同的结构比例控制。医院自主决定高、中、初级专业技术岗位的设置。同一单位各个科室结构比例不要强求统一，要明确岗位任职条件、聘用期限，做到职责明确，权限清晰，条件合理。

三、专业技术职务资格考试

国家推行卫生专业技术资格考试制度，卫生系列医、药、护、技各专业的中、初级专业技术资格实行以考代评的考试制度；高级专业技术资格采取考试和评审结合的办法取得。

预防医学、药学、护理、技术专业分为初级资格、中级资格、高级资格。全科医学专业分为中级资格、高级资格。参加专业技术资格考试的人员，应具备下列基本条件：

(1) 全国卫生专业技术资格考试报考药(护、技)士者，需具备相应专业中专以上学历。

(2) 报考药(护、技)师者，具备下列条件之一：中专毕业，从事药(护、技)士工作满 5 年；大专毕业，见习期满 1 年后，从事专业技术工作满 2 年；本科毕业，见习 1 年期满；研究生班结业或取得硕士学位者。

(3) 临床医学、预防医学、全科医学的初级专业技术资格考试已与执业医师资格考试并轨。

(4) 参加中级资格考试的人员。首先要取得相应专业学历，受聘担任医(药、护、技)师职务年限的要求是:中专学历满7年;大专学历满6年;本科学历满4年;专业硕士学位满2年;专业博士学位没有年限要求。

参加临床医学专业中级考试还需要取得执行医师资格;已实施住院医师规范化培训的医疗机构的医师须取得该培训合格证书。

(5)有下列情形之一的,不得申请参加专业技术资格的考试:医疗事故责任者3年内;医疗差错责任者1年内;受到行政处分者在处分时期内;伪造学历或考试期间有违纪行为2年内;省级卫生行政部门规定的其他情形。

(6)有下列情形之一的,由卫生行政管理部门吊销其相应专业技术资格,由发证机关收回其专业技术资格证书,2年内不得参加卫生系列专业技术资格考试:伪造学历和专业技术工作资历证明;考试期间有违纪行为;国务院卫生、人事行政主管部门规定的其他情形。

各级别考试均设置了"基础知识""相关专业知识""专业知识""专业实践能力"等4个考试科目。考试原则上采用人机对话的方式。自2003年度起,卫生专业技术资格按报考专业各科目的考试成绩实行两年为一个周期的滚动管理办法,考生应在连续的2个考试年度内通过该专业全部科目的考试,方可获得专业技术资格证书。

参加考试的人员,由本人提出申请,经所在单位审核同意,按规定携带有关证明材料到当地考试机构报名,经考试管理机构审核合格后,领取准考证,凭准考证在指定的时间、地点参加考试。报名条件中有关学历的要求,是指经国家教育、卫生行政主管部门认可的正规全日制院校毕业的学历;有关工作年限的要求,是指取得正规学历前后从事本专业工作时间的总和。工作年限计算的截止日期为考试报名年度当年年底。

通过预防医学、全科医学、药学、护理、技术专业技术资格考试并合格者,由各省、自治区、直辖市人事(职改)部门颁发人事部统一印制,人事部、卫生部用印的专业技术资格证书。该证书在全国范围内有效。

四、职务聘任

医院根据岗位设置和工作需要,从获得资格证书的人员中择优聘任。

取得初级资格,具有中专学历,担任相应职务满5年;具有大专学历,从事本专业工作满3年;具有本科学历,从事本专业工作满1年,可聘为药、护、技师。不符合上述条件的人员只可聘任药、护、技师职务。取得中级资格,并符合有关规定,可聘任主治(管)医师,主管药、护、技师职务。高级资格实行考评结合方式。参加国家医师资格考试,取得执业助理医师资格,可聘任医师职务;取得执业医师资格,可聘任医师职务。

国家对卫生专业技术职务管理的基本要求是：逐步建立专业技术职务能上能下、人员能进能出、待遇能高能低、人才合理流动、充满活力的用人机制。要坚持按需设岗、按岗聘任、平等竞争、择优上岗，逐步建立政府宏观管理、个人自主申请、社会合理评价、单位自主聘任的管理体制。

医院可成立以专家、行政领导和有关部门组成的聘任委员会，根据岗位工作需要和条件，自主聘任专业技术职务。对不具备规定学历、任职资格的人员，不能聘任。医院与受聘人员签订聘任合同。医院可以对优秀人才和技术骨干采用不同办法，实行不同的聘用期，给予较高的聘用待遇，还可根据工作需要采取专职与兼职相结合的方式，聘用部分兼职技术骨干。

医院依据聘任合同的规定对受聘人员进行年度和聘期考核，考核结果放入受聘人员的档案，作为续聘、解聘、晋升和奖惩等的依据。对业绩优秀人员予以奖励，对不胜任本职岗位的人员予以解聘或低聘。

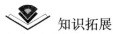 知识拓展

《卫生技术人员职务试行条例》规定的卫生技术人员任职时限条件

① 主治（主管）医（药、护、技）师任职基本条件：大学毕业或取得学士学位，从事医（药、护、技）师工作 4 年以上；研究生班结业或取得第二学士学位，从事医（药、护、技）师工作 3 年左右；取得硕士学位；从事医（药、护、技）师工作 2 年左右；取得博士学位者。

② 副主任医（药、护、技）师任职基本条件：具有大学本科以上（含大学本科）学历，从事主治（主管）医（药、护、技）师工作 5 年以上；取得博士学位，从事主治（主管）医（药、护、技）师工作 2 年以上。

③ 主任医（药、护、技）师任职基本条件：为本专业的学术、技术带头人；从事副主任医（药、护、技）师工作 5 年以上。

第三节 医学教育与科研

一、医学教育

现代医学教育是一个终生连续过程，这个连续的统一体可分 3 个性质不同又互相连接的教育阶段：医学院的在校教育、毕业后教育和继续医学教育。

（一）医学院的在校教育

目前,我国医学教育学制有三年、五年、六年、七年、八年到九年制不等。3—5—7—9(年)学制,即 3 年大专,5 年本科,7 年硕士,9 年医学博士。3—5—8(年)学制,以 5 年制为主体,条件成熟时,全部实现 8 年制。5 年制或 8 年制学生进入高等医学院校后,经过 2～3 年基础理论学习就进入医院,接受临床学科的理论教学和临床工作的实习。

医学生无论是临床理论教学还是见习或毕业实习,均离不开临床教学基地——医院。承担临床教学的医院基本要求是:具有 500 张以上病床,科室设置齐全,有合格的师资和必要的教学设施的综合性医院。医院按照教学计划和任务进行组织与管理。

（二）毕业后教育

毕业后教育包括住院医生规范化培训和研究生教育。

1. 研究生教育

我国医学研究生分为科学学位和专业学位两种类型:科学学位研究生包括科研型硕士研究生和科研型博士研究生;临床医学专业学位研究生包括临床医学硕士专业学位研究生和临床医学博士专业学位研究生。

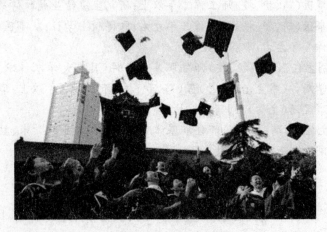

图 11-6　研究生毕业

（1）临床医学专业学位研究生是以培养临床实践能力为重点,同时重视学位课程学习、临床科研能力和教学能力的全面培养。临床医学博士专业学位研究生,达到低年资主治医师水平。临床医学硕士专业学位研究生,达到高年资住院医师水平。入学后集中上数月理论课就进入临床训练。先在二级学科进行临床轮转,再到三级学科强化训练,期间至少应担任半年以上的总住院医师工作,三级学科专科培养,时间不少于一年。

(2) 科研型硕士研究生培养重点是从事科学研究工作或独立担负专门技术工作的能力;硕士学位论文达到一定的要求。科研型博士研究生有独立从事科学研究的能力和创新意识;博士学位论文做出一定的创造性成果;有较高的医疗工作或教学工作能力。

近年来,国家加大专业学位研究生招生规模,控制和压缩科学学位研究生规模。临床医学专业学位研究生已经受到用人单位的重视,部分科学学位研究生进入临床工作面临限制。

2. 住院医生规范化培训

我国传统方式住院医师培养是在医学生分配或招聘到医院工作后由医院各自组织培养,存在的问题有:大部分医学院毕业生分配到基层医院,没有机会接受严格的住院医师培训;一部分到专科医院,没有机会接受全面的住院医师训练;少数分配到较大的综合性医院,但无正规化培训制度;极少数分配到重视住院医师培训的综合性医院,但是以正式职工的身份参加培训,培训仍不可能做到十分严格。

卫生部颁布的《临床住院医师规范化培训试行办法》,各省市也相继出台了具体的住院医师规范化培训办法,总的目标是临床医师必须进入具有住院医师规范培训资质的医院(称为培训基地,一般为三级医院)接受系统培训,对于新毕业的医学生培训合格并在培训期间取得执业医师资格方可从事临床医疗工作;对于已经从事临床工作的医师,《住院医师培训合格证书》作为申报主治医师的必要条件。专科及本科生培训时间为三年,硕士生、博士生培训时间各地规定不完全相同,大体是经过能力测试,可以相应缩短培训时间。

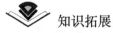 知识拓展

七部门联合下文将建立住院医师规范化培训制度

为切实提高医师队伍执业素质和实际诊疗能力,国家卫生和计划生育委员会联合中央编办、国家发改委、教育部、财政部、人力资源和社会保障部及国家中医药管理局七部门下发文件,就建立住院医师规范化培训制度提出指导意见。

根据意见,拟从事临床医疗工作的高等院校医学类专业本科及以上学历毕业生,将成为培训招收对象。培训的主要模式是"5+3",即完成5年医学类专业本科教育的毕业生,在培训基地接受3年住院医师规范化培训。

培训将在省级及以上卫生计生行政部门认定的具备良好临床医疗和

教育培训条件的培训基地进行，以在临床有关科室轮转为主，着重培育和提高临床医疗预防保健康复能力。完成培训并通过过程考核和结业考核者，可获得全国统一的《住院医师规范化培训合格证书》。

在学位衔接方面，将探索住院医师规范化培训与医学硕士专业学位（临床、口腔、中医）研究生教育有机衔接的办法，逐步统一两者培训的内容和方式。

（中国教育报，2014-1-17）

（三）继续医学教育

继续医学教育是以学习新理论、新知识、新技术和新方法为主的终生性医学教育，目的是使卫生技术人员在医疗活动过程中，不断更新专业知识，了解、掌握学科进展和最新动态，不断提高专业工作能力和业务水平以跟上医学科学技术的发展，并能指导下级卫技人员开展医学实践和科研工作，积极开展学术活动，更好地为卫生事业的发展服务。

继续医学教育以年度和阶段所得学分作为登记和考核方式。卫技人员参加继续医学教育所得学分，是职务续聘和职称晋升的一个必备条件。继续教育包括医院中级以上职称卫生技术人员的再教育、外来进修人员的培训等。

继续医学教育采取学分制的管理方法，对个人所取得的学分予以分类登记。按继续医学教育活动的性质可划分为Ⅰ类学分项目和Ⅱ类学分项目。Ⅱ类学分项目包括：国家继续医学教育项目、省级继续医学教育项目和卫生部部属单位、院校及由中华医学会总会举办经卫生部备案的继续医学教育项目。Ⅱ类学分项目是指自学和其他形式的继续医学教育活动。

二、医学科研

科研是促进医学发展的重要手段，是保证学科建设与发展、培养医学人才的必要措施，是衡量一个医院医疗水平、学术水平高低的重要标志。

医学科学研究是探索人类的生命本质及其疾病与健康关系的科学，以人为研究对象，要求科技人员必须具有崇高的职业道德和严谨的科研作风，符合伦理原则，保证安全可靠，绝不允许直接或间接地有损人的健康。凡涉及人体实验，必须在严肃的道德准则和严格的法纪规定下进行。

医学科学研究分基础研究、应用研究和开发研究，按任务来源分类：

（1）纵向科研任务是指各级政府主管部门下达的课题、项目，如：国家科技攻关项目，"863""973"课题，国家自然科学基金课题、各部、省、委、局基金课题等。一般通过择优或招标方式落实到承担单位。国家课题、部级、省市级课题、单位课题和自选课题。

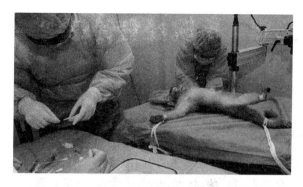

图 11-7　医学科研

（2）横向科研任务：主要由企、事业单位委托进行，研究经费一般由委托单位提供。

（3）自由选题：由科技人员自己提出的研究课题。由所在单位给予资助立题，如院、所基金等。

一项科研大体要经过选题、申请、实施、结题等过程。科研成果产生以后还可申请成果鉴定、奖励、专利申请和成果转化。与课题任务来源相配套，每一课题都应有相应的科研经费。科研经费的收入多少是衡量一个医院研究能力大小的重要标志之一。采取多种渠道、多种形式筹措科研经费，是医院科研经费管理的重要问题。

根据医院规模大小，设科研处（科教处）或科研科（科教科）为职能部门，成立学术委员会负责医院科研课题申报前的评审与咨询，提出改进的意见与建议。设立伦理委员会负责论证医学科研中有关涉及人体实验方面的伦理学问题。较大规模的医院附设研究所、研究室等科研机构。

 思考题

（1）简述医院的人事管理的主要内容。

（2）简述医院主要的用工形式。

（3）简述医务人员的收入构成。

（4）简述卫生技术职务的分类。

（5）简述国家对卫生专业技术职务管理的基本要求。

（6）简述医学院的在校教育、毕业后教育和继续医学教育的主要内容。

第十二章　医院经营管理

本章提要

▲医院经营是指医院通过对医疗环境、医疗市场的把握,利用可以支配的人、财、物、技术、信息等资源,以实现医疗服务目标和经济与社会效益目标的活动。

▲医院财务管理主要对资金的筹集、运用和与之相关的各类资产的价值管理。

▲医院建筑、设施、设备要体现功能化、生态化、智能化、人性化的要求,物质保障要能满足医院常规运转以及突发应急抢救的需要。

▲医院信息系统是一个优化了的医院管理过程,可以创造良好的社会效益和经济效益。

▲医院核心竞争力是医院内部经过积累的,有自身特色的知识、技能和声誉等,是支撑医院发展的竞争优势。

　　经营是指个人或团体在一定的环境条件下,通过对可支配资源的运作,以实现特定目的的活动。医院经营是指医院通过对医疗环境、医疗市场的把握,利用可以支配的人、财、物、技术、信息等资源,以实现医疗服务目标和经济与社会效益目标的活动。

　　医院经营目标应包括:医疗服务市场定位、发展规模和等级、经济效益、社会责任等。理论上所有医院都要以社会效益为先,非营利性医院更是要以满足社会大众医疗需求的社会效益为主要目标,但现实中无论是营利性还是非营利性医院,无论是公立还是私立医院都在把经济效益作为主要经营目标,些微的差异就是公立医院承担的政策性任务更多点,受控更紧些,经营相对规范些;私立医院则完全企业化,全力追求经济效益。

　　可支配的资源是医院经营和发展的基础,包括属于医院的人、财、物、技术、信息等资源,以及虽然不属于医院但可以为医院所利用的政策、环境资源等。在所有这些资源要素中,财力资源又是基础。所以医院经营的基础性问题是"钱从哪儿来,用到哪儿去。"

第一节　财务管理

　　医院作为独立的事业法人,在遵守政府相关卫生政策前提下,根据医疗服务的需求,提供医疗服务,同时取得合理的经济补偿。医院经营要实现医疗服务优质高效、价格与成本合理、社会效益和经济收益平衡。

　　医院财务管理主要对资金的筹集、运用和与之相关的各类资产的价值管理。管理的对象是货币资金的循环和流转,并要对投入的人、财、物、技术等生产要素和医疗服务、质量、规模效率与效果进行经济分析。财务管理也是医院经济活动的一个信息系统和管理工具。

一、财务管理概述

(一)财务管理的目标

1. 实现收支结余

　　收支的结余表明了医院新创造的财富,结余状况也反映出医院经济运行质量。入不敷出,经营亏损的医院是很难去讲社会效益和公益性的。

2. 资产保值增值

无论是公立医院还是私立医院,都要对投资主体负责,在为社会提供公平、价廉、优质的医疗服务同时,实现资产保值增值,保证医院生存和发展。

3. 积累事业基金

事业基金是医院可自主支配的积累资金。事业基金可以用来改善就医环境、增添设备、扩张规模、进行投资。事业基金是医院发展能力的体现。

（二）财务管理的基本内容

财务管理要重视提高服务项目的报酬率,降低财务风险,控制医疗成本上涨,按政策合理调整收费,不断完善医疗补偿机制,努力实现收支平衡,略有结余;要遵守会计制度和财务制度,规范医院的财务行为;运用现代计算机网络技术,建立健全医院财务运行模式,确保医院经济运行正常进行。

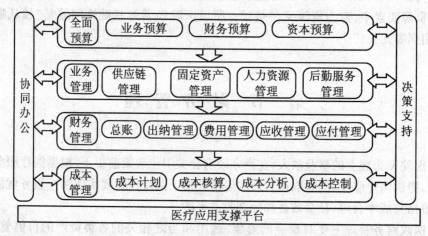

图 12-1　财务管理

财务管理的基本内容有:积极组织收入,科学编制预算,规范项目收费,合理控制成本,加强固定资产管理,做好会计决算,开展经济活动分析,进行财务监督检查等。

二、医院收入

（一）医疗收入

医疗收入是医院为病人提供医疗服务(不含药品)而获得的货币收入。分门诊收入和住院收入两部分。其中门诊收入主要是发生在门诊服务的各项收入,包括挂号收入,为病人提供诊察服务的诊察收入,检验、检查、放射等检查收入,手术、处置等治疗收入,及血费、氧气等其他收入。住院收入是为住院病人提供服务的收入,主要有病床收入、诊疗收入、检查收入、治疗收入、护理收入等。

（二）药品收入

医院为病人提供医疗服务过程中销售药品而获得的货币收入。包括销售西药、中成药、中草药的收入。

（三）其他收入

医院收取的不属于医疗、药品业务的其他各项杂项收入,如进修费、固定资产变价收入、救护车收入、废品变价收入等。

（四）业务补助

国家和上级主管部门拨给医院的经常性补助。主要包括国家对医院的投资和维护医院正常运转的业务补贴。

医院收入主体是医疗收入和药品收入,公立医院有一定数量的政府财政拨款。

现代医院发展除依靠自身的业务收入外,还可以通过其他方式筹资,如银行信贷、融资租赁等。营利性医院具有企业特性,其筹资方式与企业的筹资方式基本类似,如吸收投资、发行股票、债券等。随着改革深入,非营利性医院筹资方式也在多元化。

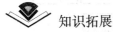 知识拓展

　　从财务上看,收入和结余是资金的来源,支出和费用是资金的耗费。这种周而复始的流转过程称为资金流转。一般情况下,在一年以内的资金周转称为短期循环。短期循环中的资产是流动资产,包括应收账款、现金、各种存款、药品、卫生材料和短期投资等。所需时间在一年以上的流转称为长期循环,包括固定资产、长期投资、递延资产等。

三、医院支出

（一）医疗支出

医疗支出是指医院在医疗服务过程中发生的各项费用和摊入的间接费用。包括在开展医疗业务活动中的基本工资、补助工资、其他工资等,保险金、工会经费、

器材消耗,水、电、取暖费用,低值易耗品摊销,卫生材料费、业务费、办公费用、差旅费,固定资产折旧,正常维修费用,租赁费,各业务科室管理人员的费用,其他可以直接列入的费用以及由管理费用分配计入的部分。

(二)药品支出

医院在药品业务中发生的各项费用和摊入的间接费用。在加工材料中的制剂支出包括的内容除药品材料费外,其他与医疗支出相同。

(三)管理费用

管理费用是指医院行政管理部门、后勤部门发生的各项费用。包括职工教育费、咨询诉讼费、坏账准备、科研费、报刊杂志费、租赁费、无形资产摊销以及利息支出、银行手续费、汇总损益等财务费用及医疗支出的有关费用。

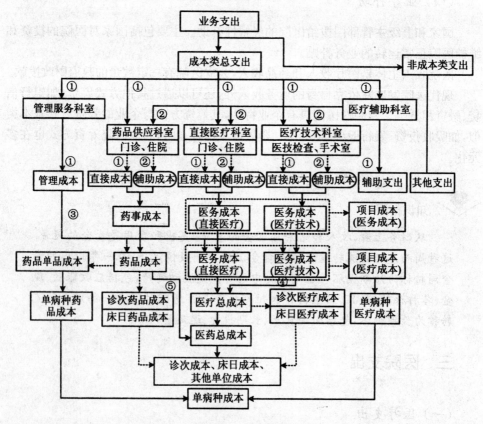

图12-2　财务流程

（四）其他支出

其他支出是指与医院正常业务无直接关系的所有支出。如被没收的财物支出、各项罚款、赞助、捐赠支出、财产物资盘亏损失及其他收入相关的支出等。

（五）资本性支出

如购置房屋、设备、大型维修等的支出。

四、成本核算

医院成本核算管理是指医疗机构把一定时期内实际发生的各项费用加以记录汇集、计算、分析和评价，按照医疗卫生服务的不同项目、不同阶段、不同范围计算出医疗卫生服务总成本和单位成本，以确定一定时期内的医疗服务成本水平，考核成本计划的完成情况，并根据不同医疗服务项目的消耗，分配医疗服务费用的一种经济管理活动。

医疗成本是卫生服务过程中所发生的物化劳动和劳动耗费的总和，它由以下六大类成本构成：劳务费、业务费、公务费、原材料费、固定资产折旧费和管理费。低耗高效是医院成本核算管理的目标。

医疗成本					医疗全成本= 医疗成本+财政项目补助支出所形成的固定资产折旧、无形资产摊销					医院全成本= 医疗全成本+科教项目支出形成的固定资产折旧、无形资产摊销				
科室成本	床日成本	诊次成本	医疗服务项目成本	病种成本	科室成本	床日成本	诊次成本	医疗服务项目成本	病种成本	科室成本	床日成本	诊次成本	医疗服务项目成本	病种成本

图 12-3　成本管理

医院成本核算的对象大体可分为三个层次。

第一层：医院级成本核算，主要以医院为成本核算单位，反映整个医院的经济运营状况。

第二层：部门级成本核算，主要以部门、科室为成本归集和核算单位，反映医院内部各个科室或各个部门的成本效益情况。

第三层：项目成本核算，主要以单个项目或一组项目为核算单位，如单个服务项目、单个成本项目、单机设备、某个病种或诊次、床日。主要用于服务定价、投资论证或效益评估等。

明确建立医院成本核算管理组织管理体系、工作制度和标准规范。将成本核算管理结果与科室绩效工资挂钩,完善、改革奖金分配办法,体现"按劳分配、效率优先、兼顾公平"的分配原则,结合岗位性质、技术难度、风险程度、工作数量与质量等工作业绩情况进行分配,向临床、技术、风险倾斜。成本控制好坏与工资和奖金挂钩,充分调动职工自觉、主动节支的积极性。

五、资产管理

资产是医院开展经营活动的必备条件,是医院拥有的以货币表现的经济资源,具有货币价值的财务或权利,如现金、药品、房屋、设备、应收账款和有价证券等。医院资产其表现形式为固定资产、流动资产和无形资产等。

医院的固定资产是指单位价值在规定标准以上,使用周期限在一年以上,并在使用过程中基本保持原有物质形态的资产。一般设备单位价值在 500 元以上,专业设备单位价值在 800 元以上以及单位价值虽未达到标准,但耐用时间在一年以上的大批同类物资,作为固定资产管理。医院的固定资产分为五类:房屋和建筑物类、专业设备类、一般设备类、图书类、其他类。

流动资产是指在一年内或超过一年的一个营业周期内变现或耗用的资产,主要包括现金、存货、应收账款、短期投资等。

无形资产是指可长期使用而不具备实物形态,但能为使用者提供某种权利的资产,包括专利权、专营权、非专利技术、商誉、著作权、土地使用权等。无形资产是医院资产的重要组成部分,如果积极利用,可以为医院带来经济效益。

六、财务活动分析

医院财务分析是运用财务报表数据及其他相关资料,对医院财务状况和经营成果进行分析和评价。一个会计期间终了时,要编制会计报表,具体说明经营成果,向医院经营管理者提供详细的会计信息,以满足经营管理方面的需要。

医院的财务分析可以从不同角度来进行。一是医院经营成果,包括医院各项收入的实现状况,医疗成本和费用的控制情况,收支结余实现多少等;二是医院财务状况的好坏,包括资金供应是否充足,偿债能力充分与否,医院发展的潜力等。

医院财务分析的指标一般包括:资产负债率,流动比率,速动比率,资产管理比率,人员经费占总费用比例,人均门诊人员,人均住院床日,人均业务收入,平均每门诊人次收费水平,平均每床日收费水平,病床使用率和周转次数,出院病人平均住院日,流动资金周转次数,平均每张开放病床年业务收入,百元固定资产业务收入,百元医疗收入卫生材料消耗,百元业务收入人员经费支出,药品资金周转次数,检查诊断设备利用率,治疗设备使用率,资金收益率等。

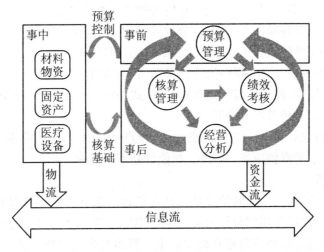

图 12-4　财务分析

第二节　医疗设施与后勤保障

现代化医院要有优美的休养环境,完善的服务设施和功能齐全的保障系统。医院建筑、设施、设备要体现功能化、生态化、智能化、人性化的要求,物质保障要能满足医院常规运转以及突发应急抢救的需要。

一、医院设施

医院设施包括建筑和附属的运行设备(水、电、气、空调、卫生和输送设备等)。

(一)医院规划与布局

综合医院的选址应符合城乡医疗网总体规划的要求。根据人口密度、患病率和服务半径,考虑城乡建设的发展。院址应选择在交通方便、环境安静、空气清洁和有水源、电源供应的地方,既要避开烟尘的污染,也要考虑医院本身的污水排放和放射性物质对周围环境的影响,还应留有调整和扩建的余地。

医院建筑三要素:医疗部分、供应部分和管理部分。总平面布置原则是以医疗部分为主,使各部分既联系方便又互不干扰。综合医院应由急诊部、门诊部、住院部、医技科室、保障系统、行政管理和院内生活用房等七项设施构成。承担医学科研和教学任务的综合医院,尚应包括相应的科研和教学设施。

综合医院有三种基本布局形式:分散式、集中式和半集中式。分散式是将各部门分别设于独立的建筑物中,以利于通风、采光,但联系不紧凑,占地多,管线长;集中式是将门诊、医疗、住院等和供应、管理各部分集中在一整体建筑物中,联系方便,用地省,管线少,但工程较为复杂;半集中式是将门诊、医疗、住院等部分集中在一起,而将供应、管理等部分分开。

医疗部分包括门诊部、住院部、急诊部、重点治疗护理单元、手术部、放射科、理疗科、药房、中心消毒供应部、检验科、机能诊断室和血库。

1. 门诊部

门诊部由公用部分、诊断治疗部分和各科诊室组成。门诊各部分的组合按诊疗程序安排,一般以公用部分作为交通枢纽,围绕着它布置诊断治疗部分和各科诊室,以缩短就诊路线,便于消毒和减少感染。其组合形式有单厅式、分厅式和集中成片式等。

2. 住院部

住院部的规模以病人床位数表示,主要由出入院管理部和病房两部分组成。病房是住院部的主体,其基本构成单位是护理单元。成年病人护理单元的容量一般为30~50床;儿科、传染病科等护理单元一般为20~25床。护理单元主要由病室、护士站和辅助用房三部分组成。护理单元的组合布局形式有:中走廊条形单元;双走廊长方形单元;环状走廊放射形护理单元;开敞式护士站的护理单元;重点治疗护理单元(ICU)等。

3. 急诊部

根据医院规模配备。规模较大医院的急诊部设有各科急诊室、观察室和抢救室。急诊室的出入口位置应明显易找,并有专用的挂号、取药室以及供担架推车和护送人员使用的候诊面积。急诊部为昼夜工作,在夜间门诊关闭后,应能自成独立系统。多数急诊病人需作手术,所以急诊部应靠近住院部和手术室。

4. 手术部

设有手术室、洗手室、消毒室、器械室、打包室、敷料存放室、洗涤室、石膏室、值班室、办公室、更衣室和浴厕。

手术活动一般分三个流线:病人流线、医护人员流线和医疗器械流线。为了防止感染,手术部分三个区:无菌区,包括各手术室和洗手室;消毒区,包括内窥镜室、石膏室、洗涤室、敷料室、器械室、值班室和办公室;非消毒区,包括工作人员更衣室前部和入口处。

手术部的核心为手术室,手术室分无菌手术室、普通手术室和污染手术室。无菌手术室要求有净化空气的设施,以控制最低细菌量,污染手术室用作有菌病的手术。

5. 各医技科室

如药房、放射科、检验科、功能科、理疗科、血库、中心消毒供应部等,因工作职能和设备的要求不同,对建筑设施和布局都有特定的要求。

(二)建筑功能设施

1. 水电系统

医院水电消耗巨大,需要可靠和稳定的供应。综合医院的供电设施应安全可靠,保证不间断供电,并宜设置自备电源。综合医院应采用双回路供电。院区内应采用分回路供电方式。医院排水需要符合污水处理的要求。

2. 空调系统

现代医院基本都配备空调和通风设施,手术室等部门必须安装,洁净手术部空气净化设施应符合《医院洁净手术部建设标准》。

3. 消防设施

医院的建筑耐火等级和消防设施的配置应遵守国家有关建筑防火设计规范的规定。医院设施要经过消防验收合格方可投入使用。

4. 传输系统

医院大量的人流和物流,需要强大的传输能力,如人流、物流电梯,标本和药品输送管道等。

5. 医用气体供应系统

医用气体供应系统主要是输氧管道,大型医院一般都建设集中供氧系统。

6. 安全监控系统

医院应配置与其建设规模和业务技术、行政管理工作相适应的信息系统、通信系统和安全技术防范系统。

7. 污物的处理设施

医院应建设污水、污物的处理设施,污水的排放和医疗废物与生活垃圾的分类、收集、存放与处置应按照《医疗废物管理条例》等国家有关法律、法规执行。

8. 交通与车辆停放

现代医院必须为病人、家属及职工车辆停放提供设施。

（三）医院标识系统

综合医院应配置完善、清晰、醒目的标识系统。现代医院对就医环境要求不是简单的装饰美化，而要从医院形象、环境氛围、功能区划、人流物流安排等方面，进行科学的设计，形成易识别、完整、连续、有特色的标识系统。

医院环境标识系统从使用上具备以下特点。

1. 简明性

一目了然，信息完整易懂，方位标示准确，位置明显。

2. 连续性

在到达指示目标地之前，所有可能引起行走路线偏差的地方，均应有该目标地的引导指示。

3. 规律性

标识系统具有规律性，标识的布置可以由大到小，由表及里，由远及近，有多到少。

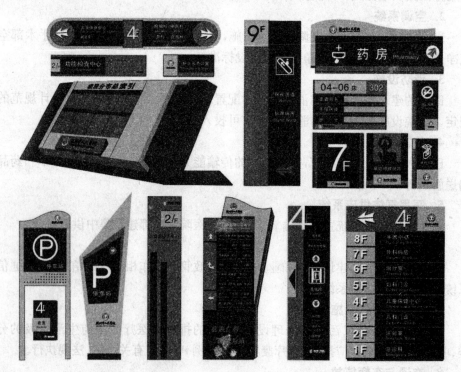

图 12-5　医院标识

4. 统一性

同类的引导标识应在其颜色、字体、规格、位置、表现形式方面进行统一规划。这样的标识设置将有助于受众顺藤摸瓜,按系统线索寻找目标。

5. 可视性

文字与背景的色彩要有明显的对比,可选用具有很强视觉冲击力的文字造型。此外,要注意的是在无障碍通道的标识设计中,设计的标识要符合国家有关行业标准。

二、后勤保障

医院后勤保障涉及医院的能源供给、物资供应、环境卫生、绿化美化、保养维修、房屋修缮、车辆调度、生活服务等,是医院正常运行的支持系统。包括:供水、供电、供气和排水;环境卫生,绿化、美化、净化,污水污物处理;被服装具;病人和医院职工的膳食;物资管理;车辆调度和物资运输;通信联络和门卫管理;职工福利。后勤工作就是围绕医疗工作中心对医院医、教、研工作等提供及时、安全、有效、全面的保障服务;改善医院职工和病人的医疗、工作、生活环境;强调科学管理,在保证医院工作的前提下,正确节约后勤资源,降低成本。

(一) 医院后勤工作的基本特点

1. 连续性

医院后勤工作的连续性由医院诊疗工作的连续性所决定,否则就有可能危及病人的健康乃至生命。对医院的一些特殊部门如抢救室、急诊科、手术室、监护室等尤其如此。

2. 技术性

医院后勤服务及其设施具有技术性和专业性的特点,如现代化的给水排水系统、空气净化系统、供氧系统、供电系统、通信系统、消防安全系统、采暖制冷系统等。后勤管理工作必须注意重视工作人员知识、技能和素质的培训和提高。

3. 社会性

医院为了降低成本,提高效率,后勤工作社会化乃是必由之路。

4. 经济性

高效率的后勤工作有助于医院诊疗工作质量的提高,因此能直接或间接地为医院创造效益,在后勤管理工作要合理配置资源,提高设施的使用率,避免资源闲置或浪费;做好维修保养工作,延长后勤设施的使用年限和使用质量;重视节能工作,降低医院成本。

5. 安全性

其一是要保障用电安全、煤气安全、锅炉安全、消防安全等；其二是保障医疗工作的安全。

（二）医院后勤管理的要求

医院后勤工作要尽一切可能保障医院工作计划的完成和发展目标的实现；主动深入临床一线，及时发现问题，及时解决，防患于未然，不断改进工作。努力开源节流，减少浪费，提高后勤资源的利用率，降低医院服务成本。加强医院后勤工作制度化、规范化、科学化的管理。

（三）医院后勤管理组织

医院一般设立总务处或后勤处（科）来具体负责后勤管理工作。下设动力班、维修班、电梯班、电话班、库房班、环卫班、洗涤班、驾驶班、生活服务部等。有的医院实行责任中心制度，直接将医院后勤划分为信息技术中心、医疗设备中心、设施维护中心、物料供应中心、物业管理中心、餐饮供应中心等责任中心，分别承担各自的后勤保障功能。

（四）后勤管理的主要内容

1. 水电管理

对水的管理主要包括两个方面内容：一是要保证为医疗护理等业务用水提供合乎卫生标准的充足供应；二是要对医院废水、污水的排放进行无害化处理，以免污染水源和环境，造成严重的公共卫生污染问题，影响人群健康。

由于医院工作的特殊性，医院必须保证 24 小时连续供电，一般应设两路进线，配备紧急供电系统，当正常供电发生故障时可对手术室、血库、监护室等部门进行紧急供电。医院有大量精密仪器设备，对电源电压的稳定性有较高要求。

2. 空调及供热管理

医院为保证病人健康和精密医疗设备的正常运转，广泛应用空调设施，一是中央空调，另外一种是采用窗式或柜式空调。医院供热用于食堂、洗衣间、开水间、供应室、消毒、烘干、冬季采暖、蒸馏水等。

3. 被服装具管理

医院被服装具主要指医院工作人员的服装和各种敷料布、洗手衣、手术衣，病人使用的医院病床上用品和病服。医院是致病因素集中的地方，如细菌、病毒、放射性物质等。医院被服装具接触这些致病因素，因此需要定期对它们进行消毒处理，以减少交叉感染，保证病人和医院工作人员的身体健康。

4. 车辆运输与通信设备管理

医院自备车辆的主要任务是运送物资及人员,车辆配备应视医院实际工作需要而定。医院是一个信息交换量很大,通信是否灵敏,将直接影响医院的工作效率。医院常见的通信设备包括电话、电子音控对讲机、无线电呼叫系统等。

5. 备品供应

文具、卫生用具、清洗消毒物品等低值易耗物品的供应是医院正常运转的保证,其采购、供应与核算是后勤部门的重要职责。

6. 太平间管理

太平间的位置应尽量避开病人及其家属的活动范围和可视范围,以免造成负面心理影响。

7. 医院环境管理

医院病人集中,环境卫生包括采光、通风、噪声、照明、空气质量、整洁等各个方面,不仅取决于医院的选址、建筑总体设计,更依赖于日常的管理保洁工作。绿化美化不仅能给病人与医院工作人员创造清新舒适的环境,有助于病人的健康,对于预防空气污染、改善空气质量、预防院内感染的发生也有重要意义。

8. 餐饮服务

优质的餐饮服务是医疗服务的一部分,不仅为病人服务,也为病人家属和职工提供服务。

(五) 医院后勤管理改革

我国医院后勤管理发展趋势主要有两个方向。一是医院后勤服务部门向社会开放,在确保医院需要的前提下为社会提供服务,提高后勤资源的使用效率。二是由社会专门力量为医院提供后勤保障服务,如食堂、幼儿园、职工宿舍等。两种形式都是后勤服务社会化的有机组成部分。医院后勤服务社会化是医疗卫生行业后勤改革发展的必然趋势,也是医院面对激烈市场竞争的必然选择。

第三节　信息管理系统

医院是一个信息密集的部门,每天大量的处方、检查报告、影像资料、各种报表等,由计算机完成医疗信息的存储、处理、传输和共享等任务显得尤为重要。医院信息管理系统是现代化医院运营的必要技术支撑和基础设施,对加强医院的管理,提高医疗服务质量,改进服务水平,具有重要影响。

医院信息系统(Hospital Information System，HIS)是利用电子计算机和通信设备，为授权用户提供病人诊疗信息和行政管理信息的收集、存储、处理、交换等服务的数据处理和辅助决策的系统。医院信息系统是一个优化了的医院管理过程，可以创造良好的社会效益和经济效益。

一、发展历程

医院信息系统在世界上发达国家发展得比较快。国内医院信息系统的建立和发展大体经历了几个应用阶段：

(1) 单一的部门应用阶段，如人事档案管理、财务数据的管理、病案管理、药品、器械管理等。其特点为应用系统各自独立，没有临床数据。

(2) 小型系统阶段，主要是收费系统应用，如门诊、病房收费系统，药品划价、收费系统的联网等。

(3) 比较完整的 HIS 系统。一般都包括门诊、住院、医嘱、药品、检验、病案、公费医疗管理，病人查询、院长查询及科室经济核算、物资材料管理、图书情报管理、人事工资管理等众多模块，实现了全院各部门数据格式的统一和共享。

(4) 具有辅助诊疗业务功能的大型系统。包括医生工作站的建设，临床检验、医学影像系统的应用等，作息系统成为医院医疗、管理和服务流程中必要手段。

医院信息系统的发展趋势是将各类医疗器械直接联机并将各医院乃至地区和国家的医院信息系统联成网络。使不同系统中的病历登记、检测、诊断指标等都要标准化。医院信息系统的高级阶段将普遍采用医疗专家系统，建立医疗服务质量监督和控制系统，进一步提高医疗水平和保健水平。

二、系统构成

医院信息系统被业界公认为是迄今为止世界上现存的企业信息系统中最复杂的一类。医院信息系统包括：医院管理信息系统(Hospital Management Information System，HMIS)；医学影像信息系统(Picture Archiving and Communication Systems，PACS)；临床信息系统(Clinical Information System，CIS)；放射学信息系统(Radiology Information System，RIS)；实验室信息系统(Laboratory Information System，LIS)等。

医院信息系统主要功能模块有：临床诊疗部分、药品管理部分、经济管理部分、综合管理与统计分析部分、外部接口部分。

（一）临床诊疗部分

医生工作站,护士工作站,临床检验系统,医学影像系统,输血及血库管理系统,手术麻醉管理系统。

（二）药品管理部分

数据准备及药品字典,药品库房管理功能,门、急诊药房管理功能,住院药房管理功能,药品核算功能,药品价格管理,制剂管理子系统,合理用药咨询功能。

（三）经济管理部分

门、急诊挂号系统,门、急诊划价收费系统,住院病人入、出、转管理系统,病人住院收费系统,物资管理系统,设备管理子系统,财务管理与经济核算管理系统。

（四）综合管理与统计分析部分

病案管理系统,医疗统计系统,院长查询与分析系统,病人咨询服务系统。

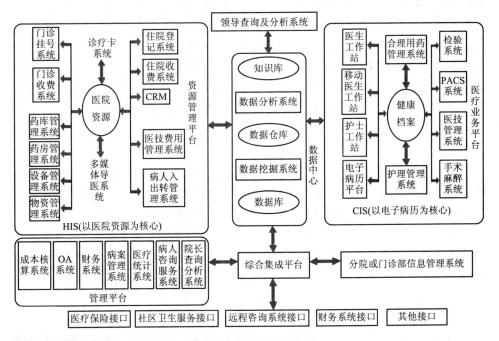

图 12-6　医院信息系统

（五）外部接口部分

医疗保险接口，社区卫生服务接口，远程医疗咨询系统接口。其中与医疗活动直接相关的信息系统被称为医疗系统，包括医疗专家系统，辅助诊断系统，辅助教学系统，危重病人监护系统，药物咨询监测系统，以及一些特殊诊疗系统，如 CT（计算机 X 射线层析摄影），B 超，心电图自动分析，血细胞及生化自动分析等。这些系统相对独立，形成专用系统或由专用电子计算机控制，主要完成数据采集和初步分析工作，其结果可通过联机网络汇集成诊疗文件和医疗数据库，供医生查询和调用。

三、系统建设

（一）整体规划，分步实施

整体规划，主要是正确规划整个医院信息化系统建设的逻辑结构和物理结构，确定医院现阶段的软件和硬件建设目标，以医院的观点规定好信息的流向，达到信息资源的充分共享。"分步实施"，主要是根据医院工作的流程和医院管理的实际状况确定系统实施的步骤，后一步骤应以前一步骤提供的软件、硬件基础作更大范围的扩展和应用，这样医院的信息化建设就可以逐级提炼，实现从低级到高级的平滑过渡。"整体规划"，避免各部门出现系统和数据的不兼容和不共享，避免资源浪费。"分步实施"，有利于系统应用推进，能避免投资风险和降低投资。

（二）实用和可靠

目前我国的医院信息化建设还不是很规范，在系统的建设中，要充分利用成熟的系统，保证系统能够按时、保质保量地完成，并考虑将来系统的进一步的升级，延长软件的生命周期。系统涉及病人的影像信息、医疗信息及医疗证据等重要信息，任何失误都可能造成极其重大的后果。所以整个系统长期可靠的运行，对保证医院日常业务和管理工作的正常运转，具有非常重大的意义。因此，系统准确、不间断的运行变得十分重要。

（三）易操作

应用系统要求界面友好，需要充分考虑使用人员的特点，使图像处理工作简单、方便、快捷，功能齐全，系统数据维护方便，备份及数据恢复快速简单。

（四）可管理性、易维护

整个系统相当复杂和庞大，必须对网络活动进行实时的控制和管理。系统管理员要能够在不改变系统运行的情况下对网络进行修改，不管网络设备的物理位置在何处，网络都应该是可以控制的，且维护便捷、成本较低。

（五）超前和可扩充

系统应是具有先进性和超前性并能够顺利、平稳地向更新的技术过渡。另外医院的设备和科室会不断地增加，系统中的数据量也会越来越大，所以软件结构上要符合今后系统扩充的要求。

第四节　竞争力培育

我国政府在医疗机构管理中，已引入市场竞争机制，倡导多种形式办医，发挥各类医院的优势与作用，满足人们对医疗服务的不同层次的需要，使医疗卫生服务优质、高效、合理的费用。随着我国医疗市场的逐渐开放，医院的发展将更多地取决于市场的作用和医院自身的力量，因此医院必须研究医疗市场、明确自己在医疗市场中的定位，制定发展战略，从而使医院在医疗市场对外开放的激烈竞争中始终保持较强的竞争力。

一、医院核心竞争力

医院核心竞争力是医院内部经过积累的，有自身特色的知识、技能和声誉等，是支撑医院发展的竞争优势。核心竞争力具有专属性和难以替代性，有助于医院为病人创造价值，为病人带来相对长期的关键性利益，得到病人的心理认同，为医院长期性的竞争创造主动权。

医院核心竞争力可以通过外部和内部两条途径获得。从外部可以通过联合、兼并、引进人才等途径；从内部可以通过培养人才、整合技术、更新设备、加强营销、完善管理等途径获得。

（一）特色和知名度培育

医院核心竞争力的直接表现形式就是知名专家、特色专科、技术水平和医院的

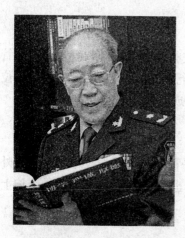

图 12-7　吴孟超

注:吴孟超是中国科学院院士。80
多岁还保持着年平均 200 台的手术
量——这或许是世界上做手术时间
最长的纪录了。

知名度。一名专家可以带动一个科室,一个特色
专科可以带动一家医院,很多医院吸引病人的知
名度往往就是一位或几位专家,一个或几个专科。

特别设备和特色技术的运用近些年来在医院
竞争中的地位也是十分突出。医院应通过服务差
异化、集中化、团队化等追求病人满意度的不断提
高,提升竞争优势。现代医院还提倡运用现代企
业管理的理念,开展医院文化建设,形象设计管
理等。

由于国家医疗体制不完备,一些大城市大医
院拥有强大的资源,吸引高级医学人才,吸引病
人,出现很多年收入几十亿和上百亿的庞大医院,
成为具有几乎所有竞争优势的怪物医院。这导致
严重的医疗资源不均衡,竞争失灵。

(二)创新和学科建设

医院医疗水平要提高必须依靠科技创新,实
现科学技术与临床医疗的紧密结合是医院实现高效快速发展的重要途径。以科技
为主导,抓好学科建设和人才培养,促进医院整体实力提高和可持续发展,始终是
医院的中心工作。

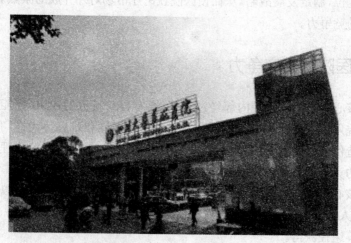

图 12-8　四川大学华西医院

在学科建设政策方面,应采取重点科室,重点投入,重点扶植,同时兼顾一般学

科的政策,这样有利于特色学科发展,有利于创品牌。医院要发展,人才是关键。高素质的人才,合理的学术梯队是医院发展的基础。注重发挥各类人才的积极性和创造性,建立相应的评价体系和激励机制;加强对年轻医生的培养,强调对基本功训练的要求;加强对高层次人才的培养;选派优秀中青年专家到国外留学访问,为临床、科研带来新理念、新概念、新观点、新技术,促进医院的发展;重视人才的引进,外聘兼职教授加盟医院,提升学术与医院水平等。

(三) 基本服务人群的维持

医院的服务范围和人群一般受地域影响较大,民众也会受就医习惯影响,倾向于选择自己熟悉和信任的医院和医生,这些来自于服务区域内的,对医院有优先选择倾向的民众构成了医院的基本服务人群,也是医院的忠实"顾客"。医院必须重视维护好忠实"顾客"的利益,并不断扩大人群。医院的忠实"顾客"群体的数量和忠实度,构成了医院竞争力的基本保证。

传统的"病人"是特指到医院或诊疗场所就诊的患者群体,但对医疗保健服务中的"顾客"(Customer)则是对病人概念的泛化。它包含了三个层次的内容:一是传统意义上的病人;二是受病人直接影响的亲戚、朋友、同事或邻居等;三是潜在的医疗服务对象。调查表明,病人只占人口总数的10%。经典的顾客理论认为一个顾客可以影响潜在的24名顾客,因而产业化的医疗服务行为,必须考虑到受这个"顾客"所影响的24位潜在"顾客",甚至100%的"顾客"。

医院要维护"顾客"利益,首先,要以优质的医疗服务满足民众的医疗需求,提高病人满意率。病人及家属的就医体验是培养"顾客"忠诚度的最好途径。其次,要减少医疗纠纷和医疗事故的发生,这些问题严重破坏病人的信任度,影响医院声誉。第三,要重视开展社区医疗服务,为服务区域民众解决医疗问题,开展公益活动,加强与民众的良性互动。第四,为忠诚的"顾客"提供超值的医疗、保健服务等。

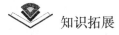 知识拓展

中国最佳医院排行榜

《2012 年度中国最佳医院综合排行榜》《2012 年度中国最佳医院专科汇总排行榜》和《2012 年度中国医院最佳专科声誉排行榜》于 2013 年 11 月 23 日发布,这项评选由复旦大学医院管理研究所组织,已连续发布了 4 个年度。以专科声誉、科研水平为评估内容,忽视医院规模、设备、专科差异。反对声音认为:医院排行榜显然会把患者都引导到"最佳医院",越好的医院越是患者爆满,影响卫生资源的合理分布。

中国最佳医院排行榜(综合)前十位:北京协和医院,四川大学华西医

院,中国人民解放军总医院,上海交通大学医学院附属瑞金医院,第四军医大学西京医院,复旦大学附属华山医院,复旦大学附属中山医院,中山大学附属第一医院,北京大学第一医院,华中科技大学同济医学院附属同济医院。

中国最佳医院排行榜(专科)前十位:北京中医药大学联科肾病专科医院,解放军总医院第一附属医院 304 医院(皮肤科),北京儿童医院,阜外心血管病医院,北京妇产医院,北京同仁医院(耳鼻喉科),北京天坛医院(神经外科),中国医学科学院肿瘤医院,北京积水潭医院(烧伤科),北京同仁医院(眼科)。

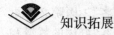 知识拓展

2013～2014 年度美国最佳医院榜单

在由《美国新闻与世界报道》推出的美国医院年度排名中,位于巴尔的摩市的约翰霍普金斯医院处榜首,位于波士顿市的麻省总医院位列次席,第三至五名分别是梅奥医院(罗切斯特市)、克利夫兰医院和加州大学洛杉矶分校(UCLA)医疗中心。

这一排名最初共纳入了 4 806 家非联邦政府医院,在 12 项基于数据的专长和 4 项基于名望的专长中进行排位。在 12 项基于数据的专长方面,评分取决于 4 个因素:专家的名望(32.5%)、生存率(32.5%)、患者安全性(5%),以及其他医疗相关指标(30%)。一个名为 RTI 的国际研究机构依据与《美国新闻与世界报道》的合同,对医生们进行了调查,设计出最佳医院评比办法并确定了国内医院排名。

——http://www. elseviermed. cn/news/detail/Johns _ Hopkins _ named_top_hospital

二、医院文化建设

医院文化是医院在建设和发展过程中逐步形成的物质文明和精神文明的总和,是具有医院特征的群体意识,是全体医务人员所认同的行为准则和奉行的价值观念。医院文化建设是提高医院整体素质和核心竞争力的重要内容,不仅是一种文化现象,也是一种管理理念。良好的医院文化是医院可持续发展的精神动力。

医院文化是以人为本的文化,是人性关怀、人文服务的文化,是医院管理、医院精神、医院品牌、医院形象等要素的综合体现。文化建设体现在管理层与医院员

工,员工与病人和家属之间,体现在医院和社会之间的关系,反映这些关系相互尊重、理解、爱护和互相促进的程度。

医院文化具有导向、凝聚、激励、约束和辐射作用,职工在共享价值观的基础上将个人目标趋同于群体目标,塑造独具特色的医院形象。

医院文化的核心要素:声誉、特色、专家;设施、环境、流程;员工的和谐氛围、专业追求、职业修养;领导力、创新力、行业地位,等等。

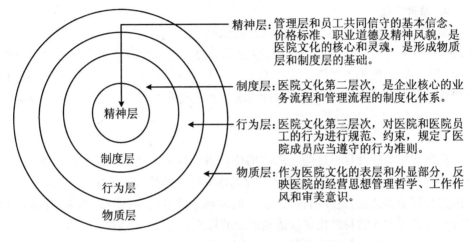

精神层:管理层和员工共同信守的基本信念、价格标准、职业道德及精神风貌,是医院文化的核心和灵魂,是形成物质层和制度层的基础。

制度层:医院文化第二层次,是企业核心的业务流程和管理流程的制度化体系。

行为层:医院文化第三层次,对医院和医院员工的行为进行规范、约束,规定了医院成员应当遵守的行为准则。

物质层:作为医院文化的表层和外显部分,反映医院的经营思想管理哲学、工作作风和审美意识。

图 12-9　医院文化的内涵

(一) 医院文化的构成

1. 物质文化

物质文化也称为基础文化,包括医院环境、医疗设备、院容院貌、服务设施等。物质文化是医院实力的具体体现,是医院塑造良好形象的物质保证。加快医院物质文化建设,为病人提供整洁、温馨、舒适、便利的诊疗场所,能够给肉体与精神承受巨大痛苦的患者以心灵抚慰,增进机体活力,从而早日康复。同时,能够使医院员工在繁忙的工作中感受美,得到精神上的休息,进而激发工作积极性和创造性,增强医院发展后劲,为医院发展提供良好的支撑平台。

2. 制度文化

制度文化也称为保障文化,包括管理体制、政策法规、规章制度、工作守则及管理目标等。制度文化作为医院文化的主体构架,是医院价值观念、道德标准、行为准则和技术发展的具体要求,也是以法治院、规范行医的重要保证。加强制度文化建设,首先应当根据患者的需求和医院发展建立和完善各项制度,强化培训,使全体员工能够自觉遵守,变制度约束为习惯养成。同时,坚持规章制度面前人人平等,做到奖惩结合、奖惩分明、奖惩及时。

3. 行为文化

行为文化也称为形象文化,包括全体员工的医疗水平、言行举止、穿着装束、精神风貌、风度气质等。良好的员工行为能够使患者对医护人员产生亲切感、信任感,对医院产生信赖和忠诚。加强医院行为文化建设,要确立"以人为本"的服务理念,牢固树立"以病人为中心,以质量为核心"的服务意识,认真履行法定义务,维护患者各项权益,完善各种便民利民措施,为患者提供优质的医疗服务。

4. 精神文化

精神文化也称为核心文化,是医院文化的核心和灵魂,是医院全体员工在长期实践中建立起的群体意识,是医院发展的原动力。包括医院精神、奋斗目标、价值取向、理想信念、服务理念等。精神文化一旦形成并被职工认同,就会产生规范和自律作用,凝聚士气,把职工的思想行为统一到医院发展的轨道上来。

(二) 医院文化建设

医院文化的建设目标是建立医院的价值观念体系。通过医院共同的价值观,决定了成员对事物、问题的看法和对工作、办事行为的约束。医院文化建设,就是将医院共同的价值观、整体精神、追求发展的理念通过引导、灌输、约束、规范言行和言传身教等方式潜移默化地渗透到职工的思想,并体现于其日常行为中。

医院文化的主要管理方式是实行"软管理"。在医院文化建设中,重视的是人文精神所起的作用,实施策略是营造和谐的环境氛围,重视发挥职工的自身潜力,提高其主观能动性和创造力。在医院内部,要以丰富多彩的文化活动为依托,不断拓展医院文化的内涵,并以积极的文化引导人。优秀的医院文化是管理者和广大员工共同的精神家园,在这个精神家园里每位员工的心灵都可以得到升华,得到洗礼,从而能更好地服务于社会。

医院文化建设的主要方法如下:

1. 抓重点,完善制度文化建设

狠抓首诊负责、首问负责、急诊急救、危重病报告、疑难病会诊和术前讨论核心制度的落实,严格控制基础质量和环节质量,坚持合理检查、合理用药、合理治疗,确保医疗安全。

2. 抓关键,促进品牌文化建设

创建品牌、特色是医院生存和发展的必由之路。根据广大患者对医疗保健的需求,创出自己的医疗特色,形成自己的"拳头产品"。

3. 抓热点

加强医德医风建设。医德医风建设是医院文化建设的核心内容。医德医风反映医务工作者的群体形象,事关医院的建设和发展。在医院形成"机关为基层服务、领导为群众服务、后勤为医疗服务、全院为病人服务"的工作机制。

4. 抓队伍,加强人文素质建设

首先,加强发展型班子建设,只有一流的班子,才能带出一流的队伍,创出一流的业绩。其次,把职工的积极性、主动性和创造性引导好、发挥好、形成共同的价值取向。再次,大力弘扬"医院精神",建设院徽、院训、院歌等,形成团队特有的精神文化。

三、医院资本运作

资本运营是一种全面提高经济效益的经营理念,它以利润最大化和资本增值为目的,以价值管理为特征,以尽可能低的成本获取最大的资本效益,即实现权益资本利润最大化。

医院资本运营就是把医院所拥有的一切有形和无形资产以及医院的人力资源变成是可以增值的活化资本,或者就是从资本角度研究医院资源的配置。

资本扩张运营,通常采用的方式是兼并、收购、战略联盟等。

资本收缩不一定是医院资本运营失败。随着条件的变化,医院会有一些科室和部门不适合医院长期战略,没有成长潜力或影响到医院整体的业务发展,为了使资源培植更加合理,更好地规避风险,使医院更具有竞争力,往往可以采取资本收缩方式。资本收缩方式主要采取股份收购,资产剥离,医院分立,股权出售,医院清算等手段。

资本收缩与资本扩张是相辅相成的,医院常常通过资本扩张进入有发展前途的领域,同时从前景不佳的原有领域撤退,最大限度地收回投资,使资本更有效地配置,提高资本利用效率和效益。

当前医院资本运作的几种模式:

(一) 医院重组

医院重组是医院之间通过合作、兼并、联合、集团化等模式发展,从而达到扩大规模效应、盘活存量、优化资源、降低医疗成本、提高工作效率、强化竞争的经营方式。资产重组的方式主要有股份制改造,资产置换,债务重组,债转股,破产重组等。

(二) 医院托管

医院托管是指医院产权所有者将医院的经营管理权交由具有较强经营管理能力,并能够承担相应经营风险的法人或自然人去有偿经营,以明晰医院所有者、经营者责权利关系,实现医院效益最大化的一种经营方式。

(三) 设备租赁

一些大型医疗设备,如 CT、MRI、DSA、直线加速器、PET 等,购置需要的资金量大,医院可以通过租赁公司融资购买使用,医院在使用期内分期支付一定金额的租金给设备租赁公司,在租期结束时医院支付一定的设备残值后获得设备所有权的经营方式。

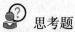 思考题

(1) 简述医院经营的概念。
(2) 简述医院财务管理的主要内容。
(3) 简述医院信息系统在现代管理中的作用。
(4) 医院核心竞争力如何培育?

第十三章 医疗改革与医疗保险

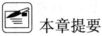 本章提要

▲医疗卫生体制改革，简称医改。医改是一道世界性难题，也是一项复杂的系统工程，涉及政府与市场、公平与效率、医生与患者以及庞大医疗产业链上各块的利益分配等难题。

▲医疗保险是指以保险合同约定的医疗行为的发生为给付保险金条件，为被保险人接受诊疗期间的医疗费用支出提供保障的保险。医疗保险包括政府提供的社会医疗保险和由市场提供的商业医疗保险，但一般情况下是指社会医疗保险。

▲我国通过建立覆盖城乡居民的基本医疗保障体系。城镇职工基本医疗保险、城镇居民基本医疗保险、新型农村合作医疗和城乡医疗救助共同组成基本医疗保障体系，分别覆盖城镇就业人口、城镇非就业人口、农村人口和城乡困难人群。

▲随着我国医疗保险制度的推进，医保人群在社会人群中所占比重越来越大，医保病人将会逐步成为医院病人的主体，医院必须认真研究医保政策带来的影响，通过加强内部管理，提升医疗服务质量和效率，实现以社会效益为主体的经营目标。

第一节　医疗卫生体制改革

医疗卫生体制改革,简称医改。医改是一道世界性难题,也是一项复杂的系统工程,涉及政府与市场、公平与效率、医生与患者以及庞大医疗产业链上各块的利益分配等难题。过度市场化不符合医疗卫生行业的基本属性,政府"大包大揽"也不现实,财政投入是重要保障,但是单纯的投入增加并不意味着服务效率的必然提高。

医疗卫生体制主要由公共卫生服务体系、医疗服务体系、医疗保障体系和药品供应保障体系组成。

(1) 公共卫生服务体系。包括疾病预防控制、健康教育、妇幼保健、精神卫生、应急救治、采供血、卫生监督和计划生育等。提高公共卫生服务和突发公共卫生事件应急处置能力,促进城乡居民逐步享有均等化的基本公共卫生服务。

(2) 医疗服务体系。主要是发展公立医疗机构为主体、非公立医疗机构为补充的医疗服务机构,建设农村医疗卫生服务和城市社区卫生服务体系。

(3) 医疗保障体系。包括城镇职工基本医疗保险、城镇居民基本医疗保险、新型农村合作医疗、城乡医疗救助制度和商业健康保险。

(4) 药品供应保障体系。建立国家基本药物制度,规范药品生产流通。

一、我国医疗卫生体制改革进程

(一) 计划经济时期

在计划经济时期,由于政府坚持了预防为主、以农村为重点、中西医结合等一系列方针路线,取得了显著成就。据统计,中国人均期望寿命从新中国成立前的35 岁提高到 1981 年的 67.8 岁,新生儿死亡率从新中国成立前的 200‰降低到1981 年 37.6‰,孕妇死亡率大幅度降低。但是在"文化大革命"后期,卫生事业发展受到了严重的影响,国家财政基础薄弱,卫生费用紧缺;医疗卫生队伍青黄不接,医疗机构硬件设施落后,卫生状况差。

(二) 市场化改革阶段

1978 年党的十一届三中全会提出全党工作重点转移到现代化建设上来。医疗卫生事业开始恢复与建设。1985 年,中共十二届三中全会通过的《中共中央关于经济体制改革的决定》,城市经济体制改革全面展开,医疗卫生体制改革开始。

1. 1985～1992 年的医改初始阶段

这一时期主要关注管理体制、运行机制方面的问题,改革更多是模仿了其他领域的改革,政府的主导思想在于"给政策不给钱"。政府直接投入逐步减少,市场化逐步进入到医疗机构。

2. 1992～2000 年的市场化改革阶段

这一阶段突出特点是医疗机构市场化,医疗机构有所发展,但社会医疗卫生服务问题逐步显现。卫生政策刺激医院创收,弥补收入不足,影响了医疗机构公益性的发挥,酿成"看病问题"突出,群众反映强烈的后患。

3. 2000～2005 年的多种改革探索阶段

市场主导和政府主导的争论也逐渐深入,医院产权改革是本阶段最为明晰的脉络。2000 年 3 月,宿迁市公开拍卖卫生院;2001 年无锡市托管制实行;2002 年上海市市级卫生事业单位投融资改革方案出台等。

（三）新医改阶段

随着市场化和产权改革的不断深入,公立医疗机构的公益性质逐渐淡化,追求经济利益导向在卫生医疗领域蔓延开来。2005 年 7 月 28 日《中国青年报》刊出的由国务院发展研究中心负责的医改研究报告,报告认为:中国的医疗卫生体制改革

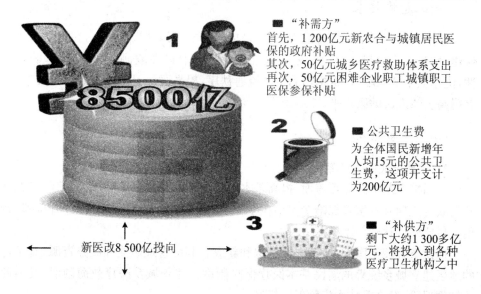

图 13-1　新医改

基本上是不成功的。2005 年 9 月,联合国开发计划署驻华代表处发布《2005 年人类发展报告》,指出中国医疗体制并没有帮助到最应得到帮助的群体,特别是农民,所以结论是医改并不成功。2005 年成为新一轮医疗体制改革的起点。

2006 年 9 月,成立了由 11 个有关部委组成的医改协调小组,新一轮的医改正式启动。中共十七大报告首次完整提出中国特色卫生医疗体制的制度框架包括公共卫生服务体系、医疗服务体系、医疗保障体系、药品供应保障体系四个重要组成部分,这是在新时期对卫生医疗体系构成的全面概括。

2009 年 4 月,《中共中央、国务院关于深化医药卫生体制改革的意见》出台,确立了把基本医疗卫生制度作为公共产品向全民提供的基本理念。经过改革,以职工基本医疗保险、城镇居民基本医疗保险、新型农村合作医疗为主体,城乡医疗救助制度为兜底,商业健康保险及其他多种形式医疗保险为补充的中国特色医保制度体系初步形成,为城乡居民"病有所医"提供了制度保障。

二、新医改的主要内容

国务院 2012 年 3 月 14 日发布《"十二五"期间深化医药卫生体制改革规划暨实施方案》,提出实现 2020 年人人享有基本医疗卫生服务的既定目标,明确 2012～2015 年医药卫生体制改革的目标和任务。

(一)总体要求

以基本医疗卫生制度建设为核心,坚持保基本、强基层、建机制,在全民基本医保建设、基本药物制度建设和公立医院改革方面取得突破,强化医疗服务的公益性,优化卫生资源配置,重构药品生产流通秩序,提高医药卫生体制的运行效率,不断提高全体人民健康水平。

(二)主要任务

1. 完善全民医保体系

巩固扩大基本医保覆盖面,提高基本医疗保障水平。职工医保、城镇居民医保和新农合三项基本医疗保险参保率在 2010 年基础上提高 3％,政策范围内住院费用支付比例均达到 75％左右。

探索整合职工医保、城镇居民医保和新农合制度管理职能和经办资源,有条件的地区建立城乡统筹的居民基本医疗保险制度。完善城乡医疗救助制度,发展商业健康保险,健全重特大疾病保障机制。

完善医保信息系统,推进基本医保和医疗救助即时结算,建立异地就医结算机制,2015年全面实现统筹区域内和省内医疗费用异地即时结算。健全医保关系转移接续办法。改革医保支付制度。医保支付政策进一步向基层倾斜,促进分级诊疗制度形成。

健全基本药物制度,完善国家基本药物目录,规范基本药物采购机制,扩大基本药物制度实施范围。

2. 推进公立医院改革

坚持公立医院公益性质,以县级医院为重点,统筹推进管理体制、补偿机制、人事分配、药品供应、价格机制等方面的综合改革。

将公立医院补偿由服务收费、药品加成收入和财政补助三个渠道改为服务收费和财政补助两个渠道。推进政事分开、管办分开。强化卫生行政部门规划、准入、监管等全行业管理职能。控制医疗费用增长。制止开大处方、重复检查、滥用药品等行为。

深化基层医疗卫生机构综合改革,提高基层医疗卫生机构服务能力。提高基层医疗卫生机构门、急诊量占门、急诊总量的比例。力争使县域内就诊率提高到90%左右,基本实现大病不出县。推进全科医生制度建设。到2015年为基层医疗卫生机构培养全科医生15万名以上,使每万名城市居民拥有2名以上全科医生,每个乡镇卫生院都有全科医生。

公立医院的改革对解决当前百姓的看病难、看病贵问题有重要意义,但涉及的利益链条很长,不可避免地触及药品生产流通、医疗机构、医务人员、患者等不同领域和群体的切身利益。从国际上看,决定医改成败的一个关键环节,是基层医疗机构的服务能力。而群众最强烈的呼声、最直接的评价,就是看能否解决好"看病难、看病贵"问题。

第二节　医　疗　保　险

一、医疗保险概述

(一) 医疗保险的概念

医疗保险是指以保险合同约定的医疗行为的发生为给付保险金条件,为被保险人接受诊疗期间的医疗费用支出提供保障的保险。医疗保险包括政府提供的社会医疗保险和由市场提供的商业医疗保险,但一般情况下是指社会医疗保险。

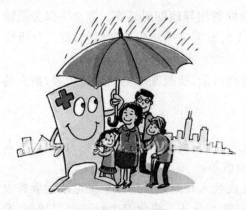

图 13-2　医疗保障

社会医疗保险通常是指根据立法规定,通过强制性社会保险原则,由国家、单位(雇主)和个人共同缴纳保险费,在人们因生病、受伤或生育需要治疗时,由国家或社会向其提供必需的医疗服务或经济补偿的制度,通过社会调剂,保证劳动者在其健康受到伤害时得到基本医疗,不会因为医疗而影响生活。医疗保险具有保险的两大职能:风险转移和补偿转移,即把个体身上的由疾病风险所致的经济损失分摊给所有受同样风险威胁的成员,用集中起来的医疗保险基金来补偿由疾病所带来的经济损失。

医疗保险制度是指一个国家或地区按照保险原则为解决人民防病治病问题而筹集、分配和使用医疗保险基金的制度。它是人民医疗保健事业的有效筹资机制,是构成社会保险制度的一种比较进步的制度,也是目前世界上应用相当普遍的一种卫生费用管理模式。

(二) 各国医疗保险制度的类型

自 19 世纪 80 年代德国颁布第一个疾病保险法以来,医疗保险制度已经有了很大的发展,世界许多国家都建立了医疗保险制度。从各国实行的医疗保险来看,主要有两种类型:一是保健服务型,即所有国民,不论贫富均可以享受政府提供的医疗和保健服务;二是医疗保险型,是指当劳动者及其家属生病时,由社会医疗保险体系提供医疗服务和承担费用。从医疗保险费用给付方式和医疗保险基金管理模式来看,医疗保险制度主要有四种类型:免费型国民医疗保险,现收现付型医疗保险,个人积累型医疗保险,混合型医疗保险。

1. 免费型国民医疗保险

典型者如英国、瑞典。对全体国民实行免费医疗,包括预防、医疗和康复等服务,没有最低条件的限制。

2. 现收现付型医疗保险

典型者如德国、日本。德国约 90％的人口属于法定医疗保险范围,保险费由雇主和雇员来承担,保险费实行现收现付,享受的医疗待遇不受缴费多少的影响。

3. 个人积累型医疗保险

典型者如新加坡。完全实行个人积累的模式,由雇主和雇员按月工资的一定比例缴纳公积金,公积金分别有三个不同账户:普遍账户、医疗储蓄账户和特别账户。医疗储蓄主要用于支付雇员及其家人的住院费用等。

4. 混合型医疗保险

典型者如美国。美国实行了国家医疗救助与医疗保险制度相结合的模式,即对一部分人实行国家医疗救助,而对一部分人实行医疗保险制度。具体来说,对于在职的雇员实行医疗保险制度,而对于 65 岁以上的老年人,贫困者和严重的残疾人员,实行政府资助的国家医疗救助模式。

二、我国医疗保障制度发展历程

我国的医疗保障制度建立于 50 年代初期,在计划经济条件下实行的是城市居民以单位为主体的劳保、公费医疗,农民以人民公社为支撑的农村合作医疗。改革开放以后国有企业改制,人民公社解体,旧的医疗保障制度无法延续。

深圳早在 1992 年就进行了医疗保障制度改革。1994 年底,改革试点工作在镇江、九江两市启动,后来海南省、沈阳市、上海市也进行了试点。城镇职工医疗保险制度 1998 年正式启动,农村新型合作医疗 2002 年底颁布。

2003 年劳动和社会保障部发布《关于进一步做好扩大城镇职工基本医疗保险覆盖范围工作的通知》,将城镇符合参保条件的用人单位和职工纳入基本医疗保险范围。

2007 年国务院发布《关于开展城镇居民基本医疗保险试点的指导意见》,重点保障城镇非从业居民的大病医疗需求,坚持自愿原则,实行属地管理。城镇居民基本医疗保险以家庭缴费为主,政府给予适当补助,国家对个人缴费和单位补助资金给予税收鼓励。

2003 年国务院办公厅转发卫生部、财政部、农业部《关于建立新型农村合作医疗制度的意见》,要求在全国建立基本覆盖农村居民的新型农村合作医疗制度。新型农村合作医疗制度要遵循自愿参加、多方筹资、以收定支、保障适度、先行试点、逐步推广等原则,实行个人缴费、集体扶持和政府资助相结合的筹资机制。农村因病致贫、因病返贫的状况大大缓解。

2006 年劳动和社会保障部颁布《关于开展农民工参加医疗保险专项扩面行动的通知》,要求以省会城市和大、中城市为重点,以农民工比较集中的加工制造业、建筑业、采掘业和服务业等行业为重点,以与城镇用人单位建立劳动关系的农民工为重点,全面推进农民工参加医疗保险工作。

2009 年 4 月,《中共中央、国务院关于深化医药卫生体制改革的意见》,明确提出"建立覆盖城乡居民的基本医疗保障体系。城镇职工基本医疗保险、城镇居民基本医疗保险、新型农村合作医疗和城乡医疗救助共同组成基本医疗保障体系,分别覆盖城镇就业人口、城镇非就业人口、农村人口和城乡困难人群。坚持广覆盖、保基本、可持续的原则,从重点保障大病起步,逐步向门诊小病延伸,不断提高保障水平。建立国家、单位、家庭和个人责任明确、分担合理的多渠道筹资机制,实现社会互助共济。随着经济社会发展,逐步提高筹资水平和统筹层次,缩小保障水平差距,最终实现制度框架的基本统一。"截至 2011 年底,城乡居民参加三项基本医保人数超过 13 亿,比改革前增加了 1.72 亿,覆盖率达到 95% 以上。

三、我国现有医疗保险体系

我国社会医疗保险体系是由基本医疗保险(个人账户、统筹基金)、补充医疗保险(公务员医疗补助、企业补充医疗保险)和大额医疗费补充保险三部分组成。

(一)基本医疗保险

基本医疗保险是由国家立法实施的,由政府、用人单位和职工共同参加的一种社会保险制度。它通过强制性社会保险原则方法筹集资金,按照财政、用人单位和职工的承受能力来确定职工的基本医疗保障水平,具有广泛性、共济性、强制性的特点。基本医疗保险的待遇水平只限于满足基本医疗需求,被保险人一般被要求到公立医院或国家指定的医院就医。

我国要建立的覆盖城乡居民的基本医疗保障体系,包括:城镇职工基本医疗保险、城镇居民基本医疗保险、新型农村合作医疗和城乡医疗救助制度,分别覆盖城镇就业人口、城镇非就业人口、农村人口和城乡困难人群。基本医疗保险基金纳入财政专户管理,专款专用,不得挤占挪用。

1. 基本医疗保险制度实行社会统筹与个人账户相结合的模式

单位缴纳的基本医疗保险费一部分用于建立统筹基金,一部分划入个人账户;个人缴纳的基本医疗保险费计入个人账户。统筹基金和个人账户分别承担不同的医疗费用支付责任。统筹基金主要用于支付住院和部分慢性病门诊治疗的费用,统筹基金设有起付标准、最高支付限额;个人账户主要用于支付一般门诊费用。

2. 基本医疗保险基金原则上实行地市级统筹

基本医疗保险覆盖城镇所有用人单位及其职工;所有企业、国家行政机关、事业单位和其他单位及其职工必须履行缴纳基本医疗保险费的义务。

3. 政府制定了基本医疗保险的各类标准

政府制定了基本医疗保险药品目录、诊疗项目和医疗服务设施标准,对提供基本医疗保险服务的医疗机构、药店进行资格认定并允许参保职工进行选择。

（二）补充医疗保险

补充医疗保险是在基本医疗保险制度之外存在及发展，并对基本医疗保险起补充作用的。

补充医疗保险具有商业医疗保险的一般特征，它的具体经营方式、管理方式也与商保有相同之处，而且实际上大多数补充医疗保险就是按照商业医疗保险的模式经营或交由商业医疗保险经营的。但是两者也有本质的区别，即补充医疗保险被纳入整个社会医疗保险体系，属于社会保障的范畴，因此可以享受财政、税收上的优惠政策。

在基本医疗保险之外，各地还普遍建立了大额医疗费用互助制度，以解决社会统筹基金最高支付限额之上的医疗费用。国家为公务员建立了医疗补助制度。有条件的企业可以为职工建立企业补充医疗保险。

大额医疗费补充保险的资金主要用于支付基本医疗保险统筹基金最高支付限额以上部分的医疗费用。大额医疗费补充保险金是由用人单位缴纳或由用人单位与其职工（包括退休）人员共同缴纳。由省社会医疗保险中心将费用集中向商业保险公司再投保，并监督赔付全过程。

企业补充医疗保险是指一些经济条件较好的企业在参加基本医疗保险的基础上，可以为职工和退休人员建立补充医疗保险。支付项目类似公务员医疗补助，但单位有更多的自主权。

（三）商业医疗保险

商业医疗保险是社会医疗保险体系的补充形式，是单位和个人自愿参加的。国家鼓励个人参加商业医疗保险。

商业医疗保险是把医疗保险作为一种特殊商品，按市场法则自由经营的医疗保险模式。在医疗保险市场上，卖方是指营利或非营利的私人医疗保险公司或民间医疗保险公司；买方既可以是企业、社会团体，也可以是政府或个人。商业医疗保险的资金主要来源于参保者个人及其雇主所缴纳的保险费，一般而言，政府财政不出资或不补贴。

商业医疗保险在我国《保险法》中称之为健康保险，包括疾病保险、医疗费用保险、意外伤害保险以及意外死亡残废保险。

（四）社会救助

社会救助是整个社会保障体系中的最低层次，对无依无靠、没有生活来源或生活困难的人等特殊群体的社会医疗救助制度，以保障他们的基本医疗需求。

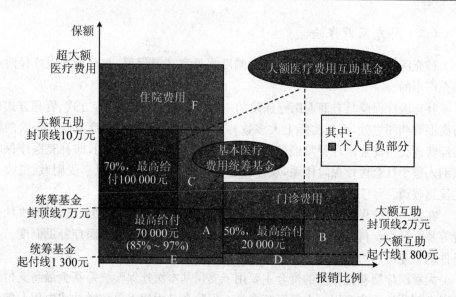

图 13-3　目前我国医疗保障的结构(以北京在职职工为例)

四、城镇职工基本医疗保险

(一)城镇职工基本医疗保险制度的原则

(1) 基本医疗保险的水平要与社会主义初级阶段生产力发展水平相适应;
(2) 城镇所有用人单位及其职工都要参加基本医疗保险,实行属地管理;
(3) 基本医疗保险费由用人单位和职工双方共同负担;
(4) 基本医疗保险基金实行社会统筹和个人账户相结合。

(二)覆盖范围和缴费办法

城镇所有用人单位,包括企业(国有企业、集体企业、外商投资企业、私营企业等)、机关、事业单位、社会团体、民办非企业单位及其职工,都要参加基本医疗保险。

基本医疗保险原则上以地级以上行政区(包括地、市、州、盟)为统筹单位,也可以县(市)为统筹单位,可以相对集中的方式异地参加统筹地区的基本医疗保险。

基本医疗保险费由用人单位和职工共同缴纳。用人单位缴费率应控制在职工工资总额的 6% 左右,职工缴费率一般为本人工资收入的 2%。随着经济发展,用人单位和职工缴费率可作相应调整。

（三）基本医疗保险统筹基金和个人账户

基本医疗保险基金由统筹基金和个人账户构成。职工个人缴纳的基本医疗保险费，全部计入个人账户。用人单位缴纳的基本医疗保险费分为两部分，一部分用于建立统筹基金，一部分划入个人账户。划入个人账户的比例一般为用人单位缴费的30%左右，具体比例由统筹地区根据个人账户的支付范围和职工年龄等因素确定。

统筹基金和个人账户要划定各自的支付范围，分别核算，不得互相挤占。

（四）统筹基金的起付标准和最高支付限额

起付标准原则上控制在当地职工年平均工资的10%左右，最高支付限额原则上控制在当地职工年平均工资的4倍左右。

起付标准以下的医疗费用，从个人账户中支付或由个人自付。起付标准以上、最高支付限额以下的医疗费用，主要从统筹基金中支付，个人也要负担一定比例。超过最高支付限额的医疗费用，可以通过商业医疗保险等途径解决。

统筹基金的具体起付标准、最高支付限额以及在起付标准以上和最高支付限额以下医疗费用的个人负担比例，由统筹地区根据以收定支、收支平衡的原则确定。

（五）基本医疗服务范围

国家有关部门制定基本医疗服务的范围、标准和医药费用结算办法，制定国家基本医疗保险药品目录、诊疗项目、医疗服务设施标准及相应的管理办法。

1. 基本医疗保险药品目录

基本医疗保险用药范围通过制定《基本医疗保险药品目录》进行管理。确定《药品目录》中药品品种时要考虑临床治疗的基本需要，也要考虑地区间的经济差异和用药习惯，中西药并重。纳入《药品目录》的药品，应是临床必需、安全有效、价格合理、使用方便、市场能够保证供应的药品。

2. 基本医疗保险诊疗项目

城镇职工基本医疗保险诊疗项目是指符合以下条件的各种医疗技术劳务项目和采用医疗仪器、设备与医用材料进行的诊断、治疗项目：临床诊疗必需、安全有效、费用适宜的诊疗项目；由物价部门制定了收费标准的诊疗项目；由定点医疗机构为参保人员提供的定点医疗服务范围内的诊疗项目。

劳动和社会保障部负责组织制定国家基本医疗保险诊疗项目范围，采用排除法分别规定基本医疗保险不予支付费用的诊疗项目范围和基本医疗保险支付部分费用的诊疗项目范围。基本医疗保险不予支付费用的诊疗项目,主要是一些非临床诊疗必需、效果不确定的诊疗项目以及属于特需医疗服务的诊疗项目。基本医疗保险支付部分费用的诊疗项目,主要是一些临床诊疗必需、效果确定但容易滥用或费用昂贵的诊疗项目。

3. 基本医疗保险医疗服务设施

基本医疗保险医疗服务设施是指由定点医疗机构提供的,参保人员在接受诊断、治疗和护理过程中必需的生活服务设施。

基本医疗保险医疗服务设施费用主要包括住院床位费及门(急)诊留观床位费。对已包含在住院床位费或门(急)诊留观床位费中的日常生活用品、院内运输用品和水、电等费用,基本医疗保险基金不另行支付,定点医疗机构也不得再向参保人员单独收费。

五、城镇居民基本医疗保险

(一) 参保范围

不属于城镇职工基本医疗保险制度覆盖范围的学生、少年儿童和其他非从业城镇居民都可自愿参加城镇居民基本医疗保险。

(二) 筹资水平

考虑到不同人群在疾病风险、医疗支出方面存在较大差异,试点城市制定筹资标准时应将成年人和未成年人分开确定。为引导城镇居民尽早参保、连续缴费,防止出现有病参保、无病退保的现象,地方可以探索建立筹资水平、缴费年限和待遇水平相挂钩的机制。

(三) 参保缴费

城镇居民基本医疗保险以家庭缴费为主,政府给予适当补助。中央、地方财政对城镇居民参保给予适当补助。有条件的用人单位可以对职工家属参保缴费给予补助。国家对个人缴费和单位补助资金制定税收鼓励政策。

(四) 费用支付

城镇居民基本医疗保险基金重点用于参保居民的住院和门诊大病医疗支出,有条件的地区可以逐步试行门诊医疗费用统筹。

1. 支付范围和标准

城镇居民基本医疗保险基金用于支付规定范围内的医疗费用,支付范围和标

准可以参考城镇居民基本医疗保险药品目录、诊疗项目和医疗服务实施范围和标
准执行。

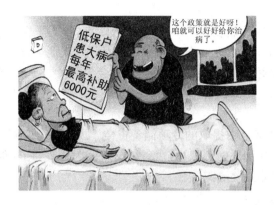

图 13-4　大病补助

2. 支付比例

各地基金支付比例按不同级别医疗机构确定,比如,一级(含社区卫生服务中心)、二级、三级医疗机构基金支付比例为 75％、60％、50％。城镇居民连续参保缴费满 2 年后,可分别提高到 80％、65％、55％。(换句话说就是住越小的医院,报得越多些)。

3. 基本保额

一个自然年度内,基本医疗保险统筹基金有最高支付限额,各地标准不同。一些地区实行对"门诊大病",如慢性肾功能衰竭(门诊透析治疗)、恶性肿瘤(门诊放、化疗)、器官移植排异治疗、系统性红斑狼疮、再生障碍性贫血患者,适当调高年统筹基金最高支付限额。

在上述基金支付以外的其他费用,可以通过补充医疗保险、商业健康保险、医疗救助和社会慈善捐助等方式解决。

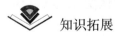　知识拓展

2012 年 8 月 30 日,国家发展和改革委、卫生部、财政部、人社部、民政部、保险监督管理委员会等六部委《关于开展城乡居民大病保险工作的指导意见》发布,明确针对城镇居民医保、新农合参保(合)人大病负担重的情况,引入市场机制,建立大病保险制度,减轻城乡居民的大病负担,大病医保报销比例不低于 50％。

六、新型农村合作医疗

新型农村合作医疗制度的基本原则:以收定支,收支平衡,略有节余;以住院补偿为主、兼顾受益面;相对统一,分类指导,尽力保障,规范运行;正确引导病人流向,合理利用基层卫生资源。新型农村合作医疗基金分两大类:风险基金、统筹基金。

(一) 风险基金

风险基金是从基金中提取的专项储备资金。风险基金原则上保持在各县(市、区)当年基金总额的 10%。提取后,由省级财政代为管理,用于防范各地新农合运行中的基金支出风险。

(二) 统筹基金

统筹基金是用于补偿参合农民门诊和住院医药费用的基金,分为住院统筹基金和门诊统筹基金两个部分。原则上,住院统筹基金占 80% 以上。

(三) 住院补偿

1. 起付线

按医疗机构级别,设立不同的起付线。原则上,乡镇级定点医疗机构(或一级医院)定在 100 元;县级定点医疗机构(或二级医院)定在 300 元;县外协议医疗机构定在 500 元,县外非协议医疗机构定在 600 元。起付线以下费用个人自付。

2. 封顶线

住院补偿实际所得封顶原则上为 10 万元,以每位参合农民年内实际获得住院补偿金额累计计算。

3. 补偿比例

在县内定点医疗机构住院,同级医疗机构只设一个补偿比(名义补偿比)。原则上,乡镇级(或一级医院)定点医疗机构为 85%,县级(或二级医院)定点医疗机构为 80%,县(市、区)外协议医疗机构为 75%。

4. 保底补偿

在县(市、区)外医疗机构住院治疗且医药费用超过起付线的病例,应实行保底补偿。补偿比例应不低于 40%(实际补偿比)。即在按补偿方案测算后,如果农民实际补偿所得金额与医疗总费用之比低于保底补偿比例,则按照保底补偿比例给予补偿。

(四) 其他补偿

1. 住院分娩补偿

住院分娩实行定额补偿。正常分娩每次补偿 500 元,手术产每次补偿 500 元。享受新农合和"降消项目"两项补偿的孕产妇,在乡镇级医疗机构(或一级医院)力争实现正常分娩免费。产后并发症、合并症住院治疗执行住院补偿规定。

2. 重大慢性非住院性疾病门诊补偿

经认定了的患有重大慢性非住院性疾病,如尿毒症、恶性肿瘤、白血病、肺结核(各级结防所归口治疗病人)、肝硬化(失代偿)、糖尿病、精神病、慢性风心病、脑血管意外康复期、二级以上高血压等,纳入重大慢性疾病门诊补偿。补偿标准,依疾病病种,按一定比例报销,补偿总费用不得超过限额。

(五)门诊补偿

门诊补偿实行"总额控制、定额补偿"。各县(市、区)要在认真测算的基础上,合理确定门诊统筹基金的规模,合理规定各定点医疗机构均次门诊费用控制标准和年门诊总人次上限,合理规定参合农民单次门诊补偿标准和年累计门诊最高限次。

七、医疗费用支付

国内外医疗保险制度改革的实践表明,支付方式的改革和完善是控制医疗保险费用支出的有效办法。不同的医疗费用支付方式会对医疗服务供方产生不同的激励和制约机制,医疗机构会适应医保费用支付方式而调整服务策略。支付方式的改革的目的是实现医疗保险基金、参保人员和定点医疗机构共赢。

(一)医疗费用支付方式及其特点

目前国际上常用的医疗费用支付方式有预付制和后付制两大类:预付制包括总额预付制、按人头付费、按病种支付和 DRGs-PPS;后付制包括按服务项目付费和按服务单元付费,以及由这些基本方法进行不同组合而衍生出的各种复合法。

1. 按服务项目付费

按服务项目付费是指对医疗服务过程中所涉及的每一服务项目制定价格,按医疗机构提供服务的项目的数量支付医疗服务费用的形式。这是我国运用最广的一种医疗费用结算方式,属于"后付制"。其优点是医疗服务供给者可以获得全额补偿;管理成本较低。其缺点是医疗收入与服务费用支出直接挂钩,没有控制支出的激励机制;容易倾向于发展高精尖医学技术,而忽视常见病、多发病的防治;医保基金支出不可预计,医疗服务项目繁多,审核量大。

2. 按服务单元付费

按服务单元付费是指按平均费用标准付费的方式,属于"后付制"类型。平均支付标准是通过抽查一定比例的门诊处方和住院病史,并扣除不合理医疗费用支出后统计出来的。其优点是利于医院抑制不必要的服务和用药,降低医疗成本并增加收入;费用结算程序简便。其缺点是容易刺激医院出现人为分解门诊处方或住院次数;容易诱使医疗机构减少提供必要的医疗服务,多收轻病例,推诿重症患者。

3. 总额预付制

总额预付制是由政府部门或医保经办机构考虑医疗服务机构的服务情况,按某种标准确定某一医疗机构一定时期的预算总额。总额确定后,费用超出总额限定的部分需要医院来承担相应责任。其优点是会促使医院采取措施来控制过度用药和过度检查;费用控制效果明显,管理成本较低;可预测支出,保证医疗保险费收支平衡。其缺点是医院可能削减某些必要的医疗服务;预算额度的合理确定有一定难度。

4. 按人头付费

按人头付费属于"预付制",是由保险方和医疗服务供方组成一体化的保险机构,按照约定医院或医生服务对象的人数和规定的收费定额,预先支付医疗服务费用。其优点是较强的定额约束使医院主动控费意识增强,把工作重点引导到预防保健上来,实现"预防为主"的目标;可准确地预测费用支出,控制医疗费上涨。其缺点是医院会降低服务成本,限制可提供服务的数量和质量;低风险人群容易被医疗机构选择入保,疑难重症患者则被推诿。

5. 按病种支付

按病种支付是指在疾病分类基础上制定出的病种标准收费额。这样医疗机构的收入仅与每个病例及其诊断有关,而与医疗机构治疗该病例所花费的实际成本无关。其优点是利于医院建立健全成本核算体系,降低经营成本;遏制乱收费。其缺点是医院能通过减少必要的服务和诱导不必要的诊次及住院而获得经济利益;对超过定额费用标准的危重急症患者,诊治过程可能会出现"偷工减料"或推诿现象。

6. 按疾病诊断相关分组—预付款制度(DRGs-PPS)①

按疾病诊断相关分组也称按疾病诊断分类定额预付制。DRGs 是以国际疾病诊断分类标准(ICD-9)将疾病按诊断、年龄、性别等分为若干组,每组又根据病种病情轻重程度及有无合并症、并发症确定疾病诊断相关组分类标准,结合循证医学依据,通过临床路径测算出病种每个组各个分类级别的医疗费用标准,并预先支付给医疗服务机构的医疗费用支付方式。它综合反映了病种的严重程度、预后、治疗难度、医疗服务强度及资源消耗程度。其优点是医院能够得到较合理的医疗资源消耗补偿,鼓励医院确定最合理的诊疗流程,自觉控制费用,合理利用医疗资源;可使

---

① DRGs 即疾病诊断相关分类法,由美国耶鲁大学的 Dob Fetter 和 John Thomson 在 20 世纪 70 年代末负责研究成功,自 1983 年 10 月 1 日起被正式作为医疗保险预付款制度(PPS)的基础依据。

复杂的医疗支付标准化;改变了医疗保险作为第三方的被动局面。其缺点是通过减少必要的服务和诱导不必要的诊次和住院而获得经济利益;信息量大,基础工作投入大,管理难度及管理成本较高;疾病分类中低费用的患者可能会被医疗机构选择诊断为高费用病例种类,以增加补偿。

(二) 医保费用支付方式改革发展方向

1. 建立多元化、混合的费用支付体系

实践证明,单一的费用支付方式难以达到预期的效果,建立多元化、混合的支付体系,能消除某单一支付体系的负面效应而保留综合优势。可以总额预算付费方式为基础,融合按项目支付、按病种支付等支付方式,形成互为补充的复合式支付体系。根据医疗服务的多样性综合应用多种支付方式。例如:对门诊费用实行按项目付费和增长控制;对诊断明确、诊疗方法相对稳定的病种实行按病种付费;对床日费用变动较小,床位利用率高,难以通过延长住院天数来增加费用的疾病采用按床日费用付费的办法,如精神病、慢性肝炎等;对社区医疗卫生服务中心,可以根据其服务的人口,实行按人头付费的支付办法。

2. "预付制"代替"后付制",逐步实施 DRGs

用各种形式的"预付制"代替"后付制",是医疗费用支付方式改革的发展方向。目前在国内全面实施 DRGs 的条件还不成熟,因为这种付费方式对医保经办机构的管理水平和技术条件有很高的要求,DRGs 目前还不适宜作为一种广泛性直接支付方式,可以在医疗费用支付上以总额预算方式为基础,引入 DRGs 的理念与方法,作为核算和考核医院预算执行情况的一种辅助手段,有条件的地区也可以选择一些有代表性的病种进行 DRGs 的试点,等条件成熟后再在更大范围内逐步推广。

总之,医保经办机构与定点医院间的结算方式不同,定点医院就会采取相应的管理措施,以保持与医保经办机构结算方式的一致性。不管采取何种基金支付方式,只有找到了双方利益的均衡点,实现双方利益共赢,才能降低基金管理风险,最大限度地为参保人员提供优良的医疗保障,最终实现三方共赢。

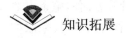 知识拓展

开展基本医疗保险付费总额控制

人力资源社会保障部、财政部、卫生部"关于开展基本医疗保险付费总额控制的意见"(人社部发[2012]70号)。按照"结合基金收支预算管理加强总额控制,并以此为基础,结合门诊统筹的开展探索按人头付费,结合住院、门诊大病的保障探索按病种付费"的改革方向,用两年左右的时间,在所有统筹地区范围内开展总额控制工作。结合医疗保险基金收

支预算管理,合理确定统筹地区总额控制目标,并根据分级医疗服务体系功能划分及基层医疗卫生机构与医院双向转诊要求,将总额控制目标细化分解到各级各类定点医疗机构。逐步建立以保证质量、控制成本、规范诊疗为核心的医疗服务评价与监管体系,控制医疗费用过快增长,提升基本医疗保险保障绩效,更好地保障人民群众基本医疗权益,充分发挥基本医疗保险对公立医院改革等工作的支持和促进作用。

八、医院适应医保改革的举措

随着我国医疗保险制度的推进,医保人群在社会人群中所占比重越来越大,医保病人将会逐步成为医院病人的主体,医院必须认真研究医保政策带来的影响,通过加强内部管理,提升医疗服务质量和效率,实现以社会效益为主体的经营目标。

(一)调整发展思路

医保政策下存在着医保基金的有限性和医院对其需求的无限性之间的矛盾,存在着规范执行医保政策和医院创收之间的矛盾。以上两个矛盾将长期存在、考验医院与医保管理部门的博弈能力。医院应该统筹把握解决矛盾的尺度,医院发展不能只是一味地"做大做强",更多地要实现有限资金下的医疗保障能力,更加关注有限资金的合理使用。转变管理观念,主动适应医保改革,要建立以质量和效益为中心的竞争机制、运行机制和激励机制,以谋求医院未来生存与发展的空间。

(二)加强医保管理

重视医保政策知识宣传和学习,普及医保知识。加强医院与各医保经办机构联络,接受各级医保经办机构的监督和检查,及时了解医保管理政策及信息。研究医保政策、根据自身运行特点,制定内部管理流程,完善各项规章制度,逐步建立目标责任制。动态监测参保人员的各类数据信息,包括自费率、自付率、费用总额等;对出(入)院诊断、适应症用药、医嘱记录、收费明细单、手术记录等方面实施重点监测;加强医政、药品、耗材管理。严格执行《临床诊疗常规》,建全临床路径;采取控制措施,合理使用医保基金。

(三)规范医疗行为

注重服务创新,要以特色吸引患者。一方面要推广应用新技术、新设备,提升学科发展能力及核心竞争力;另一方面要控制支出,杜绝不合理的用药及过度治疗,保持医疗服务数量、服务质量和社会满意度。调整医疗收入结构,控制药品、耗材收入在医院总收入的比例,通过经济奖惩的手段合理控制科室医保费用。鼓励科室通过增加工作量、缩短平均住院日等,提高运行效率和资源利用率,降低运行成本。加强成本核算,形成各部门注重成本、减少浪费的风气。

第三节　世界发达国家和地区医保模式

有效筹集资金,为国民提升优质、高效的医疗保障是世界各国共同面临的难题。各国发展出了不同模式的医疗服务体制,并根据社会发展在不断改革。世界上多数发达国家和地区实行"全民医保"的模式。

一、英国模式

被称作英国国民健康服务体系(National Health System,NHS),是"全民医保"的模式之一。具体由政府通过国家税收的形式筹集医疗保障资金,以此向国民提供免费或者低收费的医疗服务。

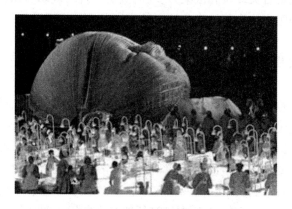

图 13-5　伦敦奥运会开幕式

注:2012 年 7 月 28 日,伦敦奥运会开幕式演出展示了为给全体英国人提供免费医疗的国民健康服务体系(NHS)做过贡献的护士。

英国政府强调国民广泛平等地享受医疗服务,国家财政预算在卫生保健费用方面的投入占总卫生费用的 90% 以上,居民享受免费程度很高的医疗卫生服务。虽然患者获得基本卫生服务和急诊服务相对容易,但专科服务需要排长队,等候时间长,同时对新技术的引进也进行限制。

二、德国模式

德国模式是一种以社会保险的形式提供的医疗保障,也被称为社会医疗保险模式,是"全民医保"的一种。在这一模式下,需要通过社会保险为主的方式筹集医疗卫生资金。采用这种制度模式的国家逐渐扩展到欧洲大陆和亚洲、非洲以及美洲的许多国家。目前,德国、法国、芬兰等国均采取这种模式。

社会保险主要由大约500个地方疾病基金进行组织,这些基金相互独立、自我管理,以协议价格的方式对提供保健保险的医院直接进行补偿。由这些基金支付的费用大约占卫生保健支出的70%。法律要求疾病基金必须提供全面的"一揽子"保健,包括由私人医生提供的急诊保健、医院保健、护理院保健,以及一系列的预防服务。

社会保险模式强调公平与福利,通过国家强制实现高覆盖率。和英国模式不同的是,德国模式要求政府的并非直接参与资源配置,而是通过强有力的监管维系一个互相制约的分权系统。德国医疗保险机构并不隶属于任何一个政府部门,而是实行自我管理的独立机构,政府仅对其进行监督。而医院系统也是相对独立的,联邦政府负责制定有关政策和法案,州政府负责医院的规划和州医院的管理,同时监督疾病基金和医生协会等组织。地方政府则监管地方医院和公共健康项目。

三、日本模式

国民健康保险制度,即全民医疗保险。日本国民和在日本居住一年以上的外国人都要加入国民健康保险,交纳一定数额的保险费,领取国民健康保险证。有病到医院就医,自己承担30%的医疗费,余下的由医院与就诊者所在地方政府结算。日本医院或诊所要经过保险组织审核,符合资格者才可提供医疗保险服务。日本国民可持医疗保险卡到其中任何一家就诊。1984年日本修改了健康保险法,实行医疗费个人负担10%,后来,在日本经济低迷个人负担比例又上升到30%,但老年人仍然视收入情况不同负担10%到20%。

四、香港地区模式

香港特区政府以高福利模式提供均等、价廉的全民医疗保障。公立医疗机构92%以上的经费由政府以财政预算拨款方式提供。公立医疗机构的医疗服务收入仅占其总收入的3%～6%。

香港特区全体居民享受同一标准的公立医疗服务,就诊市民个人自负比例很低,医疗服务项目中个人自负比例最高的仅为成本的19%,最低的为3%。香港的医疗卫生服务机构以公立为主导、私立为补充。对公、私立医疗机构采用不同的管理模式。对公立医院医务人员实行高薪制和非物质激励机制。医管局的费用开支中约80%用于人员的薪酬,其他约20%的支出用于药物、医疗器材和消耗品等。

五、新加坡模式

新加坡的医疗保障制度,主要通过强制性的储蓄积累来满足居民的医疗需求,以强制储蓄基金的形式,实现全民覆盖分层保障。在政府的主导下,新加坡实行保健储蓄(Medisave)、健保双全(Medishield)和保健基金(MedisFund)的"3M"计划,政府提供一定的医疗津贴,以确保本国国民均能享有良好的医疗保健服务。

保健储蓄计划是新加坡中央公积金制度中主要的医疗保障计划。公积金会员每月须把部分的公积金存进保健储蓄账户,允许会员动用账户的存款支付会员个人或直系家庭成员的医疗费用。健保双全计划,这是一项重病医疗保险计划。会员以公积金保健储蓄账户的存款投保,支付重病治疗和长期住院的费用。保健基金是新加坡政府为贫穷的国民所设立的一项医疗基金。此外,新加坡政府还向公立医院提供医疗津贴。

六、美国模式——奥巴马医改

美国是"唯一没有建立国家医疗保障的发达国家"。现行医疗保障体系以商业保险为主体,政府医疗保障仅有65岁以上老人医疗照顾、儿童医疗保险项目以及医疗救助。建立一个覆盖全民的医疗保险体系是美国多届总统的执政议题。奥巴马于2010年3月23日正式签署医改法案,以扩大保险覆盖面为核心,强化了政府参与和规制以提高医疗公平性和可及性。

奥巴马新医改方案主要内容如下。

(一)扩大医保覆盖面

改革承诺让目前3 200万没有医疗保险的美国人获保,提升医保覆盖率至95%左右(改革前覆盖率为85%左右)。主要有两方面举措:一是从2014年开始,州政府必须建立州健康福利交易所(State-based American Health Benefit Exchanges)和小企业健康选择项目交易所(Small Business Health Options Program (SHOP) Exchanges),为尚未得到医疗保险的个人和小型企业提供公共医疗保险。

通过州健康福利交易所参保的人群,政府提供财政补贴和费用分担。二是强化政府对商业保险的监管。要求小型的保险公司至少将保费的 80％用于医疗服务,大型的保险公司至少将保费的 85％用于医疗服务。此外,政府在 2014 年前将成立暂时性国家高危人群医疗保险基金(遭到保险公司拒绝的患病人群)(Temporary National High-risk Pool)。同时政府还为雇主参保提供一系列激励措施。

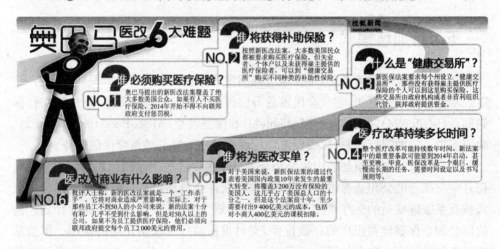

图 13-6　奥巴马医改

(二) 筹资政策

财政税收是奥巴马医改的杠杆和筹资主要渠道。政府将向中产阶级提供税收减免以鼓励参保;对高收入群体增税,对医疗仪器销售征收 2.3％的消费税等。

(三) 医疗服务质量和可及性改善

医疗服务质量和可及性改善主要包括提供更多预防性服务和规范医疗服务。制定国家健康改善战略;补贴社区服务中心 110 亿美元;增加老年人医疗照顾项目的预防性服务的报销比例至 100％;建立社区为基础的医疗服务协作网络;同时规范医师行为,降低不必要医疗服务等。法案对医疗照顾、医疗救助和儿童保险 3 个公共项目作了微调,包括报销比例、覆盖比例、服务范围、付费方式等内容。

思考题

(1) 简述我国医疗保险体系和重点内容。

(2) 谈谈医院如何应对医保带来的影响。

(3) 简述我国医疗卫生体制改革的主要任务。

附　　录

一、医疗机构管理条例

第一章　总　　则

第一条　为了加强对医疗机构的管理,促进医疗卫生事业的发展,保障公民健康,制定本条例。

第二条　本条例适用从事疾病诊断、治疗活动的医院、卫生院、疗养院、门诊部、诊所、卫生所(室)以及急救站等医疗机构。

第三条　医疗机构以救死扶伤,防病治病,为公民的健康服务为宗旨。

第四条　国家扶持医疗机构的发展,鼓励多种形式兴办医疗机构。

第五条　国务院卫生行政部门负责全国医疗机构的监督管理工作。

县级以上地方人民政府卫生行政部门负责本行政区域内医疗机构的监督管理工作。

中国人民解放军卫生主管部门依照本条例和国家有关规定,对军队的医疗机构实施监督管理。

第二章　规划布局和设置审批

第六条　县级以上地方人民政府卫生行政部门应当根据本行政区域的人口、医疗资源、医疗需求和现有医疗机构的分布状况,制定本行政区域医疗机构设置规划。

机关、企业和事业单位可以根据需要设置医疗机构,并纳入当地医疗机构的设置规划。

第七条　县级以上地方人民政府应当把医疗机构设置规划纳入当地的区域卫生发展规划和城乡建设发展总体规划。

第八条　设置医疗机构应当符合医疗机构设置规划和医疗机构基本标准。

医疗机构基本标准由国务院卫生行政部门制定。

第九条　单位或者个人设置医疗机构,必须经县级以上地方人民政府卫生行政部门审查批准,并取得设置医疗机构批准书,方可向有关部门办理其他手续。

第十条　申请设置医疗机构,应当提交下列文件:

(一)设置申请书;

(二)设置可行性研究报告;

(三)选址报告和建筑设计平面图。

第十一条　单位或者个人设置医疗机构,应当按照以下规定提出设置申请:

（一）不设床位或者床位不满 100 张的医疗机构,向所在地的县级人民政府卫生行政部门申请。

（二）床位在 100 张以上的医疗机构和专科医院按照省级人民政府卫生行政部门的规定申请。

第十二条　县级以上地方人民政府卫生行政部门应当自受理设置申请之日起 30 日内,作出批准或者不批准的书面答复;批准设置的,发给设置医疗机构批准书。

第十三条　国家统一规划的医疗机构设置,由国务院卫生行政部门决定。

第十四条　机关、企业和事业单位按照国家医疗机构基本标准设置为内部职工服务的门诊部、诊所、卫生所(室),报所在地的县级人民政府卫生行政部门备案。

第三章　登　　记

第十五条　医疗机构执业,必须进行登记,领取《医疗机构执业许可证》。

第十六条　申请医疗机构执业登记,应当具备下列条件:

（一）有设置医疗机构的批准书;

（二）符合医疗机构的基本标准;

（三）有适合的名称、组织机构和场所;

（四）有与其开展的业务相适应的经费、设施、设备和专业卫生技术人员;

（五）有相应的规章制度;

（六）能够独立承担民事责任。

第十七条　医疗机构的执业登记,由批准其设置的人民政府卫生行政部门办理。

按照本条例第十三条规定设置的医疗机构的执业登记,由所在地的省、自治区、直辖市人民政府卫生行政部门办理。

机关、企业和事业单位设置的为内部职工服务的门诊部、诊所、卫生所(室)的执业登记,由所在地的县级人民政府卫生行政部门办理。

第十八条　医疗机构执业登记的主要事项:

（一）名称、地址、主要负责人;

（二）所有制形式;

（三）诊疗科目、床位;

（四）注册资金。

第十九条　县级以上地方人民政府卫生行政部门自受理执业登记申请之日起 45 日内,根据本条例和医疗机构基本标准进行审核。审核合格的,予以登记,发给《医疗机构执业许可证》;审核不合格的,将审核结果以书面形式通知申请人。

第二十条　医疗机构改变名称、场所、主要负责人、诊疗科目、床位,必须向原登记机关办理变更登记。

第二十一条　医疗机构歇业,必须向原登记机关办理注销登记。经登记机关核准后,收缴《医疗机构执业许可证》。

医疗机构非因改建、扩建、迁建原因停业超过 1 年的,视为歇业。

第二十二条　床位不满 100 张的医疗机构,其《医疗机构执业许可证》每年校验 1 次;床位在 100 张以上的医疗机构,其《医疗机构执业许可证》每 3 年校验 1 次。校验由原登记机关办理。

第二十三条　《医疗机关执业许可证》不得伪造、涂改、出卖、转让、出借。

《医疗机构执业许可证》遗失的,应当及时申明,并向原登记机关申请补发。

第四章　执　　业

第二十四条　任何单位或者个人,未取得《医疗机构执业许可证》,不得开展诊疗活动。

第二十五条　医疗机构执业,必须遵守有关法律、法规和医疗技术规范。

第二十六条　医疗机构必须将《医疗机构执业许可证》、诊疗科目、诊疗时间和收费标准悬挂于明显处所。

第二十七条　医疗机构必须按照核准登记的诊疗科目开展诊疗活动。

第二十八条　医疗机构不得使用非卫生技术人员从事医疗卫生技术工作。

第二十九条　医疗机构应当加强对医务人员的医德教育。

第三十条　医疗机构工作人员上岗工作,必须佩带载有本人姓名、职务或者职称的标牌。

第三十一条　医疗机构对危重病人应当立即抢救。对限于设备或者技术条件不能诊治的病人,应当及时转诊。

第三十二条　未经医师(士)亲自诊查病人,医疗机构不得出具疾病诊断书、健康证明书或者死亡证明文件;未经医师(士)、助产人员亲自接产,医疗机构不得出具出生证明书或者死产报告书。

第三十三条　医疗机构施行手术、特殊检查或者特殊治疗时,必须征得患者同意,并应当取得其家属或者关系人同意并签字;无法取得患者意见时,应当取得家属或者关系人同意并签字;无法取得患者意见又无家属或者关系人在场,或者遇到其他特殊情况时,经主治医师应当提出医疗处置方案,在取得医疗机构负责人或者被授权负责人员的批准后实施。

第三十四条　医疗机构发生医疗事故,按照国家有关规定处理。

第三十五条　医疗机构对传染病、精神病、职业病等患者的特殊诊治和处理,应当按照国家有关法律、法规的规定办理。

第三十六条　医疗机构必须按照有关药品管理的法律、法规,加强药品管理。

第三十七条　医疗机构必须按照人民政府或者物价部门的有关规定收取医疗费用,详列细项,并出具收据。

第三十八条　医疗机构必须承担相应的预防保健工作,承担县级以上人民政府卫生行政部门委托的支援农村、指导基层医疗卫生工作等任务。

第三十九条　发生重大灾害、事故、疾病流行或者其他意外情况时,医疗机构及其卫生技术人员必须服从县级以上人民政府卫生行政部门的调遣。

第五章　监　督　管　理

第四十条　县级以上人民政府卫生行政部门行使下列监督管理职权:

(一)负责医疗机构的设置审批、执业登记和校验;

(二)对医疗机构的执业活动进行检查指导;

(三)负责组织对医疗机构的评审;

(四)对违反本条例的行为给予处罚。

第四十一条　国家实行医疗机构评审制度,由专家组成的评审委员会按照医疗机构评审办法和评审标准,对医疗机构的执业活动、医疗服务质量等进行综合评价。

医疗机构评审办法和评审标准由国务院卫生行政部门制定。

第四十二条 县级以上地方人民政府卫生行政部门负责组织本行政区域医疗机构评审委员会。

医疗机构评审委员会由医院管理、医学教育、医疗、医技、护理和财务等有关专家组成。评审委员会成员由县级以上地方人民政府卫生行政部门聘任。

第四十三条 县级以上地方人民政府卫生行政部门根据评审委员会的评审意见,对达到评审标准的医疗机构,发给评审合格证书;对未达到评审标准的医疗机构,提出处理意见。

第六章 罚 则

第四十四条 违反本条例第二十四条规定,未取得《医疗机构执业许可证》擅自执业的,由县级以上人民政府卫生行政部门责令其停止执业活动,没收非法所得和药品、器械,并可以根据情节处以1万元以下的罚款。

第四十五条 违反本条例第二十二条规定,逾期不校验《医疗机构执业许可证》仍从事诊疗活动的,由县级以上人民政府卫生行政部门责令其限期补办校验手续;拒不校验的,吊销其《医疗机构执业许可证》。

第四十六条 违反本条例第二十三条规定,出卖、转让、出借《医疗机构执业许可证》的,由县级以上人民政府卫生行政部门没收非法所得,并可以处以5 000元以下的罚款;情节严重的,吊销其《医疗机构执业许可证》。

第四十七条 违反本条例第二十七条规定,诊疗活动超出登记范围的,由县级以上人民政府卫生行政部门予以警告,责令其改正,并可以根据情节处以3 000元以下的罚款,情节严重的,吊销其《医疗机构执业许可证》。

第四十八条 违反本条例第二十八条规定,使用非卫生技术人员从事医疗卫生技术工作的,由县级以上人民政府卫生行政部门责令其限期改正,并可以处以5 000元以下的罚款,情节严重的,吊销其《医疗机构执业许可证》。

第四十九条 违反本条例第三十二条规定,出具虚假证明文件的,由县级以上人民政府卫生行政部门予以警告;对造成危害后果的,可以处以1 000元以下的罚款;对直接责任人员由所在单位或者上级机关给予行政处分。

第五十条 没收的财物和罚款全部上交国库。

第五十一条 当事人对行政处罚决定不服的,可以依照国家法律、法规的规定申请行政复议或者提起行政诉讼。当事人对罚款及没收药品、器械的处罚决定未在法定期限内申请复议或者提起诉讼又不履行的,县级以上人民政府卫生行政部门可以申请人民法院强制执行。

第七章 附 则

第五十二条 本条例实施前已经执业的医疗机构,应当在条例实施后的6个月内,按照本条例第三章的规定,补办登记手续,领取《医疗机构执业许可证》。

第五十三条 外国人在中华人民共和国境内开设医疗机构及香港、澳门、台湾居民在内地开设医疗机构的管理办法,由国务院卫生行政部门另行制定。

第五十四条 本条例由国务院卫生行政部门负责解释。

第五十五条 本条例自1994年9月1日起施行。1951年国务院批准发布的《医疗诊所管理暂行条例》同时废止。

二、中华人民共和国执业医师法

第一章　总　则

第一条　为了加强医师队伍的建设,提高医师的职业道德和业务素质,保障医师的合法权益,保护人民健康,制定本法。

第二条　依法取得执业医师资格或者执业助理医师资格,经注册在医疗、预防、保健机构中执业的专业医务人员,适用本法。

本法所称医师,包括执业医师和执业助理医师。

第三条　医师应当具备良好的职业道德和医疗执业水平,发扬人道主义精神,履行防病治病、救死扶伤、保护人民健康的神圣职责。

全社会应当尊重医师。医师依法履行职责,受法律保护。

第四条　国务院卫生行政部门主管全国的医师工作。

县级以上地方人民政府卫生行政部门负责管理本行政区域内的医师工作。

第五条　国家对在医疗、预防、保健工作中作出贡献的医师,给予奖励。

第六条　医师的医学专业技术职称和医学专业技术职务的评定、聘任,按照国家有关规定办理。

第七条　医师可以依法组织和参加医师协会。

第二章　考试和注册

第八条　国家实行医师资格考试制度。医师资格考试分为执业医师资格考试和执业助理医师资格考试。

医师资格考试的办法,由国务院卫生行政部门制定。医师资格考试由省级以上人民政府卫生行政部门组织实施。

第九条　具有下列条件之一的,可以参加执业医师资格考试:

(一)具有高等学校医学专业本科以上学历,在执业医师指导下,在医疗、预防、保健机构中试用期满一年的;

(二)取得执业助理医师执业证书后,具有高等学校医学专科学历,在医疗、预防、保健机构中工作满两年的;具有中等专业学校医学专业学历,在医疗、预防、保健机构中工作满五年的。

第十条　具有高等学校医学专科学历或者中等专业学校医学专科学历,在执业医师指导下,在医疗、预防、保健机构中试用期满一年的,可以参加执业助理医师资格考试。

第十一条　以师承方式学习传统医学满三年或者经多年实践医术确有专长的,经县级以上人民政府卫生行政部门确定的传统医学专业组织或者医疗、预防、保健机构考核合格并推荐,可以参加执业医师资格或者执业助理医师资格考试。考试的内容和办法由国务院卫生行政部门另行制定。

第十二条　医师资格考试成绩合格,取得执业医师资格或者执业助理医师资格。

第十三条　国家实行医师执业注册制度。

取得医师资格的,可以向所在地县级以上人民政府卫生行政部门申请注册。

除有本法第十五条规定的情形外,受理申请的卫生行政部门应当自收到申请之日起三十日内准予注册,并发给由国务院卫生行政部门统一印制的医师执业证书。

医疗、预防、保健机构可以为本机构中的医师集体办理注册手续。

第十四条　医师经注册后,可以在医疗、预防、保健机构中按照注册的执业地点、执业类别、执业范围执业,从事相应的医疗、预防、保健业务。

未经医师注册取得执业证书,不得从事医师执业活动。

第十五条　有下列情形之一的,不予注册:

(一) 不具有完全民事行为能力的;

(二) 因受刑事处罚,自刑罚执行完毕之日起至申请注册之日止不满两年的;

(三) 受吊销医师执业证书行政处罚,自处罚决定之日起至申请注册之日止不满两年的;

(四) 有国务院卫生行政部门规定不宜从事医疗、预防、保健业务的其他情形的。

受理申请的卫生行政部门对不符合条件不予注册的,应当自收到申请之日起三十日内书面通知申请人,并说明理由。申请人有异议的,可以自收到通知之日起十五日内,依法申请复议或者向人民法院提起诉讼。

第十六条　医师注册后有下列情形之一的,其所在的医疗、预防、保健机构应当在三十日内报告准予注册的卫生行政部门,卫生行政部门应当注销注册,收回医师执业证书:

(一) 死亡或者被宣告失踪的;

(二) 受刑事处罚的;

(三) 受吊销医师执业证书行政处罚的;

(四) 依照本法第三十一条规定暂停执业活动期满,再次考核仍不合格的;

(五) 中止医师执业活动满两年的;

(六) 有国务院卫生行政部门规定不宜从事医疗、预防、保健业务的其他情形的。

被注销注册的当事人有异议的,可以自收到注销注册通知之日起十五日内,依法申请复议或者向人民法院提起诉讼。

第十七条　医师变更执业地点、执业类别、执业范围等注册事项的,应当到准予注册的卫生行政部门依照本法第十三条的规定办理变更注册手续。

第十八条　中止医师执业活动两年以上以及有本法第十五条规定情形消失的,申请重新执业,应当由本法第三十一条规定的机构考核合格,并依照本法第十三条的规定重新注册。

第十九条　申请个体行医的执业医师,须经注册后在医疗、预防、保健机构中执业满五年,并按照国家有关规定办理审批手续;未经批准,不得行医。

县级以上地方人民政府卫生行政部门对个体行医的医师,应当按照国务院卫生行政部门的规定,经常监督检查,凡发现有本法第十六条规定的情形的,应当及时注销注册,收回医师执业证书。

第二十条　县级以上地方人民政府卫生行政部门应当将准予注册和注销注册的人员名单予以公告,并由省级人民政府卫生行政部门汇总,报国务院卫生行政部门备案。

第三章　执　业　规　则

第二十一条　医师在执业活动中享有下列权利：

（一）在注册的执业范围内，进行医学诊查、疾病调查、医学处置、出具相应的医学证明文件，选择合理的医疗、预防、保健方案；

（二）按照国务院卫生行政部门规定的标准，获得与本人执业活动相当的医疗设备基本条件；

（三）从事医学研究、学术交流，参加专业学术团体；

（四）参加专业培训，接受继续医学教育；

（五）在执业活动中，人格尊严、人身安全不受侵犯；

（六）获取工资报酬和津贴，享受国家规定的福利待遇；

（七）对所在机构的医疗、预防、保健工作和卫生行政部门的工作提出意见和建议，依法参与所在机构的民主管理。

第二十二条　医师在执业活动中履行下列义务：

（一）遵守法律、法规，遵守技术操作规范；

（二）树立敬业精神，遵守职业道德，履行医师职责，尽职尽责为患者服务；

（三）关心、爱护、尊重患者，保护患者的隐私；

（四）努力钻研业务，更新知识，提高专业技术水平；

（五）宣传卫生保健知识，对患者进行健康教育。

第二十三条　医师实施医疗、预防、保健措施，签署有关医学证明文件，必须亲自诊查、调查，并按照规定及时填写医学文书，不得隐匿、伪造或者销毁医学文书及有关资料。

医师不得出具与自己执业范围无关或者与执业类别不相符的医学证明文件。

第二十四条　对急危患者，医师应当采取紧急措施及时进行诊治；不得拒绝急救处置。

第二十五条　医师应当使用经国家有关部门批准使用的药品、消毒药剂和医疗器械。

除正当治疗外，不得使用麻醉药品、医疗用毒性药品、精神药品和放射性药品。

第二十六条　医师应当如实向患者或者其家属介绍病情，但应注意避免对患者产生不利后果。

医师进行实验性临床医疗，应当经医院批准并征得患者本人或者其家属同意。

第二十七条　医师不得利用职务之便，索取、非法收受患者财物或者牟取其他不正当利益。

第二十八条　遇有自然灾害、传染病流行、突发重大伤亡事故及其他严重威胁人民生命健康的紧急情况时，医师应当服从县级以上人民政府卫生行政部门的调遣。

第二十九条　医师发生医疗事故或者发现传染病疫情时，应当依照有关规定及时向所在机构或者卫生行政部门报告。

医师发现患者涉嫌伤害事件或者非正常死亡时，应当按照有关规定向有关部门报告。

第三十条　执业助理医师应当在执业医师的指导下，在医疗、预防、保健机构中按照其执业类别执业。

在乡、民族乡、镇的医疗、预防、保健机构中工作的执业助理医师，可以根据医疗诊治的情况和需要，独立从事一般的执业活动。

第四章　考核和培训

第三十一条　受县级以上人民政府卫生行政部门委托的机构或者组织应当按照医师执业标准,对医师的业务水平、工作成绩和职业道德状况进行定期考核。

对医师的考核结果,考核机构应当报告准予注册的卫生行政部门备案。

对考核不合格的医师,县级以上人民政府卫生行政部门可以责令其暂停执业活动三至六个月,并接受培训和继续医学教育。暂停执业活动期满,再次进行考核,对考核合格的,允许其继续执业;对考核不合格的,由县级以上人民政府卫生行政部门注销注册,收回医师执业证书。

第三十二条　县级以上人民政府卫生行政部门负责指导、检查和监督医师考核工作。

第三十三条　医师有下列情形之一的,县级以上人民政府卫生行政部门应当给予表彰或者奖励:

(一)在执业活动中,医德高尚,事迹突出的;

(二)对医学专业技术有重大突破,作出显著贡献的;

(三)遇有自然灾害、传染病流行、突发重大伤亡事故及其他严重威胁人民生命健康的紧急情况时,救死扶伤、抢救诊疗表现突出的;

(四)长期在边远贫困地区、少数民族地区条件艰苦的基层单位努力工作的;

(五)国务院卫生行政部门规定应当予以表彰或者奖励的其他情形的。

第三十四条　县级以上人民政府卫生行政部门应当制定医师培训计划,对医师进行多种形式的培训,为医师接受继续医学教育提供条件。

县级以上人民政府卫生行政部门应当采取措施,对在农村和少数民族地区从事医疗、预防、保健业务的医务人员实施培训。

第三十五条　医疗、预防、保健机构应当依照规定和计划保证本机构医师的培训和继续医学教育。

县级以上人民政府卫生行政部门委托的承担医师考核任务的医疗卫生机构,应当为医师的培训和接受继续医学教育提供和创造条件。

第五章　法　律　责　任

第三十六条　以不正当手段取得医师执业证书的,由发给证书的卫生行政部门予以吊销;对负有直接责任的主管人员和其他直接责任人员,依法给予行政处分。

第三十七条　医师在执业活动中,违反本法规定,有下列行为之一的,由县级以上人民政府卫生行政部门给予警告或者责令暂停六个月以上一年以下执业活动;情节严重的,吊销其医师执业证书;构成犯罪的,依法追究刑事责任:

(一)违反卫生行政规章制度或者技术操作规范,造成严重后果的;

(二)由于不负责任延误急危病重患者的抢救和诊治,造成严重后果的;

(三)造成医疗责任事故的;

(四)未经亲自诊查、调查,签署诊断、治疗、流行病学等证明文件或者有关出生、死亡等证明文件的;

(五)隐匿、伪造或者擅自销毁医学文书及有关资料的;

(六)使用未经批准使用的药品、消毒药剂和医疗器械的;

(七)不按照规定使用麻醉药品、医疗用毒性药品、精神药品和放射性药品的;

（八）未经患者或者其家属同意，对患者进行实验性临床医疗的；

（九）泄露患者隐私，造成严重后果的；

（十）利用职务之便，索取、非法收受患者财物或者牟取其他不正当利益的；

（十一）发生自然灾害、传染病流行、突发重大伤亡事故以及其他严重威胁人民生命健康的紧急情况时，不服从卫生行政部门调遣的；

（十二）发生医疗事故或者发现传染病疫情，患者涉嫌伤害事件或者非正常死亡，不按照规定报告的。

第三十八条　医师在医疗、预防、保健工作中造成事故的，依照法律或者国家有关规定处理。

第三十九条　未经批准擅自开办医疗机构行医或者非医师行医的，由县级以上人民政府卫生行政部门予以取缔，没收其违法所得及其药品、器械，并处十万元以下的罚款；对医师吊销其执业证书；给患者造成损害的，依法承担赔偿责任；构成犯罪的，依法追究刑事责任。

第四十条　阻碍医师依法执业，侮辱、诽谤、威胁、殴打医师或者侵犯医师人身自由、干扰医师正常工作、生活的，依照治安管理处罚条例的规定处罚；构成犯罪的，依法追究刑事责任。

第四十一条　医疗、预防、保健机构未依照本法第十六条的规定履行报告职责，导致严重后果的，由县级以上人民政府卫生行政部门给予警告；并对该机构的行政负责人依法给予行政处分。

第四十二条　卫生行政部门工作人员或者医疗、预防、保健机构工作人员违反本法有关规定，弄虚作假、玩忽职守、滥用职权、徇私舞弊，尚不构成犯罪的，依法给予行政处分；构成犯罪的，依法追究刑事责任。

第六章　附　　则

第四十三条　本法颁布之日前按照国家有关规定取得医学专业技术职称和医学专业技术职务的人员，由所在机构报请县级以上人民政府卫生行政部门认定，取得相应的医师资格。其中在医疗、预防、保健机构中从事医疗、预防、保健业务的医务人员，依照本法规定的条件，由所在机构集体核报县级以上人民政府卫生行政部门，予以注册并发给医师执业证书。具体办法由国务院卫生行政部门会同国务院人事行政部门制定。

第四十四条　计划生育技术服务机构中的医师，适用本法。

第四十五条　在乡村医疗卫生机构中向村民提供预防、保健和一般医疗服务的乡村医生，符合本法有关规定的，可以依法取得执业医师资格或者执业助理医师资格；不具备本法规定的执业医师资格或者执业助理医师资格的乡村医生，由国务院另行制定管理办法。

第四十六条　军队医师执行本法的实施办法，由国务院、中央军事委员会依据本法的原则制定。

第四十七条　境外人员在中国境内申请医师考试、注册、执业或者从事临床示教、临床研究等活动的，按照国家有关规定办理。

第四十八条　本法自 1999 年 5 月 1 日起施行。

三、医师资格考试报名资格规定（2014 版）

为做好医师资格考试报名工作，依据《中华人民共和国执业医师法》（以下简称《执业医师法》）及有关规定，现对医师资格考试考生报名资格规定如下：

第一条　符合《执业医师法》《医师资格考试暂行办法》（原卫生部令第 4 号）和《传统医学师承和确有专长人员医师资格考核考试办法》（原卫生部令第 52 号）有关规定。

第二条　试用机构是指符合《执业医师法》《医疗机构管理条例》和《医疗机构管理条例实施细则》所规定的医疗、预防、保健机构。

第三条　试用期考核证明

（一）报名时考生应当提交与报考类别相一致的试用期满 1 年并考核合格的证明。

应届毕业生报名时应当提交试用机构出具的试用证明，并于当年 8 月 31 日前提交试用期满 1 年并考核合格的证明。

考生报考时应当在与报考类别相一致的医疗、预防、保健机构试用时间或累计（含多个机构）试用时间满 1 年。

（二）现役军人必须持所在军队医疗、预防、保健机构出具的试用期考核合格证明，方可报考。

（三）试用期考核合格证明当年有效。

第四条　报名有效身份证件

（一）中国大陆公民报考医师资格人员的有效身份证件为第二代居民身份证、临时身份证、军官证、警官证、文职干部证、士兵证、军队学员证；台港澳地区居民报考医师资格人员的有效身份证件为台港澳居民往来大陆通行证。

（二）外籍人员的有效身份证件为护照。

第五条　报考类别

（一）执业助理医师达到报考执业医师规定的，可以报考执业医师资格，报考类别应当与执业助理医师资格类别一致。

（二）报考相应类别的医师资格，应当具备与其相一致的医学学历。

具有临床医学专业本科学历，并在公共卫生岗位试用的，可以以该学历报考公共卫生类别医师资格。中医、中西医结合和民族医医学专业毕业的报考人员，按照取得学历的医学专业报考中医类别相应的医师资格。

（三）符合报考执业医师资格条件的人员可以报考同类别的执业助理医师资格。

（四）在乡级以上计划生育技术服务机构中工作，符合《执业医师法》第九条、第十条规定条件的，可以报考相应类别医师资格。

第六条　学历审核

学历的有效证明是指国家承认的毕业证书。基础医学类、法医学类、护理（学）类、医学技术类、药学类、中药学类等医学相关专业,其学历不作为报考医师资格的学历依据。

（一）研究生学历

1. 临床医学（含中医、中西医结合）、口腔医学、公共卫生专业学位研究生,在符合条件的医疗、预防、保健机构进行临床实践或公共卫生实践,至当次医学综合笔试时累计实践时间满 1 年的,以符合条件的本科学历和专业,于在学期间报考相应类别医师资格。

临床医学、口腔医学、中医学、中西医结合临床医学、眼视光医学、预防医学长学制学生在学期间已完成 1 年临床或公共卫生毕业实习和 1 年以上临床或公共卫生实践的,以本科学历报考相应类别医师资格。

2. 临床医学（含中医、中西医结合）、口腔医学、公共卫生专业学位研究生学历,作为报考相应类别医师资格的学历依据。

在研究生毕业当年以研究生学历报考者,须在当年 8 月 31 日前提交研究生毕业证书,并提供学位证书等材料,证明是专业学位研究生学历,方可参加医学综合笔试。

3. 2014 年 12 月 31 日以前入学的临床医学、口腔医学、中医学、中西医结合、民族医学、公共卫生与预防医学专业的学术学位（原"科学学位"）研究生,具有相当于大学本科 1 年的临床或公共卫生毕业实习和 1 年以上的临床或公共卫生实践的,该研究生学历和学科作为报考相应类别医师资格的依据。在研究生毕业当年报考者,须在当年 8 月 31 日前提交研究生毕业证书,方可参加医学综合笔试。

2015 年 1 月 1 日以后入学的学术学位研究生,其研究生学历不作为报考各类别医师资格的学历依据。

4. 临床医学（护理学）学术学位研究生学历,或临床医学（护理领域）专业学位研究生学历,不作为报考各类别医师资格的学历依据。

（二）本科学历

1. 五年及以上学制临床医学、麻醉学、精神医学、医学影像学、放射医学、眼视光医学（"眼视光学"仅限温州医科大学 2012 年 12 月 31 日以前入学）、医学检验（仅限 2012 年 12 月 31 日以前入学）、妇幼保健医学（仅限 2014 年 12 月 31 日以前入学）专业本科学历,作为报考临床类别执业医师资格考试的学历依据。

2. 五年制的口腔医学专业本科学历,作为报考口腔类别执业医师资格考试的学历依据。

3. 五年制预防医学、妇幼保健医学专业本科学历,作为报考公共卫生类别执业医师资格考试的学历依据。

4. 五年及以上学制中医学、针灸推拿学、中西医临床医学、藏医学、蒙医学、维医学、傣医学、壮医学、哈萨克医学专业本科学历,作为报考中医类别相应执业医师资格考试的学历依据。

5. 2009 年 12 月 31 日以前入学、符合本款规定的医学专业本科学历加注医学专业方向的,应以学历专业报考;2010 年 1 月 1 日以后入学的,医学专业本科学历加注医学专业方向的,该学历不作为报考医师资格的学历依据,经国家教育行政部门批准的除外。

6. 专升本医学本科毕业生,2015 年 9 月 1 日以后升入本科的,其专业必须与专科专业相同或相近,其本科学历方可作为报考医师资格的学历依据。

（三）高职（专科）学历

1. 2005 年 1 月 1 日以后入学的经教育部同意设置的临床医学类专业（含临床医学、口腔医学、中医学、中医骨伤、针灸推拿、蒙医学、藏医学、维医学等)毕业生,其专科学历作为报考医师资格的学历依据。

2004 年 12 月 31 日以前入学的经省级教育、卫生行政部门(中医药管理部门)批准设置的医学类专业(参照同期本科专业名称)毕业生,其专科学历作为报考医师资格的学历依据。

2. 经省级以上教育、卫生行政部门同意举办的初中起点 5 年制医学专业 2013 年 12 月 31 日以前入学的毕业生,其专科学历作为报考医师资格的学历依据。取得资格后限定在乡村两级医疗机构执业满 5 年后,方可申请将执业地点变更至县级医疗机构。2014 年 1 月 1 日以后入学的初中起点 5 年制医学专业毕业生,其专科学历不能作为报考医师资格的学历依据。

3. 2008 年 12 月 31 日以前入学的中西医结合专业(含教育部、原卫生部批准试办的初中起点 5 年制专科层次中西医临床医学专业)毕业生,其专科学历作为报考医师资格的学历依据。

2009 年 1 月 1 日以后入学的中西医结合专业毕业生(含初中起点 5 年制专科层次中西医临床医学专业),其专科学历不作为报考医师资格的学历依据。

4. 2009 年 12 月 31 日前入学的,符合本款规定的医学专业专科学历加注医学专业方向的,应以学历专业报考;2010 年 1 月 1 日以后入学的,医学专业专科学历加注医学专业方向的,该学历不作为报考医师资格的学历依据,经国家教育行政部门批准的除外。

(四)中职(中专)学历

1. 2010 年 9 月 1 日以后入学经省级教育行政部门、卫生计生行政部门(中医药管理部门)同意设置并报教育部备案的农村医学专业毕业生,其中职(中专)学历作为报考临床类别执业助理医师资格的学历依据。农村医学专业毕业生考取执业助理医师资格后,限定到村卫生室执业,确有需要的可到乡镇卫生院执业。

2. 2000 年 9 月 25 日至 2010 年 12 月 31 日期间入学的中等职业学校(中等专业学校)卫生保健专业毕业生,其中职(中专)学历作为报考临床类别执业助理医师资格的学历依据。卫生保健专业毕业生取得资格后,限定到村卫生室执业,确有需要的可到乡镇卫生院执业。

2011 年 1 月 1 日以后入学的中等职业学校毕业生,除农村医学专业外,其他专业的中职(中专)学历不作为报考临床类别执业助理医师资格的学历依据。

3. 2001 年 8 月 31 日以前入学的中等职业学校(中等专业学校)社区医学、预防医学、妇幼卫生、医学影像诊断、口腔医学专业毕业生,其中职(中专)学历作为报考相应类别执业助理医师资格的学历依据。

2001 年 9 月 1 日以后入学的上述专业毕业生,其中职(中专)学历不作为报考医师资格的学历依据。

4. 2006 年 12 月 31 日以前入学的中等职业学校中西医结合专业毕业生,其中职(中专)学历作为报考中医类别中西医结合医师资格的学历依据。

2007 年 1 月 1 日以后入学的中西医结合专业毕业生,其中职(中专)学历不作为报考医师资格的学历依据。

5. 2006 年 12 月 31 日以前入学的中等职业学校(中等专业学校)中医、民族医类专业毕业生,其中职(中专)学历作为报考中医类别相应医师资格的学历依据。

2007 年 1 月 1 日以后入学经教育部、国家中医药管理局备案的中等职业学校(中等专业学校)中医、民族医类专业毕业生,其中职(中专)学历作为报考中医类别相应医师资格的学历依据。2011年1月1日以后入学的中等中医类专业毕业生，取得资格后限定到基层医疗机构执业。

6. 卫生职业高中学历不作为报考医师资格的学历依据。

7. 1999年1月1日以后入学的卫生职工中等专业学校学历不作为报考医师资格的学历依据。

（五）成人教育学历

1. 2002年10月31日以前入学的成人高等教育、自学考试、各类高等学校远程教育的医学类专业毕业生，该学历作为报考相应类别的医师资格的学历依据。

2002年11月1日以后入学的上述毕业生，如其入学前已通过医师资格考试取得执业助理医师资格，且所学专业与取得医师资格类别一致的，可以以成人教育学历报考执业医师资格。除上述情形外，2002年11月1日以后入学的成人高等教育、自学考试、各类高等学校远程教育的医学类专业毕业生，其成人高等教育学历不作为报考医师资格的学历依据。

2. 2001年8月31日以前入学的成人中专医学类专业毕业生，其成人中专学历作为报考医师资格的学历依据。

2001年9月1日以后入学的成人中专医学类专业毕业生，其成人中专学历不作为报考医师资格的学历依据。

（六）西医学习中医人员

已获得临床执业医师或执业助理医师资格的人员，取得省级以上教育行政部门认可的中医专业学历或者脱产两年以上系统学习中医药专业知识并获得省级中医药管理部门认可，或者参加省级中医药行政部门批准举办的西医学习中医培训班，并完成了规定课程学习，取得相应证书的，或者按照《传统医学师承和确有专长人员医师资格考核考试办法》有关规定跟师学习满3年并取得《传统医学师承出师证书》的，可以申请参加相同级别的中西医结合执业医师或执业助理医师资格考试。

（七）传统医学师承和确有专长人员

1. 传统医学师承和确有专长人员申请参加医师资格考试应符合《传统医学师承和确有专长人员医师资格考核考试办法》第二十七条、二十八条有关规定。

2. 传统医学师承和确有专长人员取得执业助理医师执业证书后，取得国务院教育行政部门认可的成人高等教育中医类医学专业专科以上学历，其执业时间和取得成人高等教育学历时间符合规定的，可以报考具有规定学历的中医类别相应的执业医师资格。

（八）其他

取得国外医学学历学位的中国大陆居民，其学历学位证书须经教育部留学服务中心认证，同时符合《执业医师法》及其有关文件规定的，可以按照本规定报考。

第七条　台湾、香港、澳门永久性居民以及外籍人员报考的，按照有关文件规定执行。

第八条　盲人医疗按摩人员按照《盲人医疗按摩管理办法》（卫医政发〔2009〕37号）规定，参加盲人医疗按摩人员考试。

第九条　本规定自公布之日起施行。《医师资格考试报名资格规定（2006版）》和《关于修订〈医师资格考试报名资格规定（2006版）〉有关条款的通知》（卫办医发〔2008〕64号）同时废止。

四、护 士 条 例

第一章 总 则

第一条　为了维护护士的合法权益,规范护理行为,促进护理事业发展,保障医疗安全和人体健康,制定本条例。

第二条　本条例所称护士,是指经执业注册取得护士执业证书,依照本条例规定从事护理活动,履行保护生命、减轻痛苦、增进健康职责的卫生技术人员。

第三条　护士人格尊严、人身安全不受侵犯。护士依法履行职责,受法律保护。

全社会应当尊重护士。

第四条　国务院有关部门、县级以上地方人民政府及其有关部门以及乡(镇)人民政府应当采取措施,改善护士的工作条件,保障护士待遇,加强护士队伍建设,促进护理事业健康发展。

国务院有关部门和县级以上地方人民政府应当采取措施,鼓励护士到农村、基层医疗卫生机构工作。

第五条　国务院卫生主管部门负责全国的护士监督管理工作。

县级以上地方人民政府卫生主管部门负责本行政区域的护士监督管理工作。

第六条　国务院有关部门对在护理工作中做出杰出贡献的护士,应当授予全国卫生系统先进工作者荣誉称号或者颁发白求恩奖章,受到表彰、奖励的护士享受省部级劳动模范、先进工作者待遇;对长期从事护理工作的护士应当颁发荣誉证书。具体办法由国务院有关部门制定。

县级以上地方人民政府及其有关部门对本行政区域内做出突出贡献的护士,按照省、自治区、直辖市人民政府的有关规定给予表彰、奖励。

第二章 执 业 注 册

第七条　护士执业,应当经执业注册取得护士执业证书。

申请护士执业注册,应当具备下列条件:

(一)具有完全民事行为能力;

(二)在中等职业学校、高等学校完成国务院教育主管部门和国务院卫生主管部门规定的普通全日制3年以上的护理、助产专业课程学习,包括在教学、综合医院完成8个月以上护理临床实习,并取得相应学历证书;

(三)通过国务院卫生主管部门组织的护士执业资格考试;

(四)符合国务院卫生主管部门规定的健康标准。

护士执业注册申请,应当自通过护士执业资格考试之日起3年内提出;逾期提出申请的,除应当具备前款第(一)项、第(二)项和第(四)项规定条件外,还应当在符合国务院卫生主管部门规定条件的医疗卫生机构接受3个月临床护理培训并考核合格。

护士执业资格考试办法由国务院卫生主管部门会同国务院人事部门制定。

第八条　申请护士执业注册的,应当向拟执业地省、自治区、直辖市人民政府卫生主管部门提出申请。收到申请的卫生主管部门应当自收到申请之日起 20 个工作日内做出决定,对具备本条例规定条件的,准予注册,并发给护士执业证书;对不具备本条例规定条件的,不予注册,并书面说明理由。

护士执业注册有效期为 5 年。

第九条　护士在其执业注册有效期内变更执业地点的,应当向拟执业地省、自治区、直辖市人民政府卫生主管部门报告。收到报告的卫生主管部门应当自收到报告之日起 7 个工作日内为其办理变更手续。护士跨省、自治区、直辖市变更执业地点的,收到报告的卫生主管部门还应当向其原执业地省、自治区、直辖市人民政府卫生主管部门通报。

第十条　护士执业注册有效期届满需要继续执业的,应当在护士执业注册有效期届满前 30 日向执业地省、自治区、直辖市人民政府卫生主管部门申请延续注册。收到申请的卫生主管部门对具备本条例规定条件的,准予延续,延续执业注册有效期为 5 年;对不具备本条例规定条件的,不予延续,并书面说明理由。

护士有行政许可法规定的应当予以注销执业注册情形的,原注册部门应当依照行政许可法的规定注销其执业注册。

第十一条　县级以上地方人民政府卫生主管部门应当建立本行政区域的护士执业良好记录和不良记录,并将该记录记入护士执业信息系统。

护士执业良好记录包括护士受到的表彰、奖励以及完成政府指令性任务的情况等内容。护士执业不良记录包括护士因违反本条例以及其他卫生管理法律、法规、规章或者诊疗技术规范的规定受到行政处罚、处分的情况等内容。

第三章　权利和义务

第十二条　护士执业,有按照国家有关规定获取工资报酬、享受福利待遇、参加社会保险的权利。任何单位或者个人不得克扣护士工资,降低或者取消护士福利等待遇。

第十三条　护士执业,有获得与其所从事的护理工作相适应的卫生防护、医疗保健服务的权利。从事直接接触有毒有害物质、有感染传染病危险工作的护士,有依照有关法律、行政法规的规定接受职业健康监护的权利;患职业病的,有依照有关法律、行政法规的规定获得赔偿的权利。

第十四条　护士有按照国家有关规定获得与本人业务能力和学术水平相应的专业技术职务、职称的权利;有参加专业培训、从事学术研究和交流、参加行业协会和专业学术团体的权利。

第十五条　护士有获得疾病诊疗、护理相关信息的权利和其他与履行护理职责相关的权利,可以对医疗卫生机构和卫生主管部门的工作提出意见和建议。

第十六条　护士执业,应当遵守法律、法规、规章和诊疗技术规范的规定。

第十七条　护士在执业活动中,发现患者病情危急,应当立即通知医师;在紧急情况下为抢救垂危患者生命,应当先行实施必要的紧急救护。

护士发现医嘱违反法律、法规、规章或者诊疗技术规范规定的,应当及时向开具医嘱的医师提出;必要时,应当向该医师所在科室的负责人或者医疗卫生机构负责医疗服务管理的人员报告。

第十八条　护士应当尊重、关心、爱护患者,保护患者的隐私。

第十九条　护士有义务参与公共卫生和疾病预防控制工作。发生自然灾害、公共卫生事件等严重威胁公众生命健康的突发事件,护士应当服从县级以上人民政府卫生主管部门或者所在医疗卫生机构的安排,参加医疗救护。

第四章 医疗卫生机构的职责

第二十条 医疗卫生机构配备护士的数量不得低于国务院卫生主管部门规定的护士配备标准。

第二十一条 医疗卫生机构不得允许下列人员在本机构从事诊疗技术规范规定的护理活动:

(一)未取得护士执业证书的人员;

(二)未依照本条例第九条的规定办理执业地点变更手续的护士;

(三)护士执业注册有效期届满未延续执业注册的护士。

在教学、综合医院进行护理临床实习的人员应当在护士指导下开展有关工作。

第二十二条 医疗卫生机构应当为护士提供卫生防护用品,并采取有效的卫生防护措施和医疗保健措施。

第二十三条 医疗卫生机构应当执行国家有关工资、福利待遇等规定,按照国家有关规定为在本机构从事护理工作的护士足额缴纳社会保险费用,保障护士的合法权益。

对在艰苦边远地区工作,或者从事直接接触有毒有害物质、有感染传染病危险工作的护士,所在医疗卫生机构应当按照国家有关规定给予津贴。

第二十四条 医疗卫生机构应当制定、实施本机构护士在职培训计划,并保证护士接受培训。

护士培训应当注重新知识、新技术的应用;根据临床专科护理发展和专科护理岗位的需要,开展对护士的专科护理培训。

第二十五条 医疗卫生机构应当按照国务院卫生主管部门的规定,设置专门机构或者配备专(兼)职人员负责护理管理工作。

第二十六条 医疗卫生机构应当建立护士岗位责任制并进行监督检查。

护士因不履行职责或者违反职业道德受到投诉的,其所在医疗卫生机构应当进行调查。经查证属实的,医疗卫生机构应当对护士做出处理,并将调查处理情况告知投诉人。

第五章 法 律 责 任

第二十七条 卫生主管部门的工作人员未依照本条例规定履行职责,在护士监督管理工作中滥用职权、徇私舞弊,或者有其他失职、渎职行为的,依法给予处分;构成犯罪的,依法追究刑事责任。

第二十八条 医疗卫生机构有下列情形之一的,由县级以上地方人民政府卫生主管部门依据职责分工责令限期改正,给予警告;逾期不改正的,根据国务院卫生主管部门规定的护士配备标准和在医疗卫生机构合法执业的护士数量核减其诊疗科目,或者暂停其 6 个月以上 1 年以下执业活动;国家举办的医疗卫生机构有下列情形之一、情节严重的,还应当对负有责任的主管人员和其他直接责任人员依法给予处分:

(一)违反本条例规定,护士的配备数量低于国务院卫生主管部门规定的护士配备标准的;

(二)允许未取得护士执业证书的人员或者允许未依照本条例规定办理执业地点变更手续、延续执业注册有效期的护士在本机构从事诊疗技术规范规定的护理活动的。

第二十九条　医疗卫生机构有下列情形之一的,依照有关法律、行政法规的规定给予处罚;国家举办的医疗卫生机构有下列情形之一、情节严重的,还应当对负有责任的主管人员和其他直接责任人员依法给予处分:

（一）未执行国家有关工资、福利待遇等规定的;

（二）对在本机构从事护理工作的护士,未按照国家有关规定足额缴纳社会保险费用的;

（三）未为护士提供卫生防护用品,或者未采取有效的卫生防护措施、医疗保健措施的;

（四）对在艰苦边远地区工作,或者从事直接接触有毒有害物质、有感染传染病危险工作的护士,未按照国家有关规定给予津贴的。

第三十条　医疗卫生机构有下列情形之一的,由县级以上地方人民政府卫生主管部门依据职责分工责令限期改正,给予警告:

（一）未制定、实施本机构护士在职培训计划或者未保证护士接受培训的;

（二）未依照本条例规定履行护士管理职责的。

第三十一条　护士在执业活动中有下列情形之一的,由县级以上地方人民政府卫生主管部门依据职责分工责令改正,给予警告;情节严重的,暂停其 6 个月以上 1 年以下执业活动,直至由原发证部门吊销其护士执业证书:

（一）发现患者病情危急未立即通知医师的;

（二）发现医嘱违反法律、法规、规章或者诊疗技术规范的规定,未依照本条例第十七条的规定提出或者报告的;

（三）泄露患者隐私的;

（四）发生自然灾害、公共卫生事件等严重威胁公众生命健康的突发事件,不服从安排参加医疗救护的。

护士在执业活动中造成医疗事故的,依照医疗事故处理的有关规定承担法律责任。

第三十二条　护士被吊销执业证书的,自执业证书被吊销之日起 2 年内不得申请执业注册。

第三十三条　扰乱医疗秩序,阻碍护士依法开展执业活动,侮辱、威胁、殴打护士,或者有其他侵犯护士合法权益行为的,由公安机关依照治安管理处罚法的规定给予处罚;构成犯罪的,依法追究刑事责任。

第六章　附　则

第三十四条　本条例施行前按照国家有关规定已经取得护士执业证书或者护理专业技术职称、从事护理活动的人员,经执业地省、自治区、直辖市人民政府卫生主管部门审核合格,换领护士执业证书。

本条例施行前,尚未达到护士配备标准的医疗卫生机构,应当按照国务院卫生主管部门规定的实施步骤,自本条例施行之日起 3 年内达到护士配备标准。

第三十五条　本条例自 2008 年 5 月 12 日起施行。

五、医疗事故处理条例

第一章　总　则

第一条　为了正确处理医疗事故,保护患者和医疗机构及其医务人员的合法权益,维护医疗秩序,保障医疗安全,促进医学科学的发展,制定本条例。

第二条　本条例所称医疗事故,是指医疗机构及其医务人员在医疗活动中,违反医疗卫生管理法律、行政法规、部门规章和诊疗护理规范、常规,过失造成患者人身损害的事故。

第三条　处理医疗事故,应当遵循公开、公平、公正、及时、便民的原则,坚持实事求是的科学态度,做到事实清楚、定性准确、责任明确、处理恰当。

第四条　根据对患者人身造成的损害程度,医疗事故分为四级:

一级医疗事故:造成患者死亡、重度残疾的;

二级医疗事故:造成患者中度残疾、器官组织损伤导致严重功能障碍的;

三级医疗事故:造成患者轻度残疾、器官组织损伤导致一般功能障碍的;

四级医疗事故:造成患者明显人身损害的其他后果的。

具体分级标准由国务院卫生行政部门制定。

第二章　医疗事故的预防与处置

第五条　医疗机构及其医务人员在医疗活动中,必须严格遵守医疗卫生管理法律、行政法规、部门规章和诊疗护理规范、常规,恪守医疗服务职业道德。

第六条　医疗机构应当对其医务人员进行医疗卫生管理法律、行政法规、部门规章和诊疗护理规范、常规的培训和医疗服务职业道德教育。

第七条　医疗机构应当设置医疗服务质量监控部门或者配备专(兼)职人员,具体负责监督本医疗机构的医务人员的医疗服务工作,检查医务人员执业情况,接受患者对医疗服务的投诉,向其提供咨询服务。

第八条　医疗机构应当按照国务院卫生行政部门规定的要求,书写并妥善保管病历资料。

因抢救急危患者,未能及时书写病历的,有关医务人员应当在抢救结束后 6 小时内据实补记,并加以注明。

第九条　严禁涂改、伪造、隐匿、销毁或者抢夺病历资料。

第十条　患者有权复印或者复制其门诊病历、住院志、体温单、医嘱单、化验单(检验报告)、医学影像检查资料、特殊检查同意书、手术同意书、手术及麻醉记录单、病理资料、护理记录以及国务院卫生行政部门规定的其他病历资料。

患者依照前款规定要求复印或者复制病历资料的,医疗机构应当提供复印或者复制服务并在复印或者复制的病历资料上加盖证明印记。复印或者复制病历资料时,应当有患者在场。

医疗机构应患者的要求,为其复印或者复制病历资料,可以按照规定收取工本费。具体收费标准由省、自治区、直辖市人民政府价格主管部门会同同级卫生行政部门规定。

第十一条　在医疗活动中,医疗机构及其医务人员应当将患者的病情、医疗措施、医疗风险等如实告知患者,及时解答其咨询;但是,应当避免对患者产生不利后果。

第十二条　医疗机构应当制定防范、处理医疗事故的预案,预防医疗事故的发生,减轻医疗事故的损害。

第十三条　医务人员在医疗活动中发生或者发现医疗事故、可能引起医疗事故的医疗过失行为或者发生医疗事故争议的,应当立即向所在科室负责人报告,科室负责人应当及时向本医疗机构负责医疗服务质量监控的部门或者专(兼)职人员报告;负责医疗服务质量监控的部门或者专(兼)职人员接到报告后,应当立即进行调查、核实,将有关情况如实向本医疗机构的负责人报告,并向患者通报、解释。

第十四条　发生医疗事故的,医疗机构应当按照规定向所在地卫生行政部门报告。

发生下列重大医疗过失行为的,医疗机构应当在 12 小时内向所在地卫生行政部门报告:

(一) 导致患者死亡或者可能为二级以上的医疗事故;

(二) 导致 3 人以上人身损害后果;

(三) 国务院卫生行政部门和省、自治区、直辖市人民政府卫生行政部门规定的其他情形。

第十五条　发生或者发现医疗过失行为,医疗机构及其医务人员应当立即采取有效措施,避免或者减轻对患者身体健康的损害,防止损害扩大。

第十六条　发生医疗事故争议时,死亡病例讨论记录、疑难病例讨论记录、上级医师查房记录、会诊意见、病程记录应当在医患双方在场的情况下封存和启封。封存的病历资料可以是复印件,由医疗机构保管。

第十七条　疑似输液、输血、注射、药物等引起不良后果的,医患双方应当共同对现场实物进行封存和启封,封存的现场实物由医疗机构保管;需要检验的,应当由双方共同指定的、依法具有检验资格的检验机构进行检验;双方无法共同指定时,由卫生行政部门指定。

疑似输血引起不良后果,需要对血液进行封存保留的,医疗机构应当通知提供该血液的采供血机构派员到场。

第十八条　患者死亡,医患双方当事人不能确定死因或者对死因有异议的,应当在患者死亡后 48 小时内进行尸检;具备尸体冻存条件的,可以延长至 7 日。尸检应当经死者近亲属同意并签字。

尸检应当由按照国家有关规定取得相应资格的机构和病理解剖专业技术人员进行。承担尸检任务的机构和病理解剖专业技术人员有进行尸检的义务。

医疗事故争议双方当事人可以请法医病理学人员参加尸检,也可以委派代表观察尸检过程。拒绝或者拖延尸检,超过规定时间,影响对死因判定的,由拒绝或者拖延的一方承担责任。

第十九条　患者在医疗机构内死亡的,尸体应当立即移放太平间。死者尸体存放时间一般不得超过 2 周。逾期不处理的尸体,经医疗机构所在地卫生行政部门批准,并报经同级公安部门备案后,由医疗机构按照规定进行处理。

第三章　医疗事故的技术鉴定

第二十条　卫生行政部门接到医疗机构关于重大医疗过失行为的报告或者医疗事故争议当事人要求处理医疗事故争议的申请后,对需要进行医疗事故技术鉴定的,应当交由负责医疗事故技术鉴定工作的医学会组织鉴定;医患双方协商解决医疗事故争议,需要进行医疗事故技术鉴定的,由双方当事人共同委托负责医疗事故技术鉴定工作的医学会组织鉴定。

　　第二十一条　设区的市级地方医学会和省、自治区、直辖市直接管辖的县(市)地方医学会负责组织首次医疗事故技术鉴定工作。省、自治区、直辖市地方医学会负责组织再次鉴定工作。

　　必要时,中华医学会可以组织疑难、复杂并在全国有重大影响的医疗事故争议的技术鉴定工作。

　　第二十二条　当事人对首次医疗事故技术鉴定结论不服的,可以自收到首次鉴定结论之日起15日内向医疗机构所在地卫生行政部门提出再次鉴定的申请。

　　第二十三条　负责组织医疗事故技术鉴定工作的医学会应当建立专家库。

　　专家库由具备下列条件的医疗卫生专业技术人员组成:

　　(一)有良好的业务素质和执业品德;

　　(二)受聘于医疗卫生机构或者医学教学、科研机构并担任相应专业高级技术职务3年以上。

　　符合前款第(一)项规定条件并具备高级技术任职资格的法医可以受聘进入专家库。

　　负责组织医疗事故技术鉴定工作的医学会依照本条例规定聘请医疗卫生专业技术人员和法医进入专家库,可以不受行政区域的限制。

　　第二十四条　医疗事故技术鉴定,由负责组织医疗事故技术鉴定工作的医学会组织专家鉴定组进行。

　　参加医疗事故技术鉴定的相关专业的专家,由医患双方在医学会主持下从专家库中随机抽取。在特殊情况下,医学会根据医疗事故技术鉴定工作的需要,可以组织医患双方在其他医学会建立的专家库中随机抽取相关专业的专家参加鉴定或者函件咨询。

　　符合本条例第二十三条规定条件的医疗卫生专业技术人员和法医有义务受聘进入专家库,并承担医疗事故技术鉴定工作。

　　第二十五条　专家鉴定组进行医疗事故技术鉴定,实行合议制。专家鉴定组人数为单数,涉及的主要学科的专家一般不得少于鉴定组成员的二分之一;涉及死因、伤残等级鉴定的,并应当从专家库中随机抽取法医参加专家鉴定组。

　　第二十六条　专家鉴定组成员有下列情形之一的,应当回避,当事人也可以以口头或者书面的方式申请其回避:

　　(一)是医疗事故争议当事人或者当事人的近亲属的;

　　(二)与医疗事故争议有利害关系的;

　　(三)与医疗事故争议当事人有其他关系,可能影响公正鉴定的。

　　第二十七条　专家鉴定组依照医疗卫生管理法律、行政法规、部门规章和诊疗护理规范、常规,运用医学科学原理和专业知识,独立进行医疗事故技术鉴定,对医疗事故进行鉴别和判定,为处理医疗事故争议提供医学依据。

　　任何单位或者个人不得干扰医疗事故技术鉴定工作,不得威胁、利诱、辱骂、殴打专家鉴定组成员。

　　专家鉴定组成员不得接受双方当事人的财物或者其他利益。

　　第二十八条　负责组织医疗事故技术鉴定工作的医学会应当自受理医疗事故技术鉴定之日起5日内通知医疗事故争议双方当事人提交进行医疗事故技术鉴定所需的材料。

当事人应当自收到医学会的通知之日起 10 日内提交有关医疗事故技术鉴定的材料、书面陈述及答辩。医疗机构提交的有关医疗事故技术鉴定的材料应当包括下列内容：

（一）住院患者的病程记录、死亡病例讨论记录、疑难病例讨论记录、会诊意见、上级医师查房记录等病历资料原件；

（二）住院患者的住院志、体温单、医嘱单、化验单（检验报告）、医学影像检查资料、特殊检查同意书、手术同意书、手术及麻醉记录单、病理资料、护理记录等病历资料原件；

（三）抢救急危患者，在规定时间内补记的病历资料原件；

（四）封存保留的输液、注射用物品和血液、药物等实物，或者依法具有检验资格的检验机构对这些物品、实物做出的检验报告；

（五）与医疗事故技术鉴定有关的其他材料。

在医疗机构建有病历档案的门诊、急诊患者，其病历资料由医疗机构提供；没有在医疗机构建立病历档案的，由患者提供。

医患双方应当依照本条例的规定提交相关材料。医疗机构无正当理由未依照本条例的规定如实提供相关材料，导致医疗事故技术鉴定不能进行的，应当承担责任。

第二十九条 负责组织医疗事故技术鉴定工作的医学会应当自接到当事人提交的有关医疗事故技术鉴定的材料、书面陈述及答辩之日起 45 日内组织鉴定并出具医疗事故技术鉴定书。

负责组织医疗事故技术鉴定工作的医学会可以向双方当事人调查取证。

第三十条 专家鉴定组应当认真审查双方当事人提交的材料，听取双方当事人的陈述及答辩并进行核实。

双方当事人应当按照本条例的规定如实提交进行医疗事故技术鉴定所需要的材料，并积极配合调查。当事人任何一方不予配合，影响医疗事故技术鉴定的，由不予配合的一方承担责任。

第三十一条 专家鉴定组应当在事实清楚、证据确凿的基础上，综合分析患者的病情和个体差异，作出鉴定结论，并制作医疗事故技术鉴定书。鉴定结论以专家鉴定组成员的过半数通过。鉴定过程应当如实记载。

医疗事故技术鉴定书应当包括下列主要内容：

（一）双方当事人的基本情况及要求；

（二）当事人提交的材料和负责组织医疗事故技术鉴定工作的医学会的调查材料；

（三）对鉴定过程的说明；

（四）医疗行为是否违反医疗卫生管理法律、行政法规、部门规章和诊疗护理规范、常规；

（五）医疗过失行为与人身损害后果之间是否存在因果关系；

（六）医疗过失行为在医疗事故损害后果中的责任程度；

（七）医疗事故等级；

（八）对医疗事故患者的医疗护理医学建议。

第三十二条 医疗事故技术鉴定办法由国务院卫生行政部门制定。

第三十三条 有下列情形之一的，不属于医疗事故：

（一）在紧急情况下为抢救垂危患者生命而采取紧急医学措施造成不良后果的；

（二）在医疗活动中由于患者病情异常或者患者体质特殊而发生医疗意外的；

（三）在现有医学科学技术条件下，发生无法预料或者不能防范的不良后果的；

（四）无过错输血感染造成不良后果的；

（五）因患方原因延误诊疗导致不良后果的；

（六）因不可抗力造成不良后果的。

第三十四条　医疗事故技术鉴定，可以收取鉴定费用。经鉴定，属于医疗事故的，鉴定费用由医疗机构支付；不属于医疗事故的，鉴定费用由提出医疗事故处理申请的一方支付。鉴定费用标准由省、自治区、直辖市人民政府价格主管部门会同同级财政部门、卫生行政部门规定。

第四章　医疗事故的行政处理与监督

第三十五条　卫生行政部门应当依照本条例和有关法律、行政法规、部门规章的规定，对发生医疗事故的医疗机构和医务人员作出行政处理。

第三十六条　卫生行政部门接到医疗机构关于重大医疗过失行为的报告后，除责令医疗机构及时采取必要的医疗救治措施，防止损害后果扩大外，应当组织调查，判定是否属于医疗事故；对不能判定是否属于医疗事故的，应当依照本条例的有关规定交由负责医疗事故技术鉴定工作的医学会组织鉴定。

第三十七条　发生医疗事故争议，当事人申请卫生行政部门处理的，应当提出书面申请。申请书应当载明申请人的基本情况、有关事实、具体请求及理由等。

当事人自知道或者应当知道其身体健康受到损害之日起1年内，可以向卫生行政部门提出医疗事故争议处理申请。

第三十八条　发生医疗事故争议，当事人申请卫生行政部门处理的，由医疗机构所在地的县级人民政府卫生行政部门受理。医疗机构所在地是直辖市的，由医疗机构所在地的区、县人民政府卫生行政部门受理。

有下列情形之一的，县级人民政府卫生行政部门应当自接到医疗机构的报告或者当事人提出医疗事故争议处理申请之日起7日内移送上一级人民政府卫生行政部门处理：

（一）患者死亡；

（二）可能为二级以上的医疗事故；

（三）国务院卫生行政部门和省、自治区、直辖市人民政府卫生行政部门规定的其他情形。

第三十九条　卫生行政部门应当自收到医疗事故争议处理申请之日起10日内进行审查，作出是否受理的决定。对符合本条例规定，予以受理，需要进行医疗事故技术鉴定的，应当自作出受理决定之日起5日内将有关材料交由负责医疗事故技术鉴定工作的医学会组织鉴定并书面通知申请人；对不符合本条例规定，不予受理的，应当书面通知申请人并说明理由。

当事人对首次医疗事故技术鉴定结论有异议，申请再次鉴定的，卫生行政部门应当自收到申请之日起7日内交由省、自治区、直辖市地方医学会组织再次鉴定。

第四十条　当事人既向卫生行政部门提出医疗事故争议处理申请，又向人民法院提起诉讼的，卫生行政部门不予受理；卫生行政部门已经受理的，应当终止处理。

第四十一条　卫生行政部门收到负责组织医疗事故技术鉴定工作的医学会出具的医疗事故技术鉴定书后，应当对参加鉴定的人员资格和专业类别、鉴定程序进行审核；必要时，可以组织调查，听取医疗事故争议双方当事人的意见。

第四十二条　卫生行政部门经审核，对符合本条例规定作出的医疗事故技术鉴定结论，应当作为对发生医疗事故的医疗机构和医务人员作出行政处理以及进行医疗事故赔偿调解的依据;经审核,发现医疗事故技术鉴定不符合本条例规定的,应当要求重新鉴定。

第四十三条　医疗事故争议由双方当事人自行协商解决的,医疗机构应当自协商解决之日起 7 日内向所在地卫生行政部门作出书面报告,并附具协议书。

第四十四条　医疗事故争议经人民法院调解或者判决解决的,医疗机构应当自收到生效的人民法院的调解书或者判决书之日起 7 日内向所在地卫生行政部门作出书面报告,并附具调解书或者判决书。

第四十五条　县级以上地方人民政府卫生行政部门应当按照规定逐级将当地发生的医疗事故以及依法对发生医疗事故的医疗机构和医务人员作出行政处理的情况,上报国务院卫生行政部门。

第五章　医疗事故的赔偿

第四十六条　发生医疗事故的赔偿等民事责任争议,医患双方可以协商解决;不愿意协商或者协商不成的,当事人可以向卫生行政部门提出调解申请,也可以直接向人民法院提起民事诉讼。

第四十七条　双方当事人协商解决医疗事故的赔偿等民事责任争议的,应当制作协议书。协议书应当载明双方当事人的基本情况和医疗事故的原因、双方当事人共同认定的医疗事故等级以及协商确定的赔偿数额等,并由双方当事人在协议书上签名。

第四十八条　已确定为医疗事故的,卫生行政部门应医疗事故争议双方当事人请求,可以进行医疗事故赔偿调解。调解时,应当遵循当事人双方自愿原则,并应当依据本条例的规定计算赔偿数额。

经调解,双方当事人就赔偿数额达成协议的,制作调解书,双方当事人应当履行;调解不成或者经调解达成协议后一方反悔的,卫生行政部门不再调解。

第四十九条　医疗事故赔偿,应当考虑下列因素,确定具体赔偿数额:

(一)医疗事故等级;

(二)医疗过失行为在医疗事故损害后果中的责任程度;

(三)医疗事故损害后果与患者原有疾病状况之间的关系。

不属于医疗事故的,医疗机构不承担赔偿责任。

第五十条　医疗事故赔偿,按照下列项目和标准计算:

(一)医疗费:按照医疗事故对患者造成的人身损害进行治疗所发生的医疗费用计算,凭据支付,但不包括原发病医疗费用。结案后确实需要继续治疗的,按照基本医疗费用支付。

(二)误工费:患者有固定收入的,按照本人因误工减少的固定收入计算,对收入高于医疗事故发生地上一年度职工年平均工资 3 倍以上的,按照 3 倍计算;无固定收入的,按照医疗事故发生地上一年度职工年平均工资计算。

(三)住院伙食补助费:按照医疗事故发生地国家机关一般工作人员的出差伙食补助标准计算。

(四)陪护费:患者住院期间需要专人陪护的,按照医疗事故发生地上一年度职工年平均工资计算。

(五)残疾生活补助费:根据伤残等级,按照医疗事故发生地居民年平均生活费计算,自定残之月起最长赔偿 30 年;但是,60 周岁以上的,不超过 15 年;70 周岁以上的,不超过 5 年。

(六)残疾用具费:因残疾需要配置补偿功能器具的,凭医疗机构证明,按照普及型器具的费用计算。

（七）丧葬费：按照医疗事故发生地规定的丧葬费补助标准计算。

（八）被扶养人生活费：以死者生前或者残疾者丧失劳动能力前实际扶养且没有劳动能力的人为限，按照其户籍所在地或者居所地居民最低生活保障标准计算。对不满 16 周岁的，扶养到 16 周岁。对年满 16 周岁但无劳动能力的，扶养 20 年；但是，60 周岁以上的，不超过 15 年；70 周岁以上的，不超过 5 年。

（九）交通费：按照患者实际必需的交通费用计算，凭据支付。

（十）住宿费：按照医疗事故发生地国家机关一般工作人员的出差住宿补助标准计算，凭据支付。

（十一）精神损害抚慰金：按照医疗事故发生地居民年平均生活费计算。造成患者死亡的，赔偿年限最长不超过 6 年；造成患者残疾的，赔偿年限最长不超过 3 年。

第五十一条　参加医疗事故处理的患者近亲属所需交通费、误工费、住宿费，参照本条例第五十条的有关规定计算，计算费用的人数不超过 2 人。

医疗事故造成患者死亡的，参加丧葬活动的患者的配偶和直系亲属所需交通费、误工费、住宿费，参照本条例第五十条的有关规定计算，计算费用的人数不超过 2 人。

第五十二条　医疗事故赔偿费用，实行一次性结算，由承担医疗事故责任的医疗机构支付。

第六章 罚　　则

第五十三条　卫生行政部门的工作人员在处理医疗事故过程中违反本条例的规定，利用职务上的便利收受他人财物或者其他利益，滥用职权，玩忽职守，或者发现违法行为不予查处，造成严重后果的，依照刑法关于受贿罪、滥用职权罪、玩忽职守罪或者其他有关罪的规定，依法追究刑事责任；尚不够刑事处罚的，依法给予降级或者撤职的行政处分。

第五十四条　卫生行政部门违反本条例的规定，有下列情形之一的，由上级卫生行政部门给予警告并责令限期改正；情节严重的，对负有责任的主管人员和其他直接责任人员依法给予行政处分：

（一）接到医疗机构关于重大医疗过失行为的报告后，未及时组织调查的；

（二）接到医疗事故争议处理申请后，未在规定时间内审查或者移送上一级人民政府卫生行政部门处理的；

（三）未将应当进行医疗事故技术鉴定的重大医疗过失行为或者医疗事故争议移交医学会组织鉴定的；

（四）未按照规定逐级将当地发生的医疗事故以及依法对发生医疗事故的医疗机构和医务人员的行政处理情况上报的；

（五）未依照本条例规定审核医疗事故技术鉴定书的。

第五十五条　医疗机构发生医疗事故的，由卫生行政部门根据医疗事故等级和情节，给予警告；情节严重的，责令限期停业整顿直至由原发证部门吊销执业许可证，对负有责任的医务人员依照刑法关于医疗事故罪的规定，依法追究刑事责任；尚不够刑事处罚的，依法给予行政处分或者纪律处分。

对发生医疗事故的有关医务人员，除依照前款处罚外，卫生行政部门并可以责令暂停 6 个月以上 1 年以下执业活动；情节严重的，吊销其执业证书。

第五十六条　医疗机构违反本条例的规定，有下列情形之一的，由卫生行政部门责令改正；

情节严重的,对负有责任的主管人员和其他直接责任人员依法给予行政处分或者纪律处分:

(一)未如实告知患者病情、医疗措施和医疗风险的;

(二)没有正当理由,拒绝为患者提供复印或者复制病历资料服务的;

(三)未按照国务院卫生行政部门规定的要求书写和妥善保管病历资料的;

(四)未在规定时间内补记抢救工作病历内容的;

(五)未按照本条例的规定封存、保管和启封病历资料和实物的;

(六)未设置医疗服务质量监控部门或者配备专(兼)职人员的;

(七)未制定有关医疗事故防范和处理预案的;

(八)未在规定时间内向卫生行政部门报告重大医疗过失行为的;

(九)未按照本条例的规定向卫生行政部门报告医疗事故的;

(十)未按照规定进行尸检和保存、处理尸体的。

第五十七条　参加医疗事故技术鉴定工作的人员违反本条例的规定,接受申请鉴定双方或者一方当事人的财物或者其他利益,出具虚假医疗事故技术鉴定书,造成严重后果的,依照刑法关于受贿罪的规定,依法追究刑事责任;尚不够刑事处罚的,由原发证部门吊销其执业证书或者资格证书。

第五十八条　医疗机构或者其他有关机构违反本条例的规定,有下列情形之一的,由卫生行政部门责令改正,给予警告;对负有责任的主管人员和其他直接责任人员依法给予行政处分或者纪律处分;情节严重的,由原发证部门吊销其执业证书或者资格证书:

(一)承担尸检任务的机构没有正当理由,拒绝进行尸检的;

(二)涂改、伪造、隐匿、销毁病历资料的。

第五十九条　以医疗事故为由,寻衅滋事、抢夺病历资料,扰乱医疗机构正常医疗秩序和医疗事故技术鉴定工作,依照刑法关于扰乱社会秩序罪的规定,依法追究刑事责任;尚不够刑事处罚的,依法给予治安管理处罚。

第七章　附　则

第六十条　本条例所称医疗机构,是指依照《医疗机构管理条例》的规定取得《医疗机构执业许可证》的机构。

县级以上城市从事计划生育技术服务的机构依照《计划生育技术服务管理条例》的规定开展与计划生育有关的临床医疗服务,发生的计划生育技术服务事故,依照本条例的有关规定处理;但是,其中不属于医疗机构的县级以上城市从事计划生育技术服务的机构发生的计划生育技术服务事故,由计划生育行政部门行使依照本条例有关规定由卫生行政部门承担的受理、交由负责医疗事故技术鉴定工作的医学会组织鉴定和赔偿调解的职能;对发生计划生育技术服务事故的该机构及其有关责任人员,依法进行处理。

第六十一条　非法行医,造成患者人身损害,不属于医疗事故,触犯刑律的,依法追究刑事责任;有关赔偿,由受害人直接向人民法院提起诉讼。

第六十二条　军队医疗机构的医疗事故处理办法,由中国人民解放军卫生主管部门会同国务院卫生行政部门依据本条例制定。

第六十三条　本条例自2002年9月1日起施行。1987年6月29日国务院发布的《医疗事故处理办法》同时废止。本条例施行前已经处理结案的医疗事故争议,不再重新处理。

参 考 文 献

[1] 曹桂荣. 医院管理学[M]. 北京:人民卫生出版社,2003.

[2] 曹建文,刘越泽. 医院管理学[M]. 3 版. 上海:复旦大学出版社,2010.

[3] 申俊龙. 新编医院管理教程[M]. 北京:科学出版社,2005.

[4] 张鹭鹭,李静,徐祖铭. 高级医院管理学[M]. 上海:第二军医大学出版社,2003.

[5] 张亮,胡志. 卫生事业管理学[M]. 北京:人民卫生出版社,2013.

[6] 梁万年. 卫生事业管理学[M]. 3 版. 北京:人民卫生出版社,2012.

[7] 樊立华. 卫生法律制度与监督学[M]. 北京:人民卫生出版社,2012.

[8] 仲来福. 卫生法[M]. 北京:人民卫生出版社,2008.

[9] 杨英华. 护理管理学[M]. 北京:人民卫生出版社,1999.

[10] 林菊英. 医院护理管理学[M]. 北京:中央广播电视大学出版社,2000.

[11] 张立明,罗臻. 药事管理学[M]. 北京:清华大学出版社,2011.

[12] 健康中国 2020 战略研究报告编委会. 健康中国 2020 战略研究报告[R]. 北京:人民卫生
出版社,2012.

[13] 陈文玲,易利华. 2011 年中国医药卫生体制改革报告[R]. 北京:中国协和医科大学出版
社,2011.

[14] 卫生部统计信息中心. 中国基层卫生服务研究:第四次国家卫生服务调查专题研究报告
[R]. 北京:中国协和医科大学出版社,2009.

[15] 王锦帆. 医患沟通学[M]. 北京:人民卫生出版社,2006.

[16] 陈绍福,王培舟. 中国民营医院发展报告:1984~2012[R]. 北京:社会科学文献出版
社,2012.

[17] 卫生部医疗服务监管司. 卫生部医院评审工作文件汇编[M]. 北京:人民卫生出版
社,2012.

[18] 林光汶,郭岩,吴群红,等. 中国卫生政策[M]. 北京:北京大学医学出版社,2010.

[19] Roberts M J, et al. 通向正确的卫生改革之路:提高卫生改革绩效和公平性的指南[M].
北京:北京大学医学出版社,2010.